In diesem Buch erfahren Sie zunächst, was eine Querschnittlähmung eigentlich ist und welche Folgen damit verbunden sind.

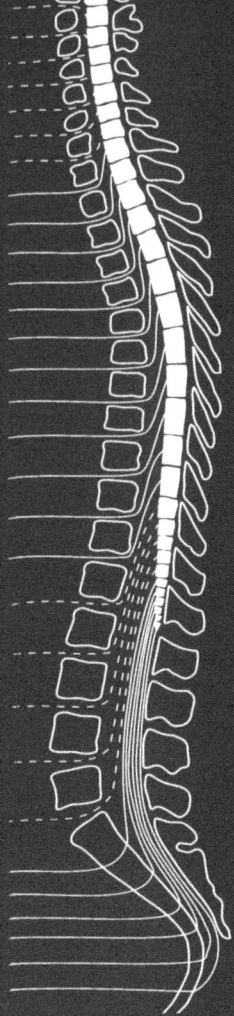

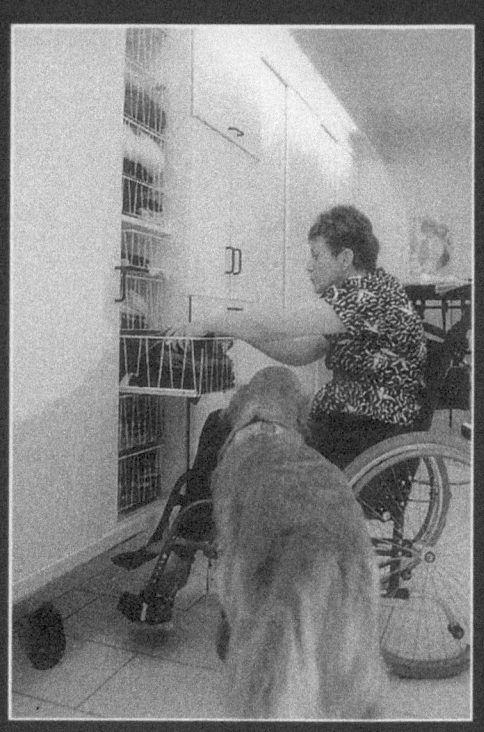

Das Buch geht ausführlich auf den Umgang mit den körperlichen und seelischen Folgen der Querschnittlähmung ein. Auch stellt es Ihnen Betreuer/ Helfer und Hilfsmittel vor, die Sie nach der Entlassung aus dem Reha-Zentrum dabei unterstützen können, im Alltag so gut wie möglich zurechtzukommen.

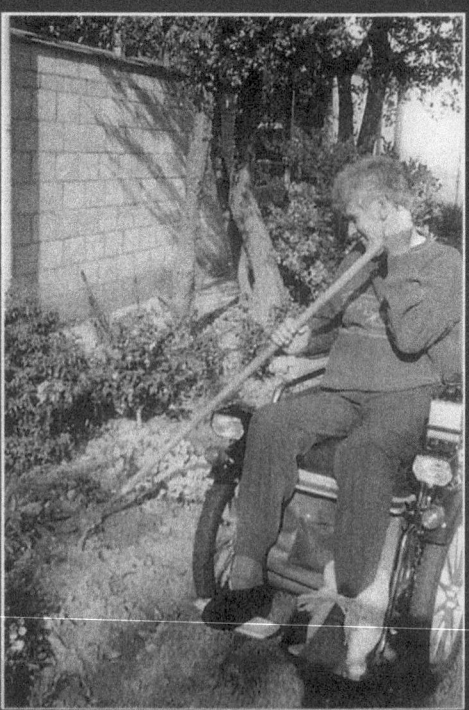

Darüber hinaus werden Sie über den richtigen Umgang mit möglichen Komplikationen der Querschnittlähmung informiert.

Zusätzlich finden Sie Informationen über Weiterbildung, Beruf und Freizeit und für Sie wichtige und nützliche Adressen.

Hilfe zur Selbsthilfe

M. Buck D. Beckers C. Pons: Querschnittlähmung

Im Reha-Zentrum wird von anderen zuviel für einen geregelt. Später, wenn man zu Hause ist, weiß man dann nicht, wie man es selbst anpacken muß.

Wichtig ist, daß man alles, was man in der Rehabilitation lernt, gut und fundiert beherrscht. Später dann, wenn man sich selbst wieder besser kennt, kann man, wenn man will, experimentieren; aber das geht eben nur, weil man zuvor in der Rehabilitation die fundierte Basis erlernt hat.

Springer
Berlin
Heidelberg
New York
Barcelona
Budapest
Hongkong
London
Mailand
Paris
Santa Clara
Singapur
Tokio

Hilfe zur Selbsthilfe

Math Buck
Dominiek Beckers
Cees Pons

Querschnittlähmung

Ein Ratgeber für
Betroffene und ihre Angehörigen

Mit 189 Abbildungen

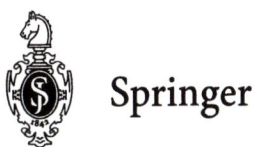

Math Buck, Physiotherapeut
Dominiek Beckers, Physiotherapeut
Cees Pons, Facharzt für Rehabilitation

Revalidatiecentrum Hoensbroeck
Zandbergsweg 111
6432 CC Hoensbroek, Niederlande

ISBN 978-3-642-49080-4   ISBN 978-3-642-95737-6 (eBook)
DOI 10.1007/978-3-642-95737-6

Die Deutsche Bibliothek - CIP-Einheitsaufnahme
Buck, Math:
Querschnittlähmung: ein Ratgeber für Betroffene und ihre Angehörigen/Math Buck; Dominiek Beckers; C. Pons. - Berlin; Heidelberg; New York; Barcelona; Budapest; Hongkong; London; Mailand; Paris; Santa Clara; Singapur; Tokio: Springer, 1996
  (Hilfe zur Selbsthilfe)
  ISBN 978-3-642-49080-4
NE: Beckers, Dominiek; Pons C.

Dieses Werk ist urheberrechtlich geschützt. Die dadurch begründeten Rechte, insbesondere die der Übersetzung, des Nachdrucks, des Vortrags, der Entnahme von Abbildungen und Tabellen, der Funksendung, der Mikroverfilmung oder der Vervielfältigung auf anderen Wegen und der Speicherung in Datenverarbeitungsanlagen, bleiben, auch bei nur auszugsweiser Verwertung, vorbehalten. Eine Vervielfältigung dieses Werkes oder von Teilen dieses Werkes ist auch im Einzelfall nur in den Grenzen der gesetzlichen Bestimmungen des Urheberrechtsgesetzes der Bundesrepublik Deutschland vom 9. September 1965 in der jeweils geltenden Fassung zulässig. Sie ist grundsätzlich vergütungspflichtig. Zuwiderhandlungen unterliegen den Strafbestimmungen des Urheberrechtsgesetzes.

© Springer-Verlag Berlin Heidelberg 1996

Die Wiedergabe von Gebrauchsnamen, Warenbezeichnungen usw. in diesem Werk berechtigt auch ohne besondere Kennzeichnung nicht zu der Annahme, daß solche Namen im Sinne der Warenzeichen- und Markenschutzgesetzgebung als frei zu betrachten wären und daher von jedermann benutzt werden dürften.

Umschlaggestaltung: Springer-Verlag, Design & Production
SPIN: 10484507   21/3133 - 5 4 3 2 1 0 — Gedruckt auf säurefreiem Papier

Vorwort

Nach einer langen und fruchtbaren Zusammenarbeit erschien 1992 das Buch „Rehabilitation von Querschnittpatienten. Ein multidisziplinärer Leifaden". Das Buch mit seinen vielen Fotos und Abbildungen wurde für die aktiv am Rehabilitationsprozeß von Querschnittpatienten beteiligten Betreuer zum visuellen Ratgeber.

Bald nach der Veröffentlichung dieses Buches kamen Rehabilitanden, ihre Partner, Familien und Freunde auf uns zu und äußerten ihrerseits ein reges Interesse an einem bildreichen Informationsbuch.

Ihrem Wunsch entsprechend haben wir mit Hilfe von ehemaligen Rehabilitanden dieses Buch geschrieben. Die Erfahrungen und die Empfindungen der befragten Rehabilitanden sind ein wichtiger Bestandteil des Buches. Wir hoffen, daß es sich als praktischer Ratgeber mit vielen Informationen und Lösungsmöglichkeiten für die zahlreichen immer wieder aufkommenden Fragen bewähren wird.

Das Leben mit einer Querschnittlähmung im Rehabilitationszentrum unterscheidet sich sehr deutlich von dem Leben mit einer Querschnittlähmung zu Hause. In der Klinik stehen alle Hilfsmittel bereit, die Räume sind rollstuhlgerecht eingerichtet, und wenn mal etwas nicht ganz so gut funktioniert, ist immer eine helfende Hand zur Stelle; man lebt in einer geschützten Umgebung.

Im Laufe der Rehabilitation lernt man viele Dinge, die man für den Alltag braucht; nach einiger Zeit bekommt man die Möglichkeit, das Erlernte in Versuchswohnungen in unmittelbarer Nähe des Rehabilitationszentrums und/oder an den Wochenenden zu Hause auszuprobieren. Oft merkt man dann, daß das Erlernte im Rehabilitationszentrum ohne Probleme möglich ist, sich aber zu Hause viel schwieriger gestaltet. Oftmals fehlen die richtigen Hilfsmittel, oder die Wohnung ist noch nicht ausreichend angepaßt oder einfach zu klein. Die in diesen Versuchszeiten gemachten Erfahrungen sind für die begleitenden Therapeuten und das Pflegepersonal äußerst wichtig, da sie so die Therapie gezielter auf die Anforderungen und Bedürfnisse des einzelnen hin ausrichten können.

Zusammen mit dem Partner und/oder der Familie werden einem nach und nach die Probleme, die durch die Querschnittlähmung entstehen können, bewußt. Es ergeben sich nicht nur körperliche, sondern auch soziale Veränderungen. Die Arbeit, die Familie, die Hobbys usw. sind von den Veränderungen ebenfalls betroffen. Daher ist eine intensive Begleitung und Informationsvermittlung von Anfang an sehr wichtig.

Viele ehemalige Rehabilitanden bestätigten uns, daß nicht nur der Betroffene selbst, sondern auch der Partner (bzw. die Familie) nach der Entlassung aus der Rehabilitation in ein tiefes Loch fällt. Daher ist auch die Begleitung und die Aufklärung der Familie bzw. des Lebenspartners genauso wichtig wie die des Betroffenen selbst.

Da die Begleitung nicht mit der Entlassung aus der Rehabilitation aufhören sollte und von vielen der Wunsch geäußert wurde, über das Leben mit einer Querschnittlähmung nach der Entlassung umfassend informiert zu werden, haben wir dieses Buch geschrieben; es soll relevante Informationen und Ratschläge für die Zeit nach der Entlassung anbieten. Anhand der Fotos kann der Leser schon recht früh einen ersten Eindruck von dem Leben mit einer Querschnittlähmung gewinnen und somit besser informiert und dadurch vielleicht etwas ruhiger und sicherer in die Zukunft schauen.

Das Buch enthält Informationen sowohl für Querschnittpatienten mit sehr hohen Läsionsniveaus als auch für Patienten mit niedrigeren Läsionsniveaus. Individuelle Unterschiede sind immer vorhanden, und auf alle einzugehen, würde den Rahmen dieses Buches sprengen. Es bietet viele Lösungsansätze, die einen selbst bzw. den Partner bei der Suche nach „optimalen" Lösungen anregen bzw. unterstützen können.

In diesem Buch werden viele Bereiche des Lebens mit einer Querschnittlähmung angesprochen und mit Zitaten von ehemaligen Rehabilitanden kommentiert. Die Zitate bereichern das Buch, da die Rehabilitanden selbst betroffen sind und ihre Gefühle und persönlichen Erfahrungen mit dem Leben zu Hause viel besser beschreiben können, als ein Therapeut, der nicht selbst betroffen ist, dies könnte. Die Zitate stammen aus einer von Heleen Raadsen durchgeführten Untersuchung, die 117 ehemalige Rehabilitanden und ihre Partner zu diesen Themen befragte. Sie sind in dem Buch „Overleven met een dwarslaesie" von H.P. Raadsen und Dr. F.W.A. van Asbeck zusammengefaßt.

Dieses Buch wäre ohne die Erfahrung, die wir in der jahrelangen Zusammenarbeit mit unseren eigenen Rehabilitanden im Rehabilitationszentrum

Hoensbroeck machen durften, und ohne ihre maßgebliche Hilfe nie zustande gekommen. An dieser Stelle möchten wir uns nochmals bei allen, die daran mitgewirkt und die Veröffentlichung ermöglicht haben, herzlich bedanken, vor allem bei denen, die sich für dieses Buch bereitwillig fotografieren ließen. Darüber hinaus gilt unser besonderer Dank, in willkürlicher Reihenfolge: Fred Somers, Frau Spees, André Hendrickx, Claar v.d. Bosch, Angèle Rademacher, Ellen v.d. Spiegel, Marian Schols, George van Lieshout, Marijke Scheyen, und Pia Julia Willems für die Übersetzung in die deutsche Sprache.

Hoensbroek, im Februar 1996   M. Buck, Physiotherapeut
D. Beckers, Physiotherapeut
C. Pons, Facharzt für
    Rehabilitationsmedizin

Inhaltsverzeichnis

Einleitung	1

1 Querschnittsyndrom — 3

Bau und Funktion des Rückenmarks	3
Was versteht man unter dem Begriff Querschnittsyndrom?	7
Was versteht man unter einer Lähmung?	8
Was versteht man unter Gefühlsverlust?	9
Was versteht man unter vegetativen Störungen?	10
Ausmaß der Querschnittlähmung	26
Ursachen einer Querschnittlähmung	29
Psychosoziale Folgen	29
Erste Betreuungs- und Behandlungsmaßnahmen	32

2 Die Rehabilitation — 35

Der Rehabilitand und seine Familie	35
Rehabilitation: Teambehandlung und Lernprozeß in einem	37
Aufgaben und Funktionen des Rehabilitationszentrums	39
Spinal-Unit und Rehabilitationszentrum	39
Der betreuende Facharzt für Rehabilitation	40
Das Pflegepersonal im Reha-Zentrum	42
Der Physiotherapeut	45
Die Ergotherapie	48
Der Sozialarbeiter	50
Der Psychologe	52
Entlassung	54

3 Täglicher Umgang mit den Folgen der Querschnittlähmung 57

Praktischer Alltag zu Hause 59
- Liegepositionen im Bett 59
- Sitzen und Versetzen im Bett 64
- Sitzen im Rollstuhl 66
- Einfache, aber wichtige alltägliche Aktivitäten 68
- Regulierung der Blasen- und Darmaktivität 72
- Transfers 78
- Waschen, sich an- und ausziehen 83
- Rollstuhlfahren 87
- Stehen und Gehen zu Hause 90
- Den Haushalt führen 93
- Autofahren 96
- Radfahren 102
- Kommunikation 103

Hilfe von Dritten 108
- Pflegedienst 110
- Der Physiotherapeut 111
- Die Haushaltshilfe 112
- Der Hausarzt 113

Leben in einer angepaßten Wohnung 114
- Hindernisfreie Rollstuhlwohnung 114
- Haustür 115
- Bedienen der angepaßten Vorrichtungen aus dem Rollstuhl 116
- Anpassungen für das Badezimmer und die Toilette 117
- Schlafzimmer 121
- Küche 123
- Hobbyraum und Garage 124

Hilfsmitteleinsatz zu Hause 126
- Hilfsmittel zum Waschen und Duschen 127
- Hilfsmittel für den Toilettenbesuch 128
- Hilfsmittel für das An- und Ausziehen 128
- Hilfsmittel beim Essen und Trinken 130
- Hilfsmittel für die verschiedenen Transfers 131
- Hilfsmittel zum Stehen und Gehen 132
- Antidekubitusmaterialien 132
- Personenalarm 135
- Bett 136
- Rollstuhl 138

4 Komplikationen verhindern – fit sein und fit bleiben — 141

- Mobilität und Knochenneubildung (P.A.O.) — 141
  - Selbsttätiges Durchbewegen von Rumpf und Beinen — 143
  - Durchbewegen durch eine Hilfsperson — 148
  - Knochenneubildung — 156
- Spastizität — 160
  - Ausmaß der Spastik — 160
  - Behandlung der Spastik — 161
- Kontrolle von Blase und Nieren — 164
- Gefühlsverlust — 166
  - Folgen des Gefühlsverlustes — 166
- Atmung — 169
- Haut — 172
- Ernährung und Diät — 176

5 Freizeitgestaltung, Umschulung, Weiterbildung und Arbeit — 179

- Hobbys — 179
- Sport und Erholung — 184
- Reisen — 187
- Umschulung und Weiterbildung — 187

6 Allgemeine Informationen und wichtige Adressen — 191

- Querschnittzentren — 191
- Selbsthilfegruppen und Fördergemeinschaften — 194
- Sportvereine — 195

7 Glossar — 197

Einleitung

Rehabilitation bedeutet Lernen; bedeutet Wiedererlernen.

Wenn der einem so vertraute Körper nach einer Rückenmarkschädigung plötzlich vollkommen anders funktioniert und reagiert, beginnt ein langwieriger und alles fordernder Lernprozeß.

Dinge, die einem vorher so selbstverständlich waren, fordern nun viel mehr Aufmerksamkeit, Energie und Zeit. Das Sitzen ist, wenn die Beine gelähmt sind, auf einmal sehr schwer, das Greifen so mühsam, wenn das Gefühl in den Händen fehlt.

Allmählich lernt man seinen veränderten Körper besser kennen und nimmt ihn durch den immer gewohnter werdenden Umgang mit ihm mehr und mehr an. Gegen Ende der Rehabilitation, wenn einem der veränderte Körper viel vertrauter ist, beginnt die Zeit, in der man sich von selbst mit der eigenen Wiedereingliederung aus der behüteten Rehabilitation in die Gesellschaft beschäftigt. Man setzt sich nun wieder mit seiner Stellung gegenüber dem Partner, der Familie, im Freundeskreis und im Hobby- und Arbeitsbereich intensiv auseinander. Auch dieser Lernprozeß ist wie alle anderen Lernprozesse von Höhen und Tiefen begleitet. Diese Phasen steht man nicht alleine, sondern nur gemeinsam mit einer nahestehenden Person durch.

Zu Beginn der Behandlung nimmt man die eher passive Rolle des Patienten an; man läßt alles über sich ergehen und versucht erst einmal, das Geschehene stückchenweise zu erfassen. Im Laufe der Zeit löst man sich von dieser passiven Rolle und nimmt aktiv an seinem eigenen Rehabilitationsprozeß teil; man bestimmt selbst die Richtung und übernimmt die Planung für die Zukunft. Um den eigenen Rehabilitatiosprozeß und das weitere Leben jedoch aktiv mitgestalten zu können, benötigt man Informationen und Sachkenntnisse. Dieses Wissen ist wichtig, um zusammen mit anderen oder auch alleine die Verantwortung für sich selbst tragen und sein weiteres Leben selbst bestimmen zu können.

Ziel dieses Buches ist, den Benutzer während seines Lernprozesses informativ zu begleiten. Da kein Querschnittpatient dem anderen gleicht und dieses Buch möglichst vielen Betroffenen als erster allgemeiner Ratgeber dienen soll, enthält es für manchen Leser vielleicht zu wenig Informationen oder wird von dem einen oder anderen zu früh gelesen.

Den Anspruch, mit diesem Buch allen gerecht zu werden, stellen wir nicht, aber wir hoffen, daß dieses Buch vielen Betroffenen und ihren Angehörigen ein guter Ratgeber sein wird.

Hoensbroek 1996
C. PONS
Facharzt für Rehabilitationsmedizin

1 Das Querschnittsyndrom

Bau und Funktion des Rückenmarks

Zum besseren Verständnis der anschließend näher zu erläuternden Symptomatik des Querschnittsyndroms werden zunächst Bau und Funktion der Wirbelsäule und des Rückenmarks beschrieben.

Die Wirbelsäule bildet das Achsenskelett (die Längsverbindung) unseres Körpers (Abb. 1). An ihr sind der Kopf, der Brustkorb und das Becken direkt befestigt. Die Arme und Beine sind indirekt durch den Brustkorb bzw. das Becken mit der Wirbelsäule verbunden.

Die menschliche Wirbelsäule setzt sich normalerweise aus 33 Wirbeln zusammen. Die einzelnen Wirbelkörper sind u. a. durch 23 Zwischenwirbelscheiben, unterschiedlich langen Bändern und durch Muskelstränge miteinander verbunden. Der Aufbau und die Zusammensetzung der einzelnen Bauelemente der Wirbelsäule verleihen ihr sowohl Festigkeit als auch Beweglichkeit.

Die Wirbelsäule wird in 5 Abschnitte unterteilt (Abb. 2):
- die Halswirbelsäule (zervikal),
- die Brustwirbelsäule (thorakal),
- die Lendenwirbelsäule (lumbal),
- das Kreuzbein (sakral),
- das Steißbein (coccygeal).

Das Ende der Wirbelsäule bilden 2 Wirbelblöcke. Der erste Wirbelblock – das Kreuzbein – besteht aus 5 und der 2. Wirbelblock – das Steißbein – aus 4 miteinander verschmolzenen Wirbelkörpern.

Jeder Wirbelkörper hat eine durchgehende Öffnung, die Gesamtheit der übereinander liegenden Wirbelkörperöffnungen bilden den Wirbelkanal. Dieser Kanal beginnt in der Höhe des Hinterkopfes und läuft bis zum Ende der Wirbelsäule durch. In diesem Wirbelkanal liegt das Rückenmark (Mye-

4 Das Querschnittsyndrom

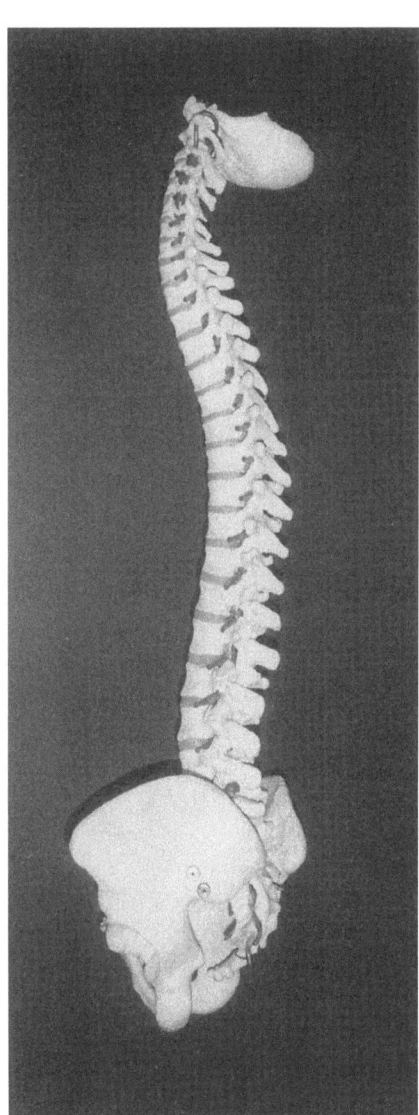 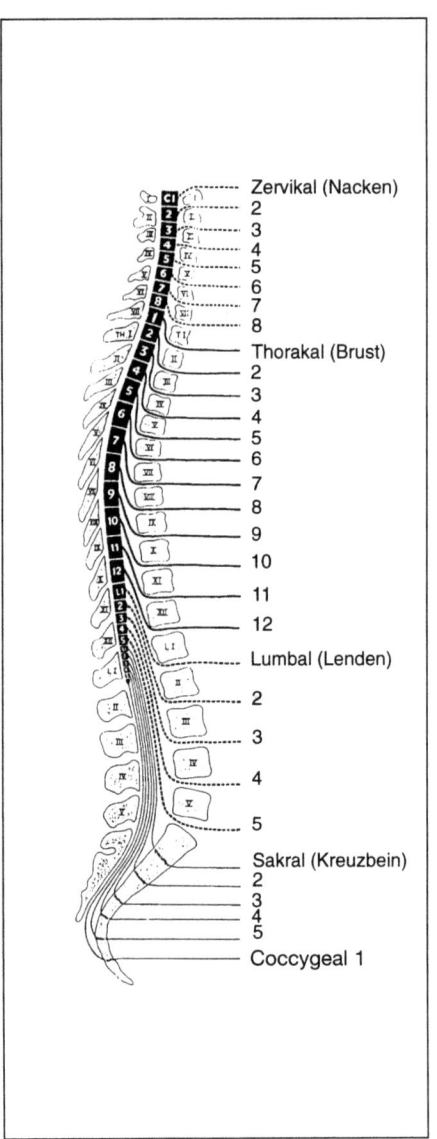

Abb. 1. *(links)* Die Wirbelsäule: Seitenansicht des Beckens und der Wirbel
Abb. 2. *(rechts)* Zuordnung der Wirbel und Rückenmarksegmente

lum), es stellt die Verbindung zwischen dem Gehirn und den im gesamten Körper verlaufenden Nerven dar. Das Rückenmark ist ein ungefähr 50 cm langer, zylinderförmiger, fingerdicker grauer Strang, von dem jeweils zwischen 2 Wirbelkörpern Rückenmarknerven in gleichmäßigen Abständen abzweigen. Diese Rückenmarknerven verlassen durch die dafür vorgesehenen Öffnungen die Wirbelsäule und verlaufen von dort an im Körper als normale (periphere) Nerven weiter, die dann die ihnen zugehörigen Körperregionen versorgen.

Die im unteren Wirbelsäulenbereich verlaufenden Rückenmarknerven formen ein Bündel – den sog. Pferdeschwanz (Cauda equina) – bevor sie den Wirbelkanal verlassen.

Das Rückenmark wird, ähnlich wie die Wirbelsäule, in 4 Abschnitte unterteilt. Zwischen 2 austretenden bzw. abzweigenden Rückenmarknerven befindet sich jeweils ein Stück Rückenmark; dieser Rückenmarkabschnitt wird auch Segment genannt. Es gibt:
- 8 Halssegmente (zervikal),
- 12 Brustsegmente (thorakal),
- 5 Lendensegmente (lumbal),
- 5 Kreuzbeinsegmente (sakrale).

Welche Funktion hat das Rückenmark?

Das Rückenmark ist das Verbindungssystem zwischen dem Gehirn und allen anderen Abschnitten des Körpers.

Weiterleitungsfunktion

Der „Befehl" für eine bewußte Bewegung wird im Gehirn gegeben. Dieser „Befehl" wird wie ein Signal durch das Rückenmark und den zuständigen Nerv zum betreffenden Muskel weitergeleitet und die gewünschte Bewegung wird ausgeführt. Dieser Vorgang läuft über das *absteigende Bewegungsbahnsystem*.

Gelangt hingegen ein Reiz von außen auf die Haut (Schmerz, Berührung, Wärme, usw.), wird dieser Reiz wie ein Signal durch die zuständigen Nerven zum Rückenmark und von da zum Gehirn geleitet, wo der Reiz dann wahrgenommen wird. Erst wenn das Schmerzsignal im Gehirn angekommen ist und als Schmerzsignal erkannt wurde, sagt man „Aua". Für die Weiterleitung dieser Signale ist das *aufsteigende Wahrnehmungsbahnsystem* zuständig (Abb. 3).

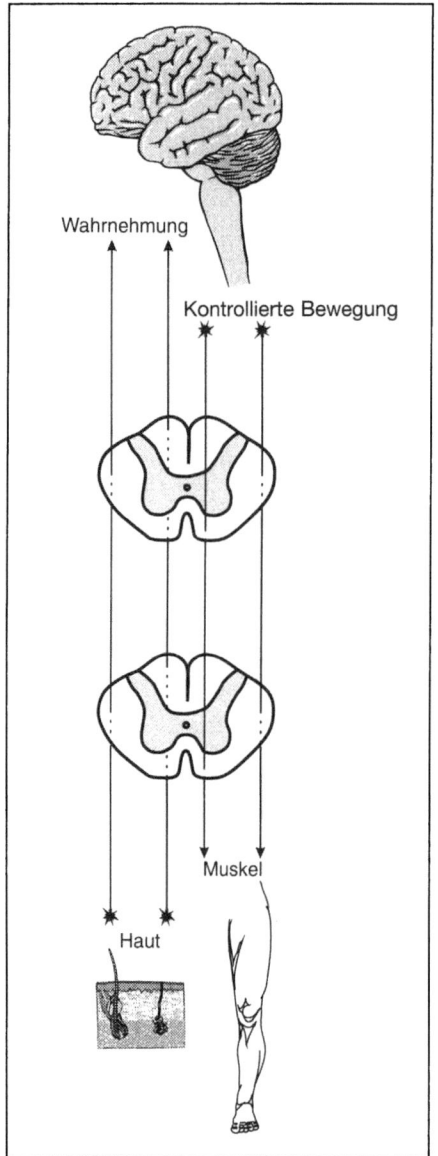
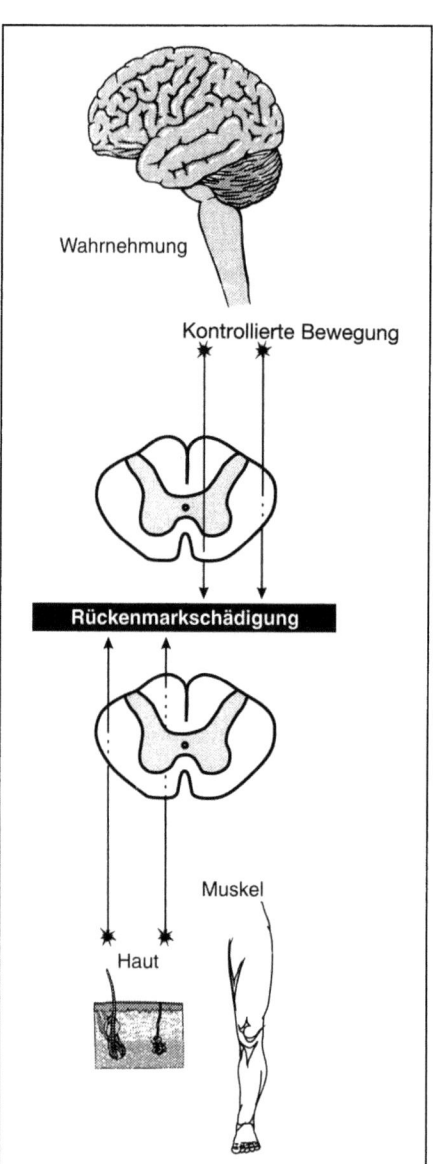

Abb. 3. *(links)* Leitungsfunktion des Rückenmarks
Abb. 4. *(rechts)* Rückenmarkschädigungen führen zu Lähmungen und Gefühlsausfällen

Reflexfunktion

Neben der Weiterleitungsfunktion für die auf- und absteigenden Signale hat das Rückenmark auch eine eigene Funktion: die Reflexfunktion.

Viele Reize, die durch die Nerven zum Rückenmark geleitet werden, lösen im Körper eine Reaktion aus, ohne daß das Gehirn direkt miteinbezogen wird. Diese von einem Reiz ausgelöste Reaktion wird Reflex genannt. Diese Reflexe werden mal mehr, mal weniger bewußt durch Signale vom Gehirn korrigiert und/oder gehemmt.

Beispiele hierfür sind z. B. die Muskelsehnenreflexe wie der Kniestreckreflex oder auch der Blasenentleerungsreflex, bei dem sich die volle Blase zur Entleerung zusammenzieht.

Was versteht man unter dem Begriff Querschnittsyndrom?

Bei einem Querschnittsyndrom liegt eine Beschädigung des Rückenmarks und/oder der noch nicht aus dem Wirbelkanal herausgetretenen Rückenmarknerven vor. Aufgrund dieser Beschädigung kommt es zu einer Unterbrechung sowohl des absteigenden als auch des aufsteigenden Verbindungssystems, wodurch Bewegungs- und/oder Gefühlseinschränkungen (Ausfälle) entstehen. Darüber hinaus entfällt die teils bewußt, teils unbewußt korrigierende Steuerungsmöglichkeit der Rückenmarkreflexe, während die Reflexe selbst entweder ganz ausfallen oder verstärkt auftreten können.

Welche Folgen hat ein Querschnittsyndrom für den Körper?

Durch die entstandene Unterbrechung des absteigenden Bewegungsbahnsystems können die Bewegungsbefehle vom Gehirn nicht mehr weitergeleitet werden. Hierdurch entfällt die Möglichkeit, bewußte bzw. gewünschte Bewegungen mit Hilfe der Muskeln auszuführen. Es liegt eine Lähmung vor.

Ebenso kommt es durch die entstandene Unterbrechung des aufsteigenden Wahrnehmungsbahnsystems zu einer Weiterleitungsbehinderung der von der Haut aufgenommenen Reize. Diese können nicht zum Gehirn weitergeleitet und daher auch nicht mehr wahrgenommen werden. Man spricht hier von einem Gefühlsverlust (Abb. 4).

Ein Reflex kann mit einem Zug, der auf einer kreisförmig angelegten Gleisanlage fährt, verglichen werden. Der Reflex ist der Zug und die Gleisspur der Reflexbogen. Durch die Beschädigung des Rückenmarks können sich 2 verschiedene Äußerungsformen entwickeln:
- entweder liegt eine Beschädigung des Reflexbogens vor (die Gleisspur ist beschädigt), wodurch der Reflex wegfällt (der Zug kann nicht mehr fahren),
- oder die Steuerung (die Hemmung) des Reflexes vom Gehirn her entfällt, wodurch der Reflex unkontrolliert und ungehemmt verläuft (der Zug und die Gleisspur sind intakt, aber die zentrale Steuerung entfällt, wodurch der Zug fortwährend im Kreis fährt).

Diese gestörte Reflexaktivität äußert sich vor allem im Auftreten von vegetativen Funktionsstörungen.
Eine Rückenmarksbeschädigung führt also zu:
- einer Lähmung,
- einem Gefühlsverlust und
- einer Störung der vegetativen Funktionen.

Nachfolgend werden diese drei Begriffe näher erläutert.

Was versteht man unter einer Lähmung?

Eine Lähmung liegt vor, wenn die Muskeln nicht mehr willkürlich, d. h. durch unseren eigenen Willen vom Gehirn aus kontrolliert eingesetzt werden können. Das bedeutet, daß bewußtes Bewegen unterhalb der beschädigten Stelle des Rückenmarks nicht mehr möglich ist.
Es gibt 2 verschiedene Lähmungsformen:
- spastische Lähmung und
- schlaffe Lähmung.

Normalerweise wird die Muskelspannung durch die vom Gehirn kontrollierten und gehemmten Rückenmarkreflexe bestimmt. Die Muskelspannung pendelt sich dabei so ein, daß die Muskeln die Gelenke leicht und einfach bewegen können. Wenn nun aufgrund einer Rückenmarkschädigungen die vom Gehirn ausgehende Kontrolle entfällt, nimmt die Reflexaktivität zu. Dadurch erhöht sich einerseits die Muskelspannung und andererseits können unwillkürliche Muskelbewegungen auftreten. Es liegt eine *spastische Läh-*

mung vor, die sich in der Regel entwickelt, wenn das Rückenmark oberhalb der Lendenwirbelsäule beschädigt ist.

Eine *schlaffe Lähmung* entwickelt sich, wenn die Beschädigung im Lendenwirbelsäulenbereich und/oder im Pferdeschwanzbereich liegt. In diesen Fällen sind die zu den Beinen gehörenden Reflexbahnen unterbrochen, wodurch es zu einer Abnahme der Muskelspannung in den Beinen und somit zu einer schlaffen Lähmung kommt.

Was versteht man unter Gefühlsverlust?

Äußerlich gegebene Reize wie Kälte, Wärme, Berührungen und Schmerz können ebenso wie die inneren Signale über Körperhaltungen und Bewegungen nicht mehr wahrgenommen werden. Körperpositionen unterhalb der beschädigten Stelle des Rückenmarks (z. B. Beine) können nicht mehr ohne Augenkontrolle wahrgenommen werden.

Der Schweregrad einer Querschnittlähmung wird häufig nur an dem Ausmaß der körperlichen Lähmung gemessen; vergessen wird dabei oft, welche wichtige Rolle das Vorhandensein bzw. das Fehlen der oben genannten Gefühle bei einer Querschnittlähmung spielt.

Normalerweise schützt uns unser Oberflächengefühl gut gegen Beschädigungen. Berührungen, Wärme, Kälte und Schmerz werden, bevor es zu einer Beschädigung der Haut und der darunter liegenden Gewebe kommt, wahrgenommen. Wenn diese Schutzfunktion wegfällt, können z. B. Hautverbrennungen durch heißes Wasser, Kaffee oder durch einen Heizkörper entstehen, ohne daß sie gespürt werden.

Ebenso kann aufgrund von zu langanhaltendem, aber nicht wahrgenommenem Druck, der sich bei einseitigem Sitzen oder Liegen entwickelt, eine Hautschädigung (Dekubitus) entstehen.

Das Gefühl bzw. die Wahrnehmung ist darüber hinaus wichtig, um Körperhaltungen einzunehmen und Bewegungen auszuführen. Normalerweise spürt bzw. fühlt man genau, auch ohne nachzuschauen, in welcher Position sich beispielsweise die Beine gerade befinden.

Kann das Gefühl und damit auch die Positionsinformation nicht mehr wahrgenommen werden, muß jede Bewegung mit den Augen kontrolliert werden, wodurch die Bewegungsausführung noch mühsamer wird. Nicht weniger schwerwiegend ist der Gefühlsverlust für die Psyche. Man sieht einen Teil seines Körpers, aber fühlt ihn nicht, es ist, als ob dieser Teil nicht mehr dazu gehört.

> Du fühlst Dich eingesperrt, isoliert in Deinem eigenen Körper, in einer Umgebung, die so anders ist als in Deinem Leben vor der Querschnittslähmung.
>
> Durch die inkomplette Läsion hat man ständig das Bedürfnis, abwechselnd verschiedene Haltungen und Bewegungen einzunehmen. Du kannst einfach nicht lange still sitzen oder liegen bleiben. Du willst Deinen Körper spüren und wiedererkennen.

Was versteht man unter vegetativen Störungen?

Vegetative Störungen basieren auf der gestörten bzw. entregelten Reflexaktivität des beschädigten Rückenmarks.

Folgende Funktionsbereiche sind von diesen Reflexstörungen betroffen:
- Blasen- und Darmfunktionen,
- Sexualfunktionen,
- Blutkreislauf,
- Regulation der Körpertemperatur.

Blasen- und Darmfunktion

Welche Auswirkungen hat die entregelte Reflexaktivität für die Blase?

Die Blasen- und Nierenfunktionen hängen eng zusammen: die Nieren produzieren Urin (24 h/Tag), der zur Blase weitergeleitet und dort gesammelt wird. Der Urin wird regelmäßig aus dem Körper ausgeschieden. Normalerweise fühlt man, ob die Blase voll ist und kann sie auf der Toilette bewußt entleeren. Hierzu wird vom Gehirn aus der *Blasenentleerungsreflex* stimuliert und die Schließmuskulatur der Blase entspannt. Durch die Beschädigung des Rückenmarks kommt es zum Verlust des „Füllungs- bzw. Harndranggefühls" der Blase sowie zum Verlust der bewußten Kontrolle. Die bewußt gesteuerte Entleerung entfällt. An die Stelle der bewußten Blasenentleerung tritt die *bewußt bestimmte Blasenregulation*. Das bedeutet, die Blase muß regelmäßig zu bestimmten Zeiten so vollständig wie möglich geleert werden.

> **!** Die konsequente Durchführung der Blasenregulation ist äußerst wichtig, da nur eine regelmäßig und sorgfältig durchgeführte Blasenentleerung einen Schutz vor möglichen Blasen- und Nierenproblemen bietet. Darüber hinaus schützt bzw. verhindert eine konsequent durchgeführte Blasenregulation vor ungemerktem Urinaustritt (Inkontinenz). Eine gute Blasenregulation ist sowohl für den Körper als auch für das psychosoziale Wohlbefinden von großer Bedeutung.

Die Art und Weise der später anzuwendenden Blasenregulation wird von der Rückenmarkschädigung bestimmt. Die anzuwendende Technik hängt davon ab, ob der Blasenentleerungsreflex noch vorhanden ist (Reflexblase) oder nicht (schlaffe Blase).

Unmittelbar nach der Beschädigung des Rückenmarks erlischt zunächst jede Reflexaktivität des Rückenmarks; diese Phase wird spinale Schockphase genannt. Aufgrunddessen kann die genaue Beurteilung der Blase erst zu einem späteren Zeitpunkt stattfinden.

Spinale Schockphase

In dieser Phase arbeitet die Blase nicht, jedoch geht die Produktion von Urin in den Nieren ebenso wie die Weiterleitung und die Ansammlung von Urin in der Blase unvermindert weiter. Würde hier nicht eingegriffen, käme es zuerst zu einer Überdehnung und nachfolgend zu einer Beschädigung der Blasenwand. Um dies zu verhindern, muß die angesammelte Urinmenge in regelmäßigen Abständen, am besten mit Hilfe des *intermittierenden Katheterisierens*, entfernt werden. Das bedeutet, daß im Abstand von ungefähr 6 h die Blase mit einem vom Pflegepersonal unter sterilen Umständen angelegten Katheter (dünner Schlauch) geleert wird; nach der Entleerung wird der Katheter wieder entfernt. Das Anlegen eines Dauerkatheters (24 h/Tag) erfolgt nur, wenn dafür dringende Gründe vorliegen, da diese Katheter mehrere Nachteile haben: die Gefahr der Entstehung einer Blasenentzündung nimmt zu ebenso wie die der Blasensteinentwicklung. Darüber hinaus kann der Druck, der durch den Katheter im Inneren der Blase entsteht, zu Verletzungen der Harnröhre führen.

Nach der spinalen Schockphase kann das Verhalten der Blase genauer beurteilt und die weiter anzuwendende bzw. anzutrainierende Blasenregulationsmethode bestimmt werden.

Intakter Blasenreflexbogen (Reflexblase)

Der Blasenreflexbogen ist zwar intakt, läßt sich aber nicht mehr durch das Gehirn steuern. Desdalb wird versucht, diesen *Reflex von außen her zu stimulieren,* indem man entweder mit der Hand oberhalb des Schambeins leicht auf den Bauch klopft oder aber mit der Hand in der Ponaht oder über die Innenseite des Oberschenkels streicht. Dadurch wird der Blasenentleerungsreflex stimuliert (Abb. 5); die Blasenwand zieht sich zusammen (kontrahiert) und der Urin fließt heraus. Wichtig ist jedoch, daß gleichzeitig die Schließmuskeln der Blase entspannen, so daß die gesamte Urinmenge abfließen kann. Um diesen Effekt zu erlangen, ist ein regelmäßig durchgeführtes „Blasentraining" notwendig. Wenn eine gleichzeitige Schließmuskelentspannung ausbleibt, besteht die Gefahr, daß die Blase nicht ausreichend entleert wird. Dies führt dann zu immer wiederkehrenden Harnwegsinfekten. Die reflexaktive Blase kann zu pathologisch hohen Drücken in dem Niederdrucksystem „Blase" führen, so daß die verschiedenen Anteile des unteren Harntrakts, die Blase selbst sowie die Nieren auf Dauer geschädigt werden. Um dies zu verhindern, werden der zusätzliche Einsatz von Medikamenten, intermittierendes Katheterisieren oder operative Eingriffe notwendig.

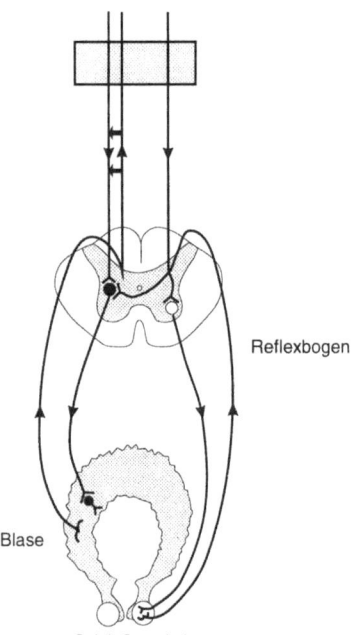

Abb. 5. Intakter Reflexbogen ohne Steuerung vom Gehirn

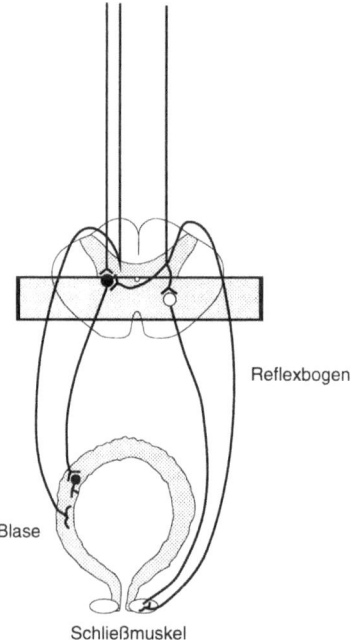

Abb. 6. Beschädigter Reflexbogen

Unterbrochener Reflexbogen (schlaffe Blase)

Wenn die Beschädigung des Rückenmarks im unteren Rückenmark- und/oder im Pferdeschwanzbereich liegt, kommt es zu einer Unterbrechung des Reflexbogens und damit auch zum Ausbleiben des Blasenentleerungsreflexes (Abb. 6). Die bei der Reflexblase äußerlich anzuwendende Stimulierung hat hier keinen Effekt, da der Reflexbogen unterbrochen ist. Die Blasenentleerung muß in diesem Fall mehr „mechanisch" erfolgen. Der *Druck in der Blase wird von außen her erhöht*; dies kann entweder durch das Anspannen der Bauchmuskulatur (wenn diese bewußt angespannt werden kann) oder durch das Drücken mit der eigenen Faust bzw. mit der Faust eines anderen im Blasenbereich geschehen (Abb. 7). Mit einem nicht zu starken Druck wird die Blase langsam leer gedrückt.

> **!** Die meisten Querschnittpatienten entscheiden sich jedoch für das Selbstkatheterisieren, bei dem man selber die Blase mit Hilfe eines Katheters ein paar mal am Tag entleert.

Eine deutliche Unterscheidung in Reflexblase und schlaffe Blase ist nicht immer einfach. Daher ist die individuelle Beurteilung der Blasenfunktion besonders wichtig. Diese erfolgt im Normalfall durch die Untersuchung des

Abb. 7. *(rechts)* Eine schlaffe Blase kann z. B. mit der eigenen Faust vorsichtig leer gedrückt werden

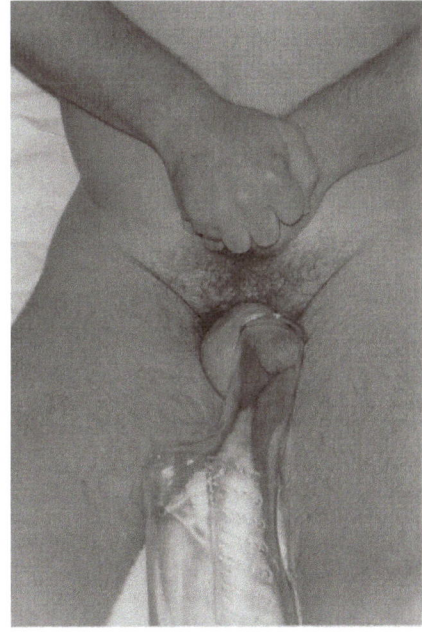

Urologen. Der Urologe untersucht, ob und wenn ja, mit welchem Druck sich die Blase zusammenzieht, ob die Schließmuskeln der Blase sich ausreichend entspannen und wie kräftig der Urinfluß ist. Anhand dieser Ergebnisse wird die individuelle Blasenregulation bestimmt, bei der sowohl die Blasen- und Nierenfunktion des einzelnen als auch der evtl. vorhandene unwillkürliche Urinaustritt berücksichtigt wird. Darüber hinaus werden in diesem Zusammenhang auch andere Aspekte wie die eigene Handfunktion bzw. die Notwendigkeit der Anwesenheit einer Hilfsperson mitbedacht.

Welche Ziele werden mit dem Blasentraining verfolgt?

Die konsequente und sorgfältig durchgeführte Blasenentleerung ermöglicht zum einen eine selbstbestimmte Blasenregulation, die den Querschnittbetroffenen weitgehend vor unerwünschtem Urinaustritt (Inkontinenz) schützt, und zum anderen ist sie die Basis für den Schutz vor möglichen Blasen- und Nierenerkrankungen.Eine regelmäßig gut geleerte Blase verhindert den zu starken Druckanstieg in der Blase und somit die Gefahr eines Urinstaus in Blase und Nieren sowie die Gefahr der Entstehung einer Blasenentzündung.

Urininkontinent zu sein kann soziale Probleme aufwerfen und erfordert daher von Anfang an alle Aufmerksamkeit zu dessen Verhinderung. Eine zu schnell und nicht sorgfältig ausgeführte Blasenentleerung kann den unerwünschten Urinaustritt verstärken. Daher müssen alle Beteiligten nach einer individuell abgestimmten Blasenregulation suchen, die beiden Zielen gerecht wird.

> ! Die Inkontinenz wirft beim Mann meist weniger Probleme auf als bei der Frau. Männer können den Urin über ein Auffangsystem, dem sog. Kondomurinal auffangen. Für Frauen hingegen gibt es diese Möglichkeit nicht, d. h. sie müssen verstärkt daran arbeiten, den unerwünschten Urinaustritt mit Hilfe einer geeigneten Blasenentleerung unter Kontrolle zu bekommen.

Die für die Frau bestehende Notwendigkeit der regelmäßigen und guten Blasenentleerung kann mit Hilfe des Selbstkatheterisierens bzw. des Katheterisierens durch eine Hilfsperson erfolgen.
Neben einer guten urologischen Untersuchung und anschließenden richtigen Behandlung u. a. mit Medikamenten und/oder operativen Eingriffen ist es besonders wichtig, dem Behandlungsteam (Arzt/Pflegepersonal) die eigenen

Wahrnehmungen und Gefühle mitzuteilen, wenn es um die anzuwendenden Blasenregulationsmaßnahmen geht.

Die regelmäßig vorzunehmenden Kontrollen des Urins und der Harnwege sind auch nach der Entlassung aus der (Reha-)Klinik notwendig.

> Die Urin- und Stuhlinkontinenz war vor allem während der Rehabilitationszeit sehr schwer zu ertragen. Ich wollte gepflegt und hübsch aussehen – mein einziger Halt an früher. Und daher war es für mich oft doppelt so schwer zu ertragen, wenn ich eingenäßt auf Hilfe warten mußte.
>
> Das Leben mit einer Querschnittlähmung ist ein vorgeschriebenes Leben, oder anders gesagt, es ist ein Leben voller Verpflichtungen. Man muß wohl oder übel, wenn man überleben will.
>
> Es gibt Momente, da hat man gerade mal etwas Spaß und im nächsten Moment schießt einem die Angst vor dem Einnässen, der Stuhlinkontinenz oder vor dem Abrutschen des Kondomurinals in den Kopf.

Wie verhält sich der Darm?

Unmittelbar nach der Beschädigung des Rückenmarks tritt die schon erwähnte spinale Schockphase ein, die nicht nur die Blase, sondern auch die Magen-Darm-Funktion lahmlegt. In dieser Phase sollte der Magen-Darm-Trakt nicht übermäßig belastet werden und die Nahrungsaufnahme über die Sonde erfolgen. Innerhalb weniger Tage, meist schon im Laufe der ersten Woche, übernimmt der Magen-Darm-Trakt wieder seine Funktion: den internen Nahrungstransport und die Formung des Stuhls. Das Stuhlandranggefühl und die selbstbestimmte Kontrolle über den Stuhlgang bleiben jedoch aus.

Die Möglichkeiten, den Darm zu entleeren, sind ebenso wie die Blasenentleerungsmethoden von der Lokalisation der Beschädigung des Rückenmarks abhängig. Die später anzuwendende Methode wird von dem Vorhandensein bzw. Fehlen des Darmentleerungsreflexes (Defäkation) beeinflußt. Ist der Darmreflex intakt, so kann dieser regelmäßig zu festgelegten Zeiten stimuliert werden.

Die Stimulation kann entweder mit Hilfe der Bauchpresse (wenn bewußte Bauchmuskelanspannung möglich ist) oder durch die mit den Fingern ausgelöste Reizung der Afterschließmuskeln (Anus) geschehen sowie mit Hilfe von Zäpfchen oder anderen Medikamenten.

Ist der Darmreflex vollkommen ausgefallen, muß der Darminhalt mechanisch entfernt werden. Das bedeutet, daß der Darminhalt entweder mit Hilfe der Bauchpresse, die in diesen Fällen meist mit gutem Erfolg eingesetzt werden kann, mit Hilfe der eigenen Finger (mit Handschuh oder Fingerkondom bekleidet) oder durch eine Hilfsperson entfernt werden muß.

> **!** Für eine gute Darmaktivität und Darmregulation sind 2 Faktoren besonders wichtig: Richtige Ernährung und regelmäßige Darmentleerung.

Der Verzehr von ballaststoff- bzw. faserreicher Nahrung in Kombination mit einer vermehrten Flüssigkeitsaufnahme führt zu einer Volumenzunahme des Darminhalts und somit zu einer Steigerung der Darmaktivität. Wird dieses Trink- und Eßverhalten durch die regelmäßige Darmentleerung (täglich zur selben Zeit) unterstützt, erleichtert sich der gesamte Umgang mit dem Darm. Dadurch wird die Entstehung von Darmproblemen weitgehend verhindert. Die Gefahr der Stuhlinkontinenz verringert sich ebenfalls durch die regelmäßig durchgeführte Darmentleerung.

Viele Querschnittgelähmte versuchen, eine eher feste Stuhlkonsistenz (leichte Form der Verstopfung) zu erlangen, da sich dadurch die Gefahr des ungewünschten Stuhlverlustes verringert. Diese gewünschte leichte Obstipation birgt jedoch die Gefahr der Klumpenbildung im Darm in sich. Die aus Darminhalt geformten Klumpen bleiben oft im oberen Darmtrakt hängen. Der restliche eher flüssige Teil des Darminhalts fließt dann an diesem Klumpen vorbei und wird in einer durchfallartigen Konsistenz (Diarrhö) ausgeschieden. Dies wird auch als „falscher Durchfall" bezeichnet. Wird dieser Durchfall auch noch wie ein normaler Durchfall behandelt, nimmt das Ausmaß des eigentlichen Problems nur zu.

Der Verzehr von ballaststoffreichen Nahrungsmitteln in Kombination mit vermehrter Flüssigkeitsaufnahme und die regelmäßige Entleerung kann die Entstehung dieses Problems verhindern.

Sexualfunktionen

Welche Folgen hat eine Querschnittlähmung für die Sexualität?

Im Rahmen dieses Buches würde eine Vertiefung dieser Thematik zu weit führen. Dehalb sollen nur die für die Sexualität wichtigen, aber aufgrund einer Querschnittlähmung entstandenen Organstörungen beschrieben werden. Das soll jedoch nicht bedeuten, daß Sexualität nur auf dem Funktionieren der Geschlechtsorgane beruht – Sexualität bedeutet weitaus mehr.

Im folgenden werden einige Begriffe zu diesem Thema näher erläutert.

Erektion

Es gibt 2 Arten der Erektion:
- die psychogene Erektion, die durch den Geist, also durch Sehen, Denken an und Riechen erzeugt wird und
- die Reflexerektion, die durch Penisberührungen entsteht.

Im allgemeinen haben Männer mit einem hohen Querschnittniveau eher eine Reflexerektion, während Männer mit einem niedrigeren Querschnittniveau eher eine psychogene Erektion haben können.

Das Ausmaß und die Dauer der Erektion brauchen für den oftmals noch möglichen Beischlaf nicht wie vor der Querschnittlähmung zu sein.

Wenn die Erektion nicht normal stimuliert werden kann, sollte – wenn gewünscht – über den Einsatz von Hilfsmitteln oder über die Einnahme von Medikamenten nachgedacht und gesprochen werden. Mittlerweile sind gute Möglichkeiten hierfür vorhanden; allerdings kann das Gefühl anders sein – evtl. weniger oder ganz fehlen.

Ejakulation

Die Möglichkeit eines Samenergusses ist bei einer tiefen Querschnittlähmung meist größer als bei einer hohen Querschnittlähmung. Allerdings ist der Samenerguß nicht immer gleichmäßig kraftvoll bzw. stark; er tröpfelt oftmals langsam heraus oder fließt in die Blase. Der Samen wird bei der nächsten Blasenentleerung in Form von weißen Kügelchen bzw. Flocken mit hinausgespült. Sollte die Samenflüssigkeit nicht durch den Beischlaf oder durch die Hand (masturbieren) gewonnen werden können, besteht die Möglichkeit, mit Hilfe von neuentwickelten Techniken den Samenerguß zu stimulieren. Eingesetzt werden hierbei entweder einzeln oder in Kombination beispielsweise Vibratoren, elektrische Reize und/oder Medikamente. Die Anwendung dieser Hilfsmittel in einem intimen Moment ist einerseits sicher nicht so einfach und andererseits auch nicht unbedingt passend. Ihr Einsatz kann aber zur Klärung der Fruchtbarkeitsmöglichkeit sehr wichtig sein.

Orgasmus

Auch wenn es nicht zu einem Samenerguß kommt oder der Samenerguß selbst nicht oder nur sehr geringfügig wahrgenommen werden kann, kann doch für einen Moment lang „ein Gefühl" der Anspannung und Entspannung entstehen, das ähnliche Gefühle aufkommen läßt wie bei einem Orgasmus. Der aufkommende Orgasmus wird oft durch bereits vorhandene (von früher) Erfahrungen und Gefühle bereichert.

Häufig entstehen an anderen Körperstellen als zuvor erogene Zonen; Zonen die für sexuelle Reize oder Zärtlichkeiten sehr empfindsam sind.

Voraussetzung für das Aufspüren und Finden dieser Zonen ist der Mut, seinen eigenen Körper erneut zu entdecken sowie seinem Körper zu vertrauen und ihn anzunehmen.

Fruchtbarkeit

Die Wahrscheinlichkeit der Unfruchtbarkeit ist bei einem *Mann mit einer Querschnittlähmung* höher als bei einem Mann ohne Querschnittlähmung. Aber die Möglichkeit der Fruchtbarkeit besteht. Deshalb ist es auch bei einem über Jahre hinweg fehlenden Samenerguß sinnvoll zu klären, ob nicht doch mit Hilfe von Stimulationstechniken ein Samenerguß erzeugt werden kann, um die Samenflüssigkeit untersuchen zu lassen. Die Erfahrungen zeigen, daß dies oft möglich ist, auch wenn über Jahre hinweg kein Samenerguß stattgefunden hat.

Die Ursache für das Ausbleiben des Samenergusses ist in den meisten Fällen nicht der Querschnitt selbst, sondern die oft auftretenden Entzündungen der Harnwege. Daher sollte unbedingt versucht werden, u. a. im Hinblick auf eine gewünschte Fruchtbarkeit, urologische Komplikationen zu verhindern.

Bei Kinderwunsch kann auch der Samen, der sich bei einer retrograden Ejakulation (der Samen fließt in die Blase) in der Blase sammelt, genutzt werden. Hierfür muß der Urin zuvor behandelt und der Samen anschließend isoliert werden, bevor er dann künstlich (künstliche Insemination) in die Partnerin eingebracht werden kann.

Sich lieben und der Beischlaf

Die Art und Weise des Sich-Liebens wird in starkem Maße durch den beeinträchtigten Teil des Körpers (Spastik, Kontrakturen, Einschränkungen in den Gelenken usw.) mitbestimmt. Bewegungen können nicht mehr bzw. nur vage oder nur annähernd so wie früher ausgeführt werden. Berührungen unterhalb der Läsionshöhe können nicht mehr gefühlt, wohl aber, wenn man will, mit den Augen wahrgenommen werden. Bestimmte Körperhaltungen können den Beischlaf erleichtern. Ist jedoch jede Form des intimen Kontakts aufgrund starker Bewegungenseinschränkungen der Gelenke oder aufgrund der Spastik unmöglich, so ist dies Grund genug, eine Behandlung dieser Gelenkeinschränkungen vornehmen zu lassen. Die niederländische Stiftung „De Schakel" hat zu diesem Thema ein einfaches, gut verständliches Buch mit dem Titel „Sexualiteit en Dwarslaesie" (Sexualität und Querschnittlähmung) herausgegeben.

Bei *betroffenen Frauen* ist der Ausfall nicht geringer, aber er ist nicht so einfach zu erkennen.

Schwierigkeiten die beim Sich-Lieben und/oder beim Beischlaf auftreten, beruhen auch hier oft auf der körperlichen Beeinträchtigung und auf dem unterhalb der Läsionshöhe vorhandenen Gefühlsverlust. Ebenso wie beim Mann können auch bei der Frau Einschränkungen der Gelenkbeweglichkeit, Kontrakturen und Spastik den intimen Kontakt unmöglich machen. Auch hier sollte, wenn gewünscht, eine Behandlung der bestehenden Komplikationen angestrebt werden.

Die für den Beischlaf wichtige (normalerweise automatisch verlaufende) Feuchtigkeitsabsonderung im Scheidenbereich bleibt aufgrund des Querschnitts aus. Diese unangenehme Begleiterscheinung kann mit Hilfe eines Gleitmittels oder auch mit Speichel gemildert bzw. behoben werden.

Einige der ursprünglichen erogenen Zonen gehen verloren, während andere Körperstellen für Zärtlichkeiten oder andere sexuelle Reize sehr empfindsam werden, auch das Auslösen eines Orgasmus ist dadurch möglich.

Voraussetzung für den Austausch von Intimitäten ist die Bereitschaft, seinen eigenen Körper neu zu entdecken und die Angst vor dem fremden Körper zu verlieren, da diese Angst einen oftmals völlig blockiert.

Das zurückgewonnene bzw. neuerworbene Selbstbewußtsein ist für den Fortbestand bzw. für die Entwicklung einer Partnerschaft und für den Austausch von Intimitäten von großer Wichtigkeit.

Menstruation

Bei 50 % der Frauen verläuft der Menstruationszyklus nach einer Querschnittlähmung ganz normal weiter; bei den anderen 50 % normalisiert sich der Zyklus ungefähr 6 Monaten nach der Beschädigung des Rückenmarks. Das bedeutet, daß eine Frau mit einer Querschnittlähmung ebenso fruchtbar ist wie jede andere auch und somit ein evtl. bestehender Kinderwunsch erfüllt werden kann. Es gibt normalerweise keinen Grund, von einer Schwangerschaft abzuraten. Besteht jedoch kein Kinderwunsch, dann sollte auch hier sicher verhütet werden.

Mechanische Hilfsmittel z. B. ein Pessarium, sind in der Regel nicht so sicher. Der richtige Sitz kann – bedingt durch den Gefühlsausfall – nicht genau bestimmt werden, und das Einsetzen des Pessariums kann, z. B. durch eine verminderte Handfunktion, erschwert sein. Die Pille (Minipille) hingegen wird von den meisten Frauen gut vertragen und ist im allgemeinen sehr sicher.

Schwangerschaft

Eine normale Schwangerschaft ist möglich; die Schwangere sollte jedoch öfters und regelmäßig zu den Kontrolluntersuchungen gehen. Wünschenswert wäre die Betreuung durch einen fachkompetenten Arzt, der über Erfahrungen hinsichtlich der Kombination Schwangerschaft und Querschnitt verfügt. Hierdurch besteht die Möglichkeit, evtl. auftretende Komplikationen, die entweder durch den Querschnitt und/oder durch die Schwangerschaft bedingt sind, eher zu erkennen und zu verhindern oder direkt zu behandeln.

Die Entbindung sollte in einem Krankenhaus stattfinden, da hier eine kontinuierliche Beobachtung und Betreuung der Frau und des Kinds erfolgen kann. Die Wehen werden in der Regel nicht oder nur sehr geringfügig wahrgenommen. In welcher Weise der Geburtsvorgang dadurch beeinflußt wird, ist ebenso wie die Vorhersage, ob die Geburt eher schnell oder langsam verläuft, nur schwer zu sagen. Die vorhandene Querschnittlähmung selbst ist jedoch kein Grund für einen Kaiserschnitt.

Ein weiterer Grund für eine Entbindung im Krankenhaus sind mögliche Komplikationen wie das Auftreten einer autonomen Dysreflexie. Diese Reflexstörung kommt nur bei Frauen mit hohem Läsionsniveau vor und läßt sich im Krankenhaus besser unter Kontrolle halten und behandeln.

> ! Die Auseinandersetzung mit dem Thema Sexualität und Querschnitt ist sowohl für Männer als auch für Frauen nicht einfach. Es gehört viel Geduld, Mut, Vertrauen und Zeit dazu, um den richtigen Weg zu finden. Auch wenn es nicht immer einfach ist, lohnt es sich doch den Weg zu gehen (Abb. 8).

Was versteht man unter dem Begriff Querschnittsyndrom? 21

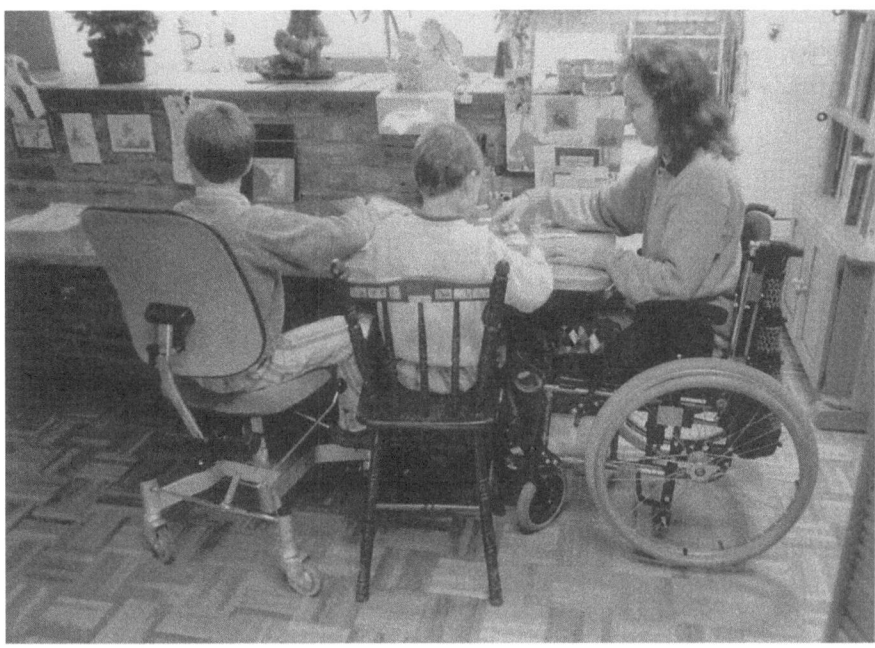

Abb. 8. Es bleibt oft mehr Zeit für die Kinder

Die Partnerin sollte besser vorbereitet und begleitet werden.
(Eine Ehefrau): Ich kann auf eine andere Art befriedigt werden, aber ihm gegenüber habe ich Gewissensbiße.

Es werden zu wenig Informationen über die Möglichkeiten des Kinderkriegens gegeben.

Die Informationen zum Thema Sexualität müssen individuell besprochen werden, denn jeder ist anders. Außerdem hat man dann auch eher den Mut, für einen selbst wichtige Fragen zu stellen.

Das Angehen einer partnerschaftlichen Freundschaft ist noch schwieriger als vorher: der Rolli ist immer dazwischen, wie ein unüberbrückbares Hindernis. Man muß alles vorher genau planen; z. B. muß das Blasentraining absolviert werden, bevor man sich liebt. Dann sind die Gefühle der Lust meist schon wieder im Keller.

Ich hatte während der Entbindung einen enorm hohen Blutdruck und heftige Kopfschmerzen.

Blutkreislauf

Welchen Einfluß hat die Querschnittlähmung auf den Blutkreislauf?

Normalerweise reguliert der Körper seinen Blutdruck selbst; d. h. er hält ihn während der ständigen Positionsveränderungen des Körpers konstant, z. B. vom Liegen zum Sitzen oder zum Stehen. Beim Aufstehen fließt das Blut aufgrund der Schwerkraft Richtung Bauch und Beine. Dadurch kann ein Blutmangel im Kopf verursacht werden, der zu Schwindel und Bewußtlosigkeit führen kann. Das vermehrte Abfließen des Bluts wird jedoch durch die schnelle, automatisch auftretende Verengung (Kontraktion) der Blutgefäße in Bauch und Beinen verhindert. Diese automatische Blutdruckregulierung ist – bedingt durch den Querschnitt – gestört. Daher ist das Auftreten eines niedrigen Blutdrucks ebenso möglich wie das schlagartige Auftreten eines hohen Blutdrucks.

Niedriger Blutdruck

Wegen des zunächst vollständig fehlenden schnellen Gefäßverengungsmechanismus (vor allem bei hochthorakalen und zervikalen Läsionen) kommt es z. B. beim Hinsetzen oder Hinstellen zum Absacken des Bluts. Dadurch sinkt der Blutdruck (Hypotonus) und führt häufig zu Schwindel und im schlimmsten Fall zu Bewußtlosigkeit.

Die automatische (reflektorische) Gefäßverengung kann mit Hilfe eines Gefäßtrainings wiedergewonnen werden. Das in der Intensität langsam zu steigernde, Training besteht aus der *Vertikalisierung* und dem zeitlich begrenzten *Einsatz von Bauchgurten und Stützstrümpfen*.

Vertikalisieren bedeutet: in die Senkrechte aufrichten. In der Praxis beginnt dies mit dem Anlegen des Bauchgurts und der Stützstrümpfe, die von außen die Gefäße von Bauch und Beinen unterstützen sollen (den Druck hoch halten). Anschließend wird die Bettposition langsam bzw. schrittweise von der Waagerechten in die Senkrechte geändert. Hierdurch erhält der Körper die Möglichkeit, sich langsam an die aufrechte Position zu gewöhnen. Bis das aufrechte Sitzen ohne große Probleme möglich ist, vergehen ein paar Tage. Vor allem in der ersten Zeit nach der Rückenmarkschädigung und nach langen Liegeperioden ist der Blutdruck sehr niedrig. Sollten in der Anfangszeit nach bzw. während des Vertikalisierungsprozesses plötzlich Schwindel oder ähnliche Beschwerden auftreten, hilft meist die Einnahme einer etwas mehr waagrechten oder niedrigeren Position. Das bedeutet, wenn man steht, sollte man sich hinsetzen, oder wenn man im Rollstuhl sitzt, sollte eine Hilfsperson diesen nach hinten unten kippen (Abb. 9 und 10).

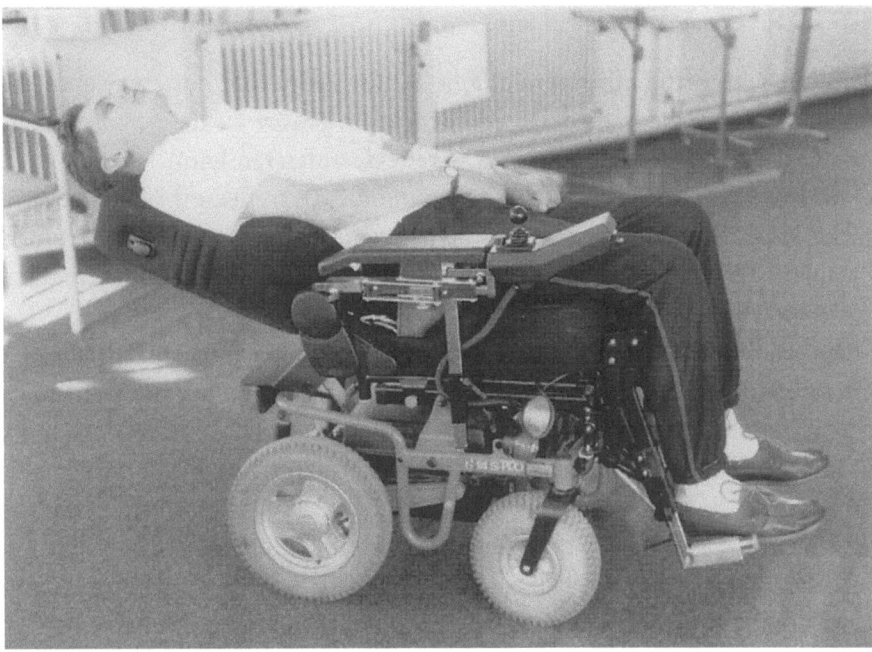

Abb. 9. Bei Schwindel oder zur Entlastung der Haut kann die elektrisch bedienbare Rückenlehne heruntergelassen werden

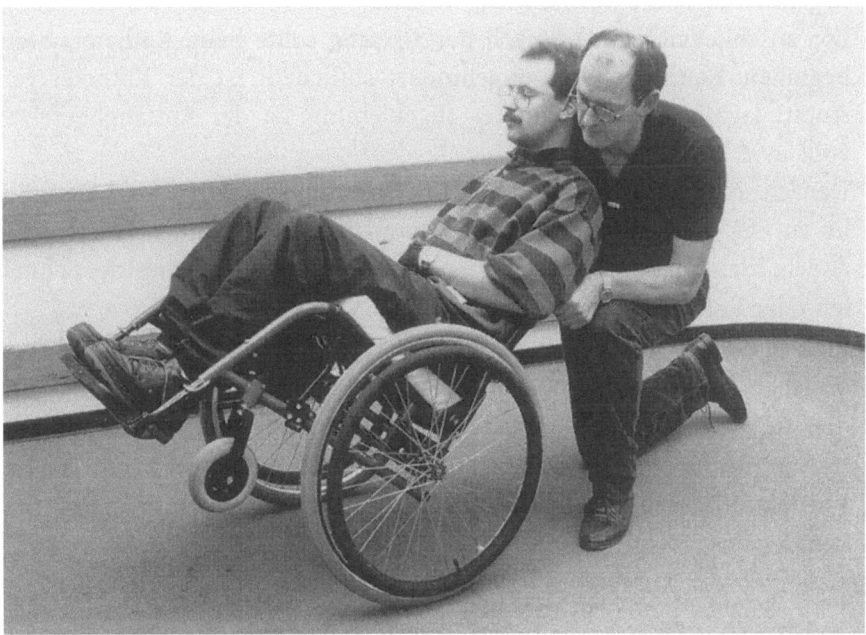

Abb. 10. Bei auftretendem Schwindel sollte der Rollstuhl am besten nach hinten gekippt werden

Hoher Blutdruck

Der eher schlagartig auftretende hohe Blutdruck beruht auf einer ganz anderen Ursache als der niedrige Blutdruck. Er gehört zu dem Symptomenkomplex, der bei der autonomen Dysreflexie auftreten kann.

Weitere Symptome, die auf eine autonome Dysreflexie hinweisen sind: starke Kopfschmerzen, verstärktes Schwitzen, ein hochrotes Gesicht, eingeschränkte Nasenatmung, erhöhter Blutdruck, niedrige Pulsschlagfrequenz sowie verschwommenes Aussehen.

Die autonome Dysreflexie tritt in der Regel nur bei Querschnittpatienten mit einer Läsion oberhalb des 5.-6.thorakalen Rückenmarkniveaus auf.

Die Ursache für das Auftreten einer autonomen Dysreflexie liegt meist in einer Reizung, die unterhalb des Querschnittniveaus liegt. Häufig geht die Reizung von der Blase aus; in selteneren Fällen vom Darm oder von der Haut. Im Laufe der Zeit werden die Zusammenhänge zwischen den auftretenden Symptomen und der dafür verantwortlichen Ursache (z. B. eine volle Blase) deutlicher, so daß die Symptome dann z. B. gut für das Blasentraining genutzt werden können.

Wenn ein oder mehrere Symptome auftreten, sollte unmittelbar etwas dagegen unternommen werden:
- Zuerst sollte (wenn möglich) eine sitzende oder eine halb sitzende, halb liegende Position eingenommen werden.
- Die anschließende Suche nach der Ursache sollte beim Kathetersystem beginnen. Kann der Urin ungehindert abfließen? Ist der Katheter verstopft? Ist der Kondomkatheter abgeklemmt? Ist der Auffangbeutel zu voll? usw.
- Danach sollten die Beine und die Füße kontrolliert werden. Sind die Schuhe zu eng geschnürt? Sind z. B. Gummizüge, Haltebänder, Gürtel oder andere Kleidungsstücke zu fest zugezogen? Drücken irgendwelche Schnallen oder Fußnägel zu stark in die Haut?
- Bleiben die Beschwerden auch nach der Überprüfung von Blase und Haut bestehen, kann auch ein überfüllter Darm dafür verantwortlich sein. Trifft dies zu, dann sollte die Entleerung sehr vorsichtig erfolgen, da die Entleerung des übervollen Darms ein zusätzlicher Reiz und somit für das Wiederaufflackern der Symptome der Dysreflexie verantwortlich sein kann.

> **!** Die autonome Dysreflexie stellt eine ernstzunehmende Komplikation dar, die behandelt werden sollte. Leider erkennen bzw. kennen viele Ärzte diese Komplikation und ihre Ursachen noch nicht gut genug. Daher kommt es häufig vor, daß man als Betroffener anderen darüber Auskunft erteilen muß.

Regulation der Körpertemperatur

Welchen Einfluß haben Änderungen der Umgebungstemperatur?

Normalerweise verfügt der Körper über ein Regelsystem, mit dem er die Kerntemperatur des Körpers (beinah) unabhängig von der Umgebungstemperatur konstant halten kann. Dieses Regelsystem verhindert die Fieberentwicklung in der Sauna und die Unterkühlung im Winter. Die Temperaturschwankungen werden von dem Regelsystem gepuffert.

Vor allem bei einer hohen Querschnittlähmung (hochthorakal und zervikal) ist dieses Regelsystem nicht mehr vollständig intakt. In einer sehr warmen Umgebung besteht das Risiko des Aufheizens, während in einer kalten Umgebung das Risiko des Auskühlens besteht. Je nach Umgebungstemperatur (Jahreszeit Sommer/Winterurlaub) können regelmäßige Temperaturkontrollen notwendig werden.

Die tiefste Temperatur, die mit einem normalen Thermometer gemessen werden kann, liegt bei 35,4°C. In kalten Regionen liegen die Temperaturen erheblich tiefer und können schnell eine *Auskühlung* verursachen. Zum Schutz bzw. zur Überwachung der Körpertemperatur eignen sich in solchen Fällen Spezialthermometer, die bis +26°C messen können. Liegt eine Unterkühlung vor, ist es wichtig, die Temperatur langsam wieder ansteigen zu lassen z. B. mit warmen Handbädern.

Hat sich der Körper dagegen zu sehr erwärmt, ist es notwendig ihm die überschüssige Wärme wieder zu entziehen bzw. ihm die Möglichkeit zu geben, den *Wärmeüberschuß* abzugeben. Dies läßt sich durch das einfache Zurückschlagen der Bettdecke und das Entblößen der Beine erreichen, ebenso durch das Auflegen von feuchten kühlen Tüchern in der Nähe der großen Blutgefäße in den Leisten (Eiselemente selbst dürfen nicht direkt, d. h. ohne Handtuchunterlage, mit der Haut in direkten Kontakt kommen, es besteht die Gefahr von Verbrennungen), das Abtupfen der Haut mit Alkohol oder das Aufsuchen eines kühleren Orts.

Als Reaktion auf eine warme Umgebung kann auch starkes Schwitzen auftreten. Da eine *Transpiration* unterhalb des Querschnittniveaus nicht mehr möglich ist, nimmt der Transpirationsprozeß zur Wärmeabgabe oberhalb des Niveaus zu. Das verstärkte Transpirieren im Gesicht kann aber auch ein Symptom für eine bestehende autonome Dysreflexie sein, von der vor allem hochthorakale und zervikale Querschnittpatienten betroffen sind. Darüber hinaus kann sich bei Personen mit hohen Querschnittniveaus das sog. Reflexschwitzen entwickeln. Dabei schwitzt der Betroffene – häufig unterschiedlich stark auf der rechten und linken Seite – am ganzen Körper, unabhängig von der Umgebungstemperatur. Diese Art des Schwitzens ist meist sehr lästig und störend sowie schwierig zu behandeln.

Tritt es im Liegen auf, hilft manchmal eine Lage- oder Positionsänderung, ansonsten ist vor allem die Einhaltung aller hygienischen Maßnahmen wichtig. Die medikamentöse Behandlung ist wegen der häufig auftretender Nebenwirkungen sehr schwierig.

> Bei störendem und übermäßig starkem Transpirieren sollte der behandelnde Arzt darüber informiert und nach einer (leider nicht immer möglichen) Lösung gesucht werden. Für das eigene Wohlbefinden ist daher in Abhängigkeit von der Umgebungstemperatur die richtige Kleidung bzw. das richtige Kleidungsmaterial wichtig.

Nicht schwitzen zukönnen, ist für mich ein großes Problem. Ich benutze daher einen Pflanzenbestäuber, um mich angenehm feucht zu halten.

Die Neopreenmatraze brütet, wodurch ich übermäßig stark schwitze.

Ausmaß der Querschnittlähmung

Das Ausmaß der Querschnittlähmung hängt von 2 Faktoren ab:
- in welcher Höhe das Rückenmark beschädigt wurde,
- ob das Rückenmark an der Beschädigungsstelle ganz oder nur teilweise beschädigt wurde (komplett / inkomplett).

Höhe

Je höher die Beschädigungsstelle, desto umfassender der Ausfall.

Liegt eine Beschädigung des Hals-/Rückenmarks vor, dann sind nicht nur Beine und Rumpf, sondern auch Arme und Hände betroffen.

Eine Lähmung aller 4 Gliedmaßen wird *Tetraplegie* genannt.

Liegt die Beschädigung im Brust-, Lenden- oder Kreuzbeinbereich des Rückenmarks, dann bleiben Arme und Hände intakt. Die Lähmung betrifft dann Beine und Rumpf; man spricht von einer *Paraplegie* (Abb. 11).

Blasen- und Darmstörungen treten bei beiden Formen der Querschnittlähmung auf; sie sind unabhängig von der Beschädigungshöhe, da die Steuerung von Blase und Darm in untersten Bereich des Rückenmarks (im sakralen Zentrum) liegt.

Komplette und inkomplette Beschädigung

Ist das Rückenmark an einer Stelle ganz beschädigt, kommt es in dem Körperbereich unterhalb des Beschädigungsniveaus zu einer vollständigen Lähmung und einem vollständigen Gefühlsverlust (Abb. 12). Bewußtes Bewegen ist nicht mehr möglich. Wurde das Rückenmark nur teilweise beschädigt (inkomplett), so können noch einige Signale vom Gehirn zu den Muskeln und von der Haut (usw.) zum Gehirn geleitet werden. Hierdurch entsteht eine Teillähmung, bei der die Muskelkraft z. T. erhalten bleibt. Ebenso kann auch das Gefühl teilweise noch vorhanden sein, allerdings wird es oft vermindert und manchmal auch verformt wahrgenommen. Diese Restempfindung kann sogar störend und in einigen Fällen auch schmerzhaft sein. Bei einer inkompletten Beschädigung (Abb. 13) besteht kein direkter Zusammenhang zwischen dem Ausmaß des Kraftverlustes und dem Ausmaß des Gefühlsverlustes. Oftmals ist eine der Komponenten mehr betroffen als die andere.

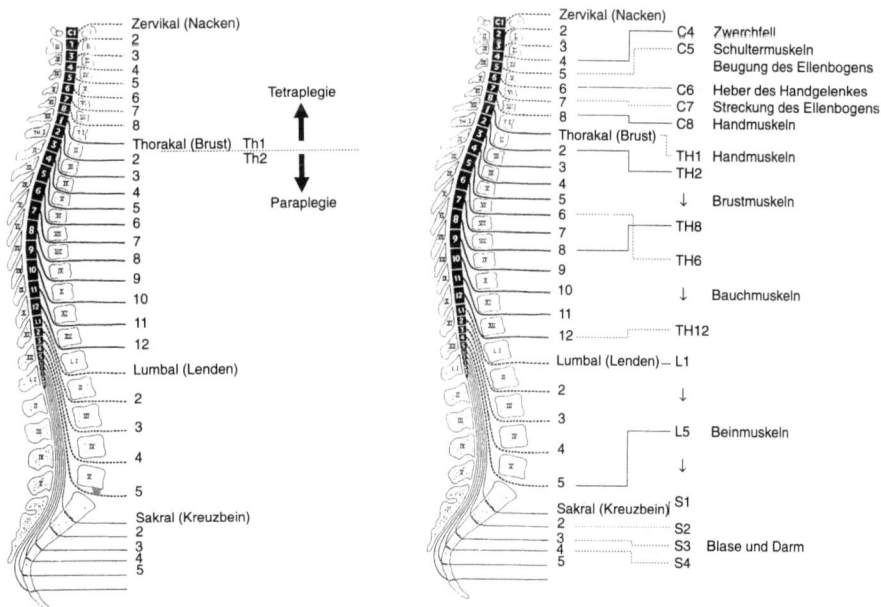

Abb. 11. *(links)* Einteilung von Tetraplegie und Paraplegie
Abb. 12. *(rechts)* Rückenmarksegmente und ihre zugehörigen Muskeln

Abb. 13. Bei einer inkompletten Läsion kann die gestützte Gehfunktion funktionell eingesetzt werden

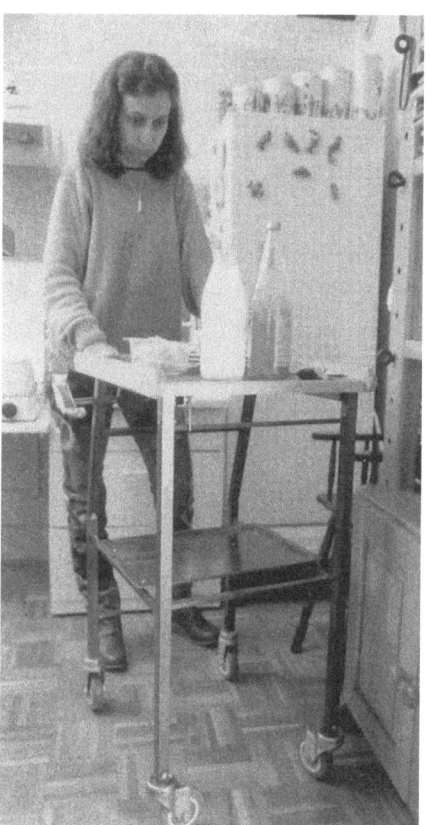

Oft schämst Du Dich dafür, daß Du noch laufen kannst zwischen all den Rollstuhlfahrern. Doch ich hab mich entschlossen, alles aus mir rauszuholen, obwohl ich mich dabei nicht immer ganz wohl fühle – den anderen gegenüber.

Bei den Patienten mit einer inkompletten Querschnittlähmung wird oft zu sehr die körperliche Behandlung in den Mittelpunkt gestellt, während die psychischen Probleme in den Hintergrund geraten.

Wenn man einen inkompletten Querschnitt hat, wird man sehr schnell in seinen Fähigkeiten überschätzt, vor allem im Hinblick auf die psychische Verarbeitung.
Du bist, wenn Du eine inkomplette Querschnittlähmung hast, wie das 5.Rad am Wagen: Du bekommst weniger Aufmerksamkeit, da alle denken „Du schaffst das schon". Und doch hast Du ein starkes Bedürfnis nach Aufmerksamkeit – Du stehst ständig zwischen den Stühlen „Behindert" oder „Nicht behindert" – und Du findest Deinen Platz nicht.

Du fühlst Dich eingeschlossen – isoliert in Deinem eigenen Körper, in einer Umgebung, die Dir vorher so vertraut war und nun so fremd, so anders ist.

Ursachen einer Querschnittlähmung

Unfall ist die häufigste Ursache für eine Querschnittlähmung. Am häufigsten sind Verkehrs- und Sportunfälle dafür verantwortlich, aber auch Arbeitsunfälle und Unfälle im häuslichen Bereich können – wenn auch seltener – zu einer Querschnittlähmung führen. Bei den Sport- und Verkehrsunfällen ist die Anzahl der jungen betroffenen Menschen sehr hoch.

Neben den Unfällen können aber auch Entzündungen, Blutgefäßabweichungen, gut- oder bösartige Geschwüre und Abweichungen der Wirbelsäule das Rückenmark derart beschädigen, daß eine Querschnittlähmung entsteht. Darüber hinaus können Rückenmarkschädigungen auch angeboren sein, z. B. beim offenen Rücken (Spina bifida) oder aber auch durch andere Erkrankungen des zentralen Nervensystems, z. B. durch multiple Sklerose (MS), entstehen.

Psychosoziale Folgen

Niemand weiß, was es bedeutet, eine Querschnittlähmung zu haben, außer denen die selbst von einem Querschnitt betroffen sind.

Es ist ein konfuser Zustand, der durch die am Anfang oft lebensbedrohende Situation zusätzlich erschwert wird.

Unverständnis, Zorn, Ärger, Kummer und Traurigkeit wechseln sich ab mit Aufsässigkeit und dem Nicht-wahr-haben-Wollen, dem Leugnen dessen, was geschehen ist und was sein wird.

Dieses Wechselbad der Gefühle betrifft alle; den Betroffenen selbst, seine Familie, seinen Lebenspartner und seine Freunde.

Man durchlebt sehr intensiv einen Trauerprozeß, in dem man von einem Teil seines eigenen Körpers Abschied nehmen muß.

Vor allem am Anfang denkt man, alles ist ein böser Traum, man will es einfach nicht wahrhaben. Man denkt, „es wird schon gut ausgehen" und „...heutzutage ist die Medizin doch schon so weit...". Daß diese Gedanken – das alles kann einfach nicht wahr sein – aufkommen, ist ganz normal, denn das Geschehene ist ein zu großer lebensverändernder Einschnitt, der nicht auf einmal angenommen werden kann. Irgendwann kommt der Zeitpunkt, an dem man seinen Zustand vor sich selbst nicht mehr leugnen kann.

Dies ist dann auch meist der Zeitpunkt, an dem alle – teils unterdrückten – Emotionen frei werden. Angst und Trauer, Neid auf Fußgänger, Aggressionen, die meist an denen ausgelassen werden, die einem nun am nächsten stehen. Im Laufe der Zeit findet man ein Gleichgewicht. Ob man es Akzeptanz nennen kann...., es ist vielmehr ein Gleichgewicht, mit dem man weiterleben kann, das einem hilft, das Maximum des Möglichen zu erreichen.

> **!** Es vergeht viel Zeit, bis man soweit ist; bis man das Geschehene und die eigenen Zukunftsgedanken etwas verarbeitet und geordnet hat. Aber man sollte sich selbst die Zeit zugestehen und sie nützen.

Auch wenn es manchmal schwer fällt, sollte man gegenüber denen, die einem viel bedeuten, und denen, die einem helfende Hände entgegenstrecken, offen sein und die Hilfe annehmen. Man sollte sich selbst und den anderen genügend Zeit und Freiheit lassen, die Trauer zu durchleben.

Dieser Lebensabschnitt ist auch für die Familie, den Lebenspartner und die verbliebenen Freunde äußerst schwer zu bewältigen. Sie machen ebenfalls einen – wenn auch etwas anderen – Trauerprozeß mit, während sie gleichzeitig denken, daß sie nun besonders stark sein müssen. Sie fühlen sich auch irgendwie gehandikapt, sie haben mit den Reaktionen der Umwelt Probleme, da auch sie mit Vorurteilen und Hindernissen konfrontiert werden.

Die Mitmenschen brauchen ebenfalls Zeit, viel Zeit zum Umdenken. Sie müssen erst selbst sehen und erfahren, daß ein Mensch mit einer Querschnittlähmung genau wie alle anderen seinen eigenen Platz in der Gesellschaft hat, harmonisch zufriedene und auch partnerschaftliche Beziehungen haben kann sowie seine Interessengebiete weiter verfolgt, ausbaut oder neu erwirbt.

Ebenso ist auch die Wiederaufnahme einer beruflichen Tätigkeit möglich. Es geht!

Es ist schwierig, jemand zu sein. Man wird immer als „... die im Rollstuhl" betrachtet. Der Rollstuhl fällt den anderen immer als erstes ins Auge, der Mensch erst an 2.Stelle.

Der Versuch, neue Bekanntschaften zu machen oder eine Freundin kennenzulernen, ist viel schwieriger geworden, man muß alles planen. Früher sah man z. B. auf einer Party jemanden, von dem man dachte „...He, die scheint nett zu sein.." und man ging, unauffällig für die anderen, auf sie zu und berührte sie, z. B. beim Vorbeigehen – natürlich ganz zufällig – usw. usw. Heute muß man sich mit dem Rolli zwischen den anderen Menschen hindurchschlängeln, was natürlich nie unauffällig vonstatten geht. Der Rolli ist eben nicht nur ein äußerlich wahrzunehmendes Hindernis. Wenn jemand per Zufall den Rolli berührt, löst dies erst einmal eine Schreckreaktion aus, auf die dann eine überschwengliche Entschuldigung folgt. Der zustandekommende Kontakt ist nie spontan, er ist immer organisiert.

Auch der Höhenunterschied verändert viel, z. B. für die Kommunikation. Es gibt nur wenige Menschen, die sich zu einem – wenn auch nur kurzen – Gespräch hinsetzen und sich so auf die gleiche Augenhöhe begeben. Es kommt sicher schon mal vor, allerdings empfinde ich es nicht als selbstverständlich; ich bin mir dessen ständig bewußt.

Ich fühle mich nicht minderwertig, aber oft zu auffallend anwesend.
Ich möchte gern zwischen ganz normalen bzw. gewöhnlichen Menschen leben. Ich will nicht ständig über Probleme und Handikaps mit behinderten Menschen sprechen. Das soll nicht heißen, daß ich nichts mit ihnen zu tun haben möchte, ich möchte ihnen wohl gerne begegnen, aber in den Gesprächen dreht es sich immer wieder um das Handikap.

Wir sind beide froh, daß die Querschnittlähmung erst jetzt im Alter auf uns zugekommen ist. Wir haben bis dahin ein schönes und vielseitiges Leben gehabt, an das wir uns gerne erinnern.

Die Querschnittlähmung hat unsere Beziehung vertieft, aber leider ist man nun viel eingeschränkter in seinen Möglichkeiten.

Manchmal wird man echt müde von den ständig wiederkehrenden Dingen. Man denkt schon mal „so, nun weiß ich das alles, ich habe nun schon lange genug gesessen, laßt mich nun wieder gehen". Ich werde mich wohl nie wirklich an den Stuhl gewöhnen; ich kann zwar gut mit ihm umgehen, aber er wird nie ein Teil von mir sein.

Erste Betreuungs- und Behandlungsmaßnahmen

Besteht direkt nach einem Unfall die Vermutung, daß eine (evtl. drohende) Beschädigung des Rückenmarks vorliegt, dann werden alle weiteren Behandlungsmaßnahmen, die noch am Unfallort vorzunehmen sind, an diese Situation angepaßt. Sowohl bei der Bergung als auch bei dem anschließenden Transport muß eine weitere Beschädigung des Rückenmarks verhindert werden. In der Regel erfolgt die Einlieferung in ein allgemeines oder in ein Universitätskrankenhaus. Erhärtet sich die Vermutung der Rückenmarkschädigung noch am Unfallort, so wird der Patient direkt (wenn möglich) in eine Spezialklinik eingewiesen.

Lebensbedrohende Komplikationen, die z. B. von den Lungen und/oder dem Blutkreislauf ausgehen können, werden zuerst untersucht und behandelt. Danach erfolgt die Untersuchung der Wirbelsäule auf evtl. vorhandene Brüche; die meisten werden je nach Art der Fraktur operativ fixiert. Der Eingriff findet meist erst einige Zeit später statt, wenn sich der allgemeine Zustand weitgehend stabilisiert hat. Mit der anschließenden Untersuchung wird das Ausmaß der Querschnittlähmung bestimmt. Dabei wird sowohl die Höhe als auch das Ausmaß der Beschädigung (inkomplett / komplett) genauer erfaßt. Diese Untersuchung bildet die Basis für die weitere Beurteilung des Querschnittbilds und wird daher in regelmäßigen Abständen wiederholt, um eine genauere Aussage über evtl. auftretende Verbesserungen machen zu können. Zusätzlich zu den Wirbelsäulenverletzungen und der Beschädigung des Rückenmarks können auch Verletzungen an Kopf, Brustkorb, Bauch und den anderen 4 Gliedmaßen vorliegen, die ebenfalls untersucht und behandelt werden müssen.

Nach allen Untersuchungen und den ersten Behandlungen muß die Entstehung von zusätzlichen Problemen verhindert werden. Mögliche Problembereiche sind die Haut, die Blase und die Gelenke.

Das Verhindern von Hautschädigungen (Dekubitus) erfordert eine intensive Versorgung. Die Haut muß durch regelmäßige Lagerungswechsel und durch eine spezielle Matratze so gut es geht entlastet werden (Abb. 14).

Darüber hinaus sollte bereits in dieser Phase die Basis für die Verhinderung von Blasenproblemen gelegt werden. Dazu sollte die Blase direkt von Anfang an sorgfältig behandelt und am besten mit Hilfe des intermittierenden Katheterisierens geleert werden. Sich schnell einstellende Gelenkeinsteifungen müssen durch die richtige Lagerung im Bett und durch physiotherapeutische Behandlungen, evtl. in Kombination mit Schienen, weitgehend

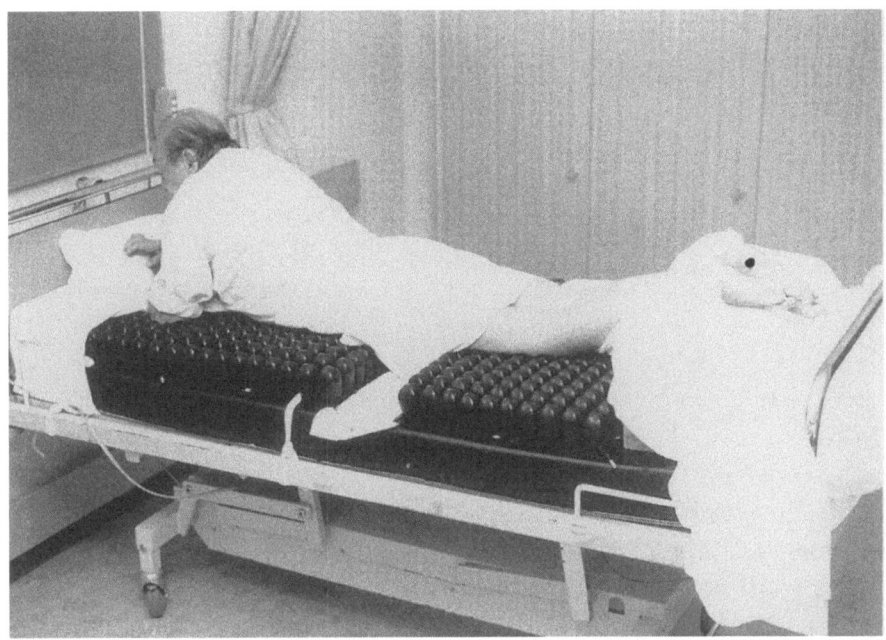

Abb. 14. Die Entstehung von Dekubitusstellen kann mit speziellen Matratzen vermindert werden; die Lagerungswechsel sollten trotzdem weiterhin durchgeführt werden

verhindert werden. Die Behandlungsmethoden werden stets so gewählt, daß das Auftreten der oben beschriebenen Komplikationen so gut es geht verhindert wird.

Neben der richtigen Wahl der Behandlungsmethoden ist es auch wichtig, daß von Seiten des behandelnden Teams ehrlich und offen miteinander über das Geschehene gesprochen wird. Eine Offenheit, die auch gegenüber dem Lebenspartner und der Familie eingehalten werden sollte.

Ganz am Anfang (im Krankenhaus oder schon in der Spezialklinik) werden neben dem behandelnden Arzt viele Spezialisten an der Behandlung beteiligt sein. Der behandelnde Arzt bestimmt letztendlich den Zeitpunkt der Verlegung in ein Querschnittzentrum oder auf eine andere hausinterne Abteilung. Dies kann jedoch erst geschehen, wenn die vitalen Körperfunktionen wie Blutkreislauf und Atmung stabil sind.

> Der Wechsel vom Krankenhaus ins Reha-Zentrum ist enorm. Im Krankenhaus ist man kurz nach dem Unfall noch etwas „Besonderes"; im Reha-Zentrum ist man einer von vielen.

2 Die Rehabilitation

Der Rehabilitand und seine Familie

Nach der Verlegung in das Reha-Zentrum beginnt eine meist monatelang andauernde Periode, in der man selbst sowie der Lebenspartner oder eine nahestehende Person über einen langen Zeitraum mit dem Behandlungsteam zusammenarbeiten muß.

Neben der eigenen Bewältigung der durch die Querschnittlähmung entstandenen, eingreifenden Veränderungen müssen auch alle anderen Betroffenen (Lebenspartner, Familie, Kinder, Freunde) lernen, mit der Situation und den daraus resultierenden Veränderungen umzugehen.

In den ersten Tagen und Wochen nach der Diagnose Querschnittlähmung kann man sich kaum vorstellen, was nun überhaupt los ist, und welche Konsequenzen dies für die Zukunft hat. In dieser Zeit ist man noch voll und ganz Patient. Das bedeutet, daß vieles einfach an einem vorbeiläuft und man die Behandlungen über sich ergehen läßt. Sowohl der behandelnde Arzt als auch alle anderen betreuenden Mitarbeiter werden sich anfänglich sehr zurückhaltend über Verlaufsprognosen äußern. Das Team will in der ersten Zeit abwarten und beobachten, wie sich die Symptomatik entwickelt.

Etwaige Veränderungen der Kraft oder des Gefühls können sich auch noch nach einiger Zeit einstellen. Diese Zeit muß sich das Team nehmen, um eine genauere Prognose möglich zu machen sowie über die zukünftigen Möglichkeiten Auskunft geben zu können. Im allgemeinen ist die Prognose günstiger, wenn eine schnelle Besserung hinsichtlich der Symptomatik auftritt. Das heißt aber nicht, daß bei einsetzender Besserung mit einer vollständigen Heilung zu rechnen ist. In vielen Fällen kann eine Verbesserung am Anfang beobachtet werden, dieser Prozeß ebbt aber früher oder später ab. Allerdings ist jeder Zugewinn von Gefühl und Kraft sowie die Verbesserung der Atmungs-, Blasen- und Darmfunktion sehr wichtig. Nachdem sich das neurologische Bild einigermaßen stabilisiert hat, kommt man in die Phase, in

36 Die Rehabilitation

der man sich langsam entweder alleine oder zusammen mit dem Partner ein Bild über die Zukunft machen kann.

Welche körperlichen Möglichkeiten sind noch vorhanden? Welche Veränderungen müssen hinsichtlich der Wohnung, der Arbeit, der Hobbys usw. unternommen bzw. bedacht werden?

Zu diesem Zeitpunkt ändert sich auch die Rolle des Patienten; er wird mehr und mehr Rehabilitand, d. h. er kann selbst eine aktivere Rolle in der gemeinsamen Zukunftsplanung übernehmen. Das bedeutet aber nicht, daß man jetzt alles alleine machen muß (Abb. 15). Das betreuende Team wird dem Patienten auch in dieser Phase helfend zur Seite stehen. Die Aufgaben der einzelnen Teammitglieder werden im folgenden näher erläutert.

> Für den Partner ist das stets wiederkehrende „Müssen" eine enorme Aufgabe.
> Man lebt in einem Rausch, es ist alles so vage, man kann sein Programm nicht vollständig absolvieren, man ist nicht ganz dabei. Darüber hinaus sieht man manchmal den Sinn nicht, warum man etwas tun muß, wenn man sich seine Zukunft nicht einmal in etwa vorstellen kann.
>
> Oft werden die Partner im Beisein des Rehabilitanden gefragt, wie es ihnen geht. Da sie oft das Gefühl haben, nun besonders stark sein zu müssen, fällt die Antwort auch dementsprechend aus. Man müßte sie mal fragen, wenn sie alleine sind.
> Der Partner muß beinah alles ganz alleine verarbeiten. Wünschenswert wäre eine intensivere Begleitung, mehr Informationen und Gespräche.
> Jeder erkundigt sich nach ihm, nie einer nach mir.

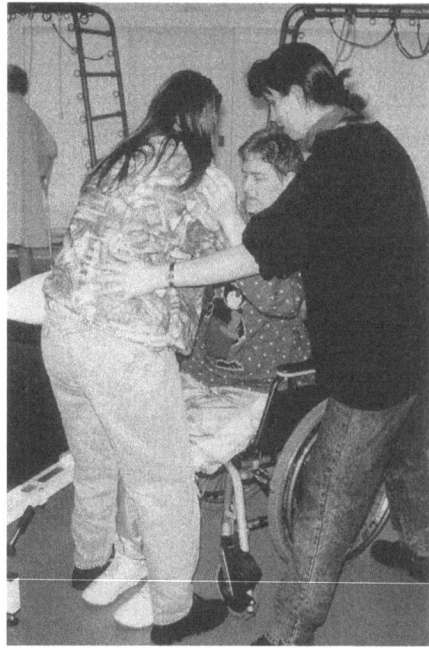

Abb. 15. Während der Rehabilitation erlernen die Familienmitglieder, wie sie die Transfers unterstützen können

Rehabilitation:
Teambehandlung und Lernprozeß in einem

Die Rehabilitationsmedizin befaßt sich nicht nur mit der Beschädigung des Rückenmarks, sondern auch mit den aus einer Beschädigung hervorgehenden Folgen.
- Was bedeuten Lähmung und Gefühlsverlust für den (sonst so normalen) Einsatz der Arme und Hände, was bedeutet es für die Selbständigkeit – für die Selbstversorgung?
- Wie muß man sich in Zukunft fortbewegen, wenn die Beine gelähmt sind, welche Hilfsmittel wird man benötigen?
- Wie erlernt man den richtigen Umgang mit Blase und Darm?
- Was bedeutet der Verlust der früheren Möglichkeiten für einen selber, für die Familie und für das eigene soziale Umfeld?
- Wie nimmt man seinen eigenen Platz in seiner Umgebung ein, und was bedeutet dieser gesamte Prozeß für die, die einem nahestehen?

Die Umsetzung dieser besonders schwierigen Aufgaben kann mit Hilfe eines intensiven Reha-Prozesses gelingen. Ein aus mehreren Disziplinen bestehendes und zusammenarbeitendes Team behandelt und begleitet den Querschnittbetroffenen während des gesamten Reha-Prozesses.

Das *Team* besteht aus dem Rehabilitanden selbst, dem behandelnden Arzt, dem Pflegepersonal, einem Physiotherapeuten, einem Ergotherapeuten, einem Sozialarbeiter und einem Psychologen sowie einem Seelsorger und einem Reha-Techniker. Durch eine gute Teamzusammenarbeit kann das maximal Mögliche erreicht werden.

Der Rehabilitand nimmt im Team und auch in der Behandlung eine zentrale Stellung ein, die am Anfang eher passiv ist und im Laufe des Reha-Prozesses stets aktiver wird. Diese Entwicklung – mitdenken, mitbestimmen und schließlich selbst bestimmen – basiert auf einem intensiven Lernprozeß.

Man muß viele Aktivitäten neuerlernen, um seinen eigenen Platz im Zusammenleben mit dem Partner, der Familie und einem wichtigen Mitmenschen einnehmen zu können.

Während des Reha-Prozesses finden regelmäßig sog. *ADL-Besprechungen* statt. In diesen Sitzungen werden sowohl der momentane Zustand als auch die Fortschritte des einzelnen Rehabilitanden besprochen. Hierzu gehört z. B. eine kurze Darstellung der Selbstversorgungsmöglichkeiten und der Einschränkungen. Darüber hinaus wird das weitere Behandlungsvorgehen untereinander und auf den Rehabilitanden abgestimmt.

38 Die Rehabilitation

Oftmals werden zusätzlich alle 6 Wochen *Teambesprechungen* einberufen, bei denen alle Teammitglieder zusammen den aktuellen Zustand beurteilen und die weitere Behandlungsstrategie planen. An diesen Besprechungen kann man in der Regel selbst (aktiv) teilnehmen und seine eigenen Ideen, Fragen und Kritikpunkte mit in die weitere Planung einbringen (Abb. 16).

> Irgendwann hast Du genug, hast Du es einfach satt, wenn Du siehst, wieviel Zeit Du in Dich selbst investieren mußt.
>
> Das Reha-Zentrum selbst sollte sich seiner „Schulfunktion" bewußt sein. Sie müssen einem viel erklären und verschiedene Möglichkeiten einüben. Später bestimmt man selbst, was man davon einsetzen oder nicht einsetzten kann. Das Einüben einer guten und breiten Basis ermöglicht einem später mehr Freiraum für eigene Initiativen. Man kann nicht sagen, „so muß es gemacht werden und nicht anders", sondern man muß sagen, „so oder so kann es gehen, wähle selbst, was für Dich besser geht". Außerdem muß einem auch deutlich gesagt werden, daß sich in der Zukunft noch viel verändern kann, z. B. die Blasen- oder Darmfunktion, die Spastik oder die Hautbeschaffenheit. Mit diesem Wissen ist man für das Erlernen von Variationen offener, man wird selbständiger und traut sich dadurch auch eher zu, mehr mit seinen Möglichkeiten zu experimentieren.
>
> Das „Mitdenken" ist oft so schwierig, da für einen selbst die Zukunft noch so weit weg und so abstrakt ist.
>
> Wenn man sehr abhängig ist, dann traut man sich nicht immer, seine Meinung zu sagen oder zu sagen, wie man sich wirklich fühlt. Später ändert sich das wohl, aber in der Reha-Zeit verliert man oft sein Selbstbewußtsein.

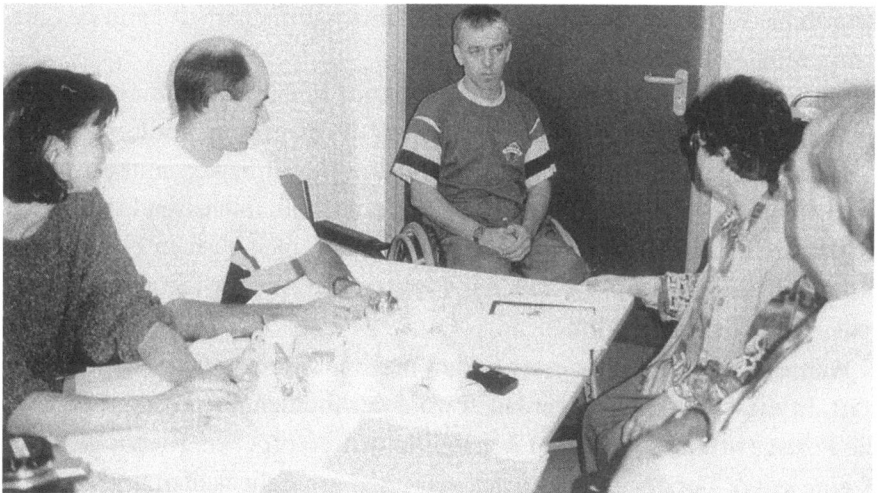

Abb. 16 Der Rehabilitand wird, wie hier in einer Teambesprechung, aktiv in seinen Rehabilitationsprozeß miteinbezogen

Aufgaben und Funktionen des Rehabilitationszentrums

Spinal-Unit und Rehabilitationszentrum

In den Ländern England, Deutschland, Schweiz und USA kennt man im Gegensatz zu den Niederlanden und Belgien sog. Spinal-Units (Abb. 17). Dies sind auf Querschnittlähmungen spezialisierte Zentren, in die ein Patient direkt nach der Diagnosestellung eingeliefert und behandelt wird. Die primär behandelnden Ärzten sind in der Regel Chirurgen, die, wenn nötig, direkt operativ eingreifen. Der Übergang vom Akutkrankenhaus zum Reha-Zentrum entfällt in Deutschland daher häufig. In der Regel findet hier lediglich eine hausinterne Verlegung statt.

> Rehabilitieren auf einer Station für Querschnittgelähmte ist äußerst wichtig. Man lernt viel voneinander, und man nimmt keine besondere Position ein.
>
> Im Reha-Zentrum waren sie streng. In der Reha-Zeit versteht man nicht immer, warum man so einiges machen muß. Erst jetzt, im nachhinein, versteht man es und ist froh, daß es verlangt wurde. Besser wäre jedoch, wenn das „Warum" direkt und umfassender erklärt würde.
>
> Eine Querschnittstation ist sehr gut. Man befindet sich zwischen Menschen mit denselben Problemen, man lernt voneinander.

Im folgenden werden die einzelnen am Team beteiligten Berufsdisziplinen und ihre Aufgaben vorgestellt.

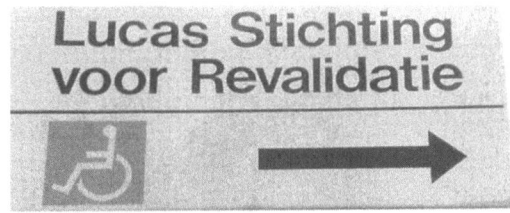

Abb. 17. Das Reha-Zentrum in Hoensbroek (NL) hat eine auf Querschnittpatienten spezialisierte Abteilung

Der betreuende Facharzt für Rehabilitation

In der Reha-Phase

Vor der Verlegung ins Reha-Zentrum findet zwischen den Ärzten des Krankenhauses und dem anschließend weiterbehandelnden Arzt eine Besprechung statt. Hierdurch ist der Arzt zum Zeitpunkt der Aufnahme über die Entstehungsursache der Querschnittlähmung und den anschließenden Verlauf sowie über die frühere Krankheitsgeschichte des Patienten ausführlich informiert. Darüber hinaus wird in dieser Besprechung auch über den sozialen Status (Familie, Partner, Arbeit, Hobbys und Schulungsmöglichkeiten), das psychische Befinden und die Erwartungen des Patienten gesprochen.

Nach der Aufnahme findet zuerst eine ausführliche körperliche Untersuchung statt, die, wenn notwendig, durch zusätzliche Untersuchungen wie Röntgen und/oder Blutuntersuchungen erweitert wird (Abb. 18).

Abb. 18. Der Facharzt für Rehabilitation testet die Sensibilität im Handbereich

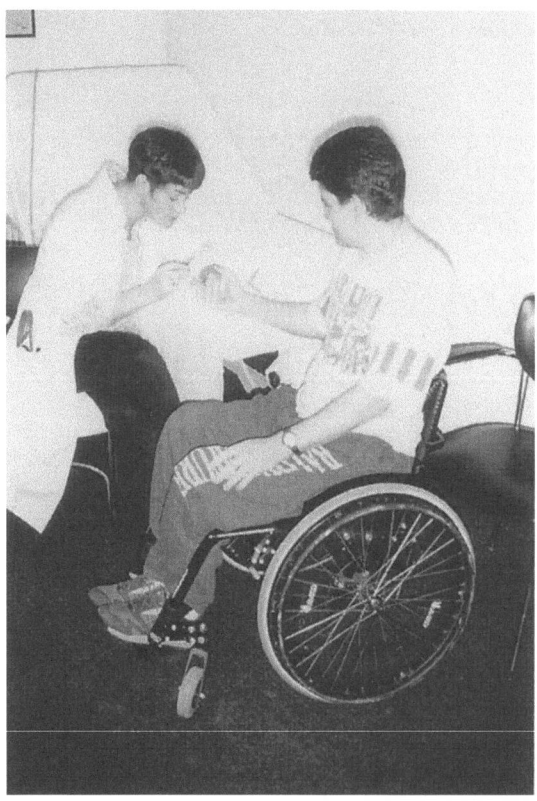

An diese Gunduntersuchung schließen sich für den behandelnden Arzt folgende wichtige Aufgaben über den Zeitraum der Rehabilitation an:
- Überwachung des medizinischen Zustands
- Koordination und Organisation der einzelnen oder aller verschiedenen am Reha-Prozeß beteiligten Disziplinen, um eine optimale Behandlung zu sichern.
- Kontaktaufnahme mit anderen Spezialisten, z. B. Internisten, Neurochirurgen, Neurologen, orthopädischen Hilfsmitteltechnikern, Logopäden, Umschulungs- bzw. Weiterbildungsberatern.
- Koordination aller Versorgungs- und Vorsorgemaßnahmen, die im Zusammenhang stehen mit der Arbeit, dem Transport, den Hobbys, dem Haus usw.

Bei den hierzu stattfindenden Beratungsgesprächen ist der Patient sowie die jeweils zuständigen Teammitglieder und Vertreter der externen Institutionen (Arbeits- und Schulungsberater, Krankenkassenvertretern usw.) anwesend.

Nach der Entlassung

Kurz vor dem Entlassungstermin nimmt der Reha-Arzt mit dem Hausarzt und den anderen schon feststehenden weiterbehandelnden und weiterbegleitenden Personen Kontakt auf.

Die auch nach der Entlassung regelmäßig wahrzunehmenden Kontrollen können entweder vom behandelnden Arzt im Reha-Zentrum oder von einem in der Nähe wohnenden Arzt, der mit der Thematik vertraut ist, vorgenommen werden. Darüber hinaus besteht auch weiterhin die Möglichkeit, den behandelnden Arzt des Reha-Zentrums zur Beantwortung von Fragen zu Rate zu ziehen.

> Der Arzt in der Reha hat mit mir vieles besprochen, er brachte mich ganz schön zum Nachdenken. Nicht nur über die körperlichen Konsequenzen, die die Querschnittlähmung mit sich bringt, sondern auch über das Leben.

42   Die Rehabilitation

Das Pflegepersonal im Reha-Zentrum

In der Reha-Phase

Das Ziel der gesamten Rehabilitation und somit auch das Ziel des Pflegepersonals ist, zusammen (Patient mit/ohne Partner und Pflegepersonal) ein möglichst hohes Maß an Selbstversorgungsmöglichkeiten auf körperlichem, geistigem und sozialem Gebiet zu erlangen.

Durch die Pflege bzw. Betreuung rund um die Uhr, sind dem Pflegepersonal viele Reaktionen des Betroffenen und der Familie bzw. des Partners bekannt. Das Pflegepersonal kann daher sowohl dem Team als auch dem Betroffenen selbst bestimmte Dinge signalisieren bzw. Informationen liefern.

Praktische Anleitungen und Familienkontakt

Ein guter und fundierter Einblick in das „Warum" und „Wie" der einzelnen Pflegehandlungen ist (u. a. für später) sehr wichtig. Besonders in der Anfangsphase wird es sicher nicht leicht sein, alle wichtigen Aspekte sofort zu behalten und in der Praxis richtig umzusetzen. Dies braucht – den Rehabilitationsmaßnahmen entsprechend – Zeit, Hilfestellung und Übung.

Im Verlauf der Rehabilitation verändert sich der Aufgabenbereich des Pflegepersonals mehr und mehr. Am Anfang übernimmt das Pflegepersonal die meisten Aufgaben. Im Laufe der Zeit jedoch überläßt das Pflegepersonal dem Betroffenen selbst immer mehr Aufgaben, da es für ihn wichtig ist, ein möglichst hohes Maß an Selbständigkeit zu erreichen. Hierzu gehört die praktische Umsetzung des bereits Erlernten in die täglich zu verrichtenden Aktivitäten auf der Station.

Das Pflegepersonal läßt dem Betroffenen – nach Absprache mit dem gesamten Team – den nötigen Freiraum für die Ausführung der täglichen Aktivitäten, steht ihm jedoch weiterhin, aber nur wenn nötig, hilfreich zur Seite (Abb. 19).

In diesem Lernprozeß wird der Betroffene selbst sowie sein Partner oder eine ihm nahestehende Person intensiv miteinbezogen. Hierfür werden sog. „Mitlauftage" für den Partner, Wochenendbesuche zu Hause und Zusammenwohnmöglichkeiten in angepaßten Wohnungen (Übergangswohnungen) eingerichtet (Abb. 20).

In diesen Wohnungen kann man das Erlernte praktisch anwenden und feststellen, ob man schon so weit ist und auf welche Weise das Zusammenleben mit dem Partner in dieser neuen Situation klappt, oder ob man für die gemeinsame Zukunft noch etwas Übung braucht.

Abb. 19. Der Pfleger hilft beim Anziehen

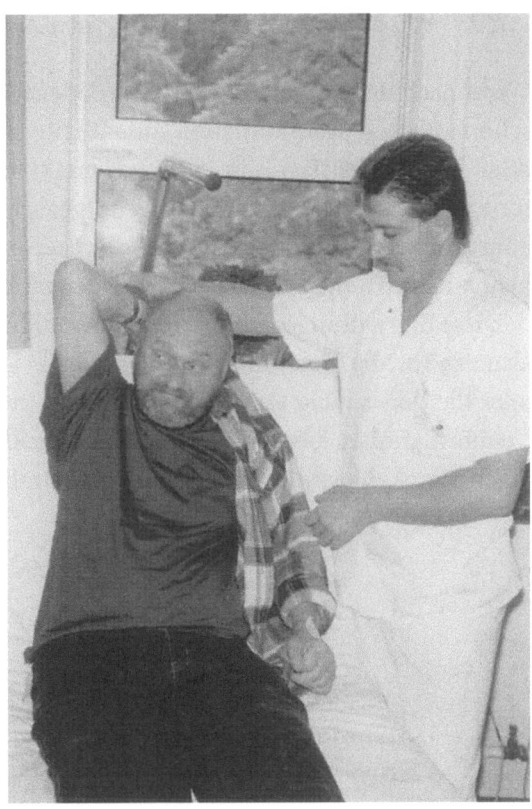

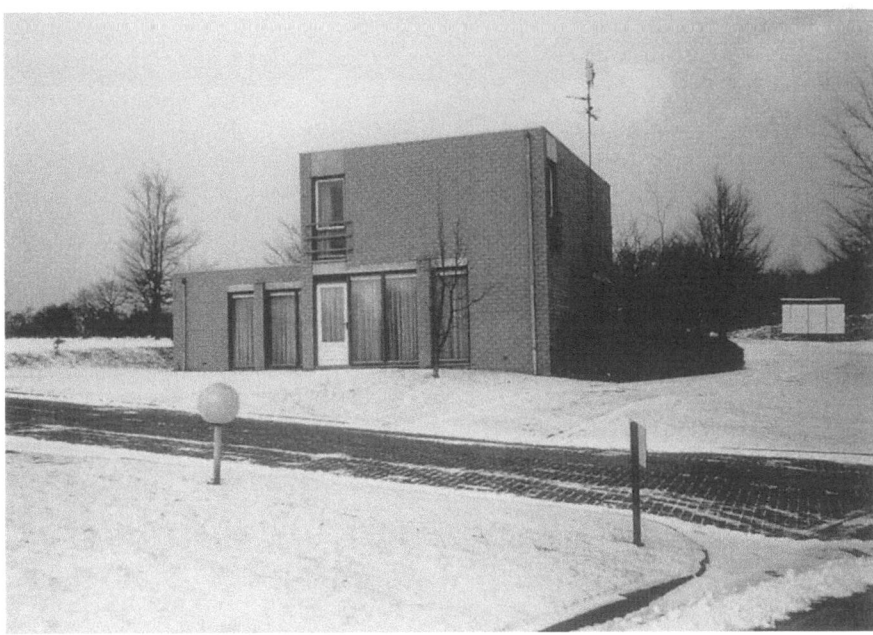

Abb. 20. Die Versuchswohnung ermöglicht die eigene Überprüfung der Reha-Resultate

Nach der Entlassung

Wenn nach der Entlassung weiterhin pflegerische Hilfe notwendig ist, sollte schon während des stationären Aufenthalts mit dem Pflegedienst einer freien oder einer karitativen Einrichtung Kontakt aufgenommen werden. Eine dieser Einrichtungen sollte unbedingt aufgesucht werden, wenn man nicht vollkommen selbständig ist und der Partner einem nicht oder nur teilweise helfen kann (höheres Lebensalters oder zu hohe Pflegeintensität).

Diese Einrichtungen können z. B. sowohl für die morgendliche Versorgung als auch für die Übernahme von speziellen Aufgaben wie Wundversorgung oder die Versorgung von Blase und Darm in Anspruch genommen werden.

Informationen über weitere Hilfsmöglichkeiten können bei der zuständigen Krankenkasse oder bei einer Selbsthilfegruppe erfragt werden.

Man erhält oft Zuspruch und Anweisungen von Schwestern, die noch so jung sind, daß man theoretisch ihr Vater sein könnte.

Das Pflegepersonal war einerseits sehr fachkundig und engagiert und andererseits auch von Mensch zu Mensch sehr freundschaftlich.

Der Physiotherapeut

In der Reha-Phase

Die physiotherapeutische Behandlung beginnt spätestens am Tag nach der Aufnahme. Die Behandlungsfrequenz und der Inhalt der Physiotherapie hängen vom Allgemeinzustand, dem Ausmaß der Querschnittlähmung, den zusätzlichen Problemen und der Belastbarkeit ab.

In den ersten Tagen findet die Behandlung meist am bzw. im Bett statt. Wenn der Betroffene nach ein paar Tagen besser und länger im Rollstuhl sitzen kann, wird die Behandlung in den Therapieräumen weitergeführt (Abb. 21). Die Behandlung wird oft als zu schwer bzw. als anstrengend empfunden, aber die hohe Intensität ist notwendig, um optimale Voraussetzungen für ein hohes und selbständiges Funktionsniveau zu schaffen. Daher wird in dieser Phase schwerpunktmäßig an der Verbesserung der Kraft, der Beweglichkeit, der Atmung und der Herz-Kreislauf-Funktionen sowie an der Regulierung der Spastizität gearbeitet. Wenn alle Voraussetzungen für das funktionelle Training geschaffen sind, werden vermehrt Aktivitäten trainiert,

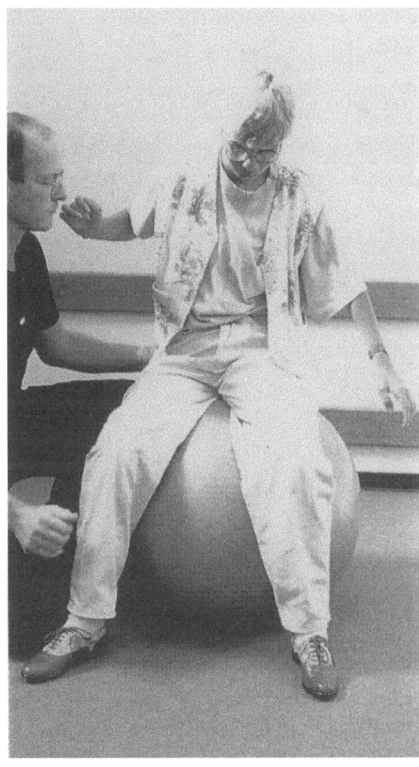

Abb. 21. Erneut lernen, stabil zu sitzen, ist für das weitere Funktionieren sehr wichtig

die die Selbständigkeit fördern. Hierzu gehören u. a. Aktivitäten wie das Drehen und Aufsetzen im Bett, der Transfer vom Bett in den Rollstuhl und umgekehrt und alle anderen für den Alltag wichtigen Aktivitäten.

Darüber hinaus kann auch, abhängig von der Querschnitthöhe und den verbliebenen Möglichkeiten, das Wiedererlernen von Stehen und Gehen mit bzw. mit wenigen Hilfsmitteln im Trainingsprogramm enthalten sein.

> **!** Das Ziel aller Behandlungen ist die Erlangung größtmöglicher Selbständigkeit, mit der nach der Entlassung ein weitgehend selbständig bestimmtes Leben möglich ist.

Um dieses Ziel zu erreichen, wird der Betroffene physiotherapeutisch individuell (Einzelbehandlung) behandelt (Abb. 22). Gleichzeitig wird aber auch von ihm erwartet, daß er selbst genügend Motivation mitbringt und Eigeninitiative ergreift.

Normalerweise stehen in den Therapieräumen die für das zusätzliche Training notwendigen Apparate jedem zur Verfügung.

Neben diesen Trainingseinheiten sollten auch Sport- und Spielaktivitäten auf dem Trainingsplan stehen. Hierzu zählen Aktivitäten wie das Rollstuhlfahren und Rollstuhlsportarten, Tischtennis, Schwimmen, Bogenschießen, Falltraining, Radfahren usw.

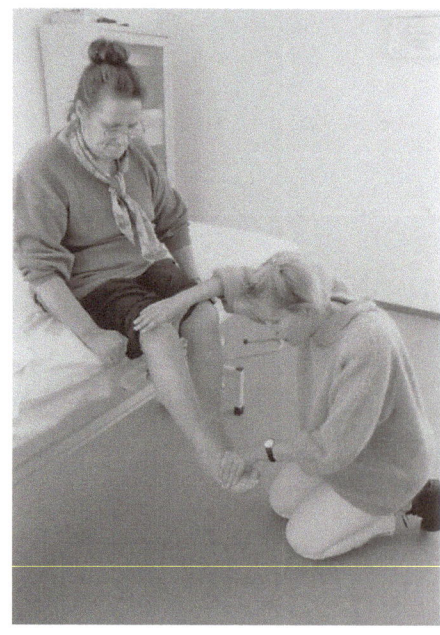

Abb. 22. Wenn die Kraft in den Beinen zurückkommt, werden speziell für die Beine angepaßte Übungen ins Übungsprogramm aufgenommen

Nach der Entlassung

Eine physiotherapeutische Weiterbehandlung ist nach der Entlassung aus der Rehabilitation nicht unbedingt notwendig. Allgemein gilt, daß mit einem gewissen Maß an Handfunktion eine nahezu selbständige Versorgung im alltäglichen Bereich (ADL) möglich ist.

Das eigenständige Ausführen der täglich wiederkehrenden Aktivitäten, tägliches Stehtraining und etwas Sport lassen den Betroffenen in der Regel auch ohne weitere Physiotherapie zurechtkommen. Liegen jedoch bereits Komplikationen wie Kontrakturen, Gelenkeinschränkungen, verstärkte Spastizität, Schmerzen oder ähnliches vor, dann sollte ein Physiotherapeut hinzugezogen werden. Dies gilt auch, wenn selbständiges Durchbewegen nicht möglich ist und/oder die alltäglichen Aktivitäten nicht alleine ausgeführt werden können. Neben den hier schon angeführten mehr allgemein gehaltenen Gründen gibt es auch noch individuelle Probleme (z. B. Alter, Schmerzen, geringe Belastbarkeit, Dekubitus), die das Hinzuziehen eines Physiotherapeuten notwendig machen.

> ! Für viele Therapeuten ist die Behandlung von Querschnittpatienten nicht alltäglich, meist ist man als Betroffener über den Zustand und die möglichen Folgen des eigenen Handikaps besser informiert. Daher sollte man in Zusammenarbeit mit dem neuen Therapeuten nicht mit wohlgemeinten und ehrlichen Ratschlägen sparen. Ein Beispiel dafür: Eine Massage der gelähmten Beine wäre nicht die ideale Weiterbehandlung.

> Bei der Entlassung sollte einem eine Art Trainingsprogramm mitgegeben werden.
>
> In der Zeit nach der Entlassung nahm meine Kraft ganz erheblich ab. Ich denke, ich habe in der Reha-Zeit einfach viel zu viel trainiert; ich war ganz schön fanatisch.
>
> Die Physiotherapie war prima, sie gab mir eine enorme Stimulanz weiterzumachen. Dort wurde immer ein bißchen mehr von einem verlangt, als man selbst dachte zu können.

Die Ergotherapie

In der Reha-Phase

Das Aufgabengebiet der Ergotherapie ist innerhalb der Rehabilitation von Querschnittpatienten sehr vielfältig und umfangreich. Sie befaßt sich sowohl mit dem körperlichen Funktionsniveau als auch spezieller mit den Handfunktionen (Abb. 23) und den ADL-Funktionsmöglichkeiten (Abb. 24). Darüber hinaus fallen auch folgende Aufgaben in den ergotherapeutischen Bereich:

- die Versorgung mit den jeweils notwendigen Hilfsmitteln, die das eigene Funktionieren verbessern bzw. unterstützen. Hierzu gehören z. B. Kommunikationshilfsmittel (Telefon, Spiegel usw.), Handschienen oder Hilfsmittel, die das selbständige Bedienen des Fernsehers, des Radios oder der Alarmklingel ebenso wie das selbständige Rollstuhlfahren ermöglichen.
- Wohnungs- und/oder Arbeitsplatzanpassungen.
- Versorgung bzw. Anschaffung des Rollstuhls und des Bettes, eines Hebelifts usw. (Abb. 25).
- Neugestaltung und/oder Anpassungen der Hobbys.

Nach der Entlassung

Auch nach der Entlassung suchen Betroffene noch regelmäßig Hilfe bei der Ergotherapie. In den meisten Fällen geht es um Rollstuhl-, Wohnungs- und/oder Hilfsmittelanschaffungen sowie – veränderungen oder -anpassungen. Die Überweisung zur Ergotherapie muß vom behandelnden Reha-Arzt oder vom Hausarzt ausgestellt werden.

Für die praktische Umsetzung kann sowohl die ergotherapeutische Abteilung in der Klinik als auch eine in der Nähe des Wohnorts niedergelassene Ergotherapiepraxis in Anspruch genommen werden.

> Es ist sehr schwierig, während der Rehabilitation einen Rollstuhl, eine angepaßte Wohnung oder andere nötige Hilfsmittel auszusuchen, weil man nicht genau weiß, was man braucht; man hat darin einfach keine Erfahrung.
>
> Wünschenswert wäre, wenn man selbst mehr bei den Anfragen und der gesamten Abwicklung hinzugezogen würde, man würde dabei lernen, wie man dies später alleine machen müßte.

Abb. 23. Der Ergotherapeut trainiert hier mit dem Rehabilitanden das Vorbereiten einer kalten Mahlzeit

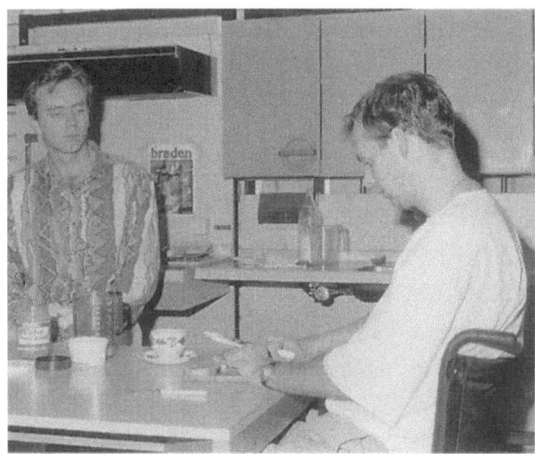

Abb. 24. Der Transfer vom Rollstuhl ins Bett wird geübt

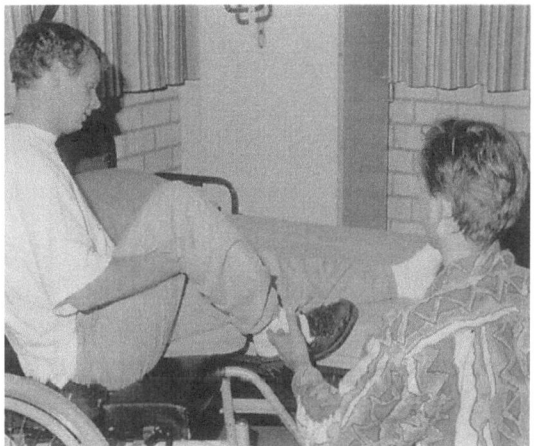

Abb. 25. Der Rollstuhl muß gut an den Körperbau des Benutzers angepaßt sein

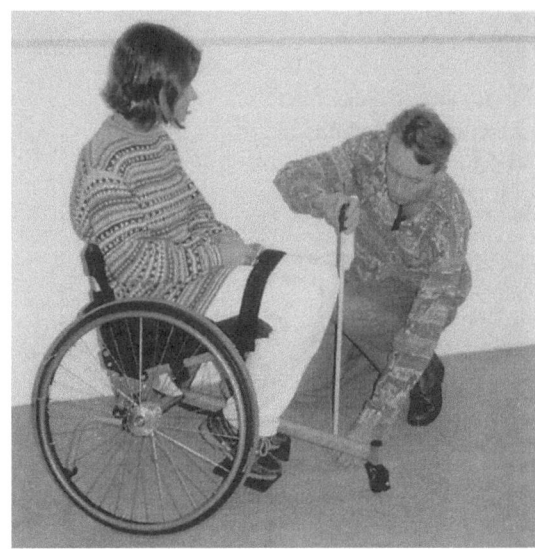

Der Sozialarbeiter

In der Reha-Phase

Der Sozialarbeiter nimmt in dieser Phase zum erstenmal mit dem Betroffenen und dessen Partner und/oder Familie Kontakt auf (Abb. 26).

Ziel dieser Kontaktaufnahme ist, sowohl dem Betroffenen als auch seinem Partner und/oder Familie fachliche Begleitung und Unterstützung in der nun vorhandenen Situation, beim Erleben der Querschnittlähmung und in der allgemeinen sozialen Situation anzubieten. Ebenso gilt dies für die Wohnsituation, die Ausbildung, das Studium, die Arbeit, die Hobbys, den Transport und den Freundeskreis.

Im allgemeinen besteht die Möglichkeit, vor einer Überweisung in das Reha-Zentrum mit dem Sozialarbeiter Kontakt aufzunehmen und sich über den für das Reha-Zentrum typischen Behandlungsaufbau zu informieren.

Dies erleichtert einem die Verlegung vom Krankenhaus ins Reha-Zentrum.

Nach der Entlassung

Wenn nach der Entlassung eine weiterführende Begleitung notwendig ist, übernimmt der Sozialarbeiter des Reha-Zentrums die Überweisung bzw. die Vermittlung an einen, am Wohnort ansässigen Kollegen, der dann die Betreuung übernimmt. In der Regel braucht man für die externe Kontaktaufnahme eine Überweisung vom Hausarzt.

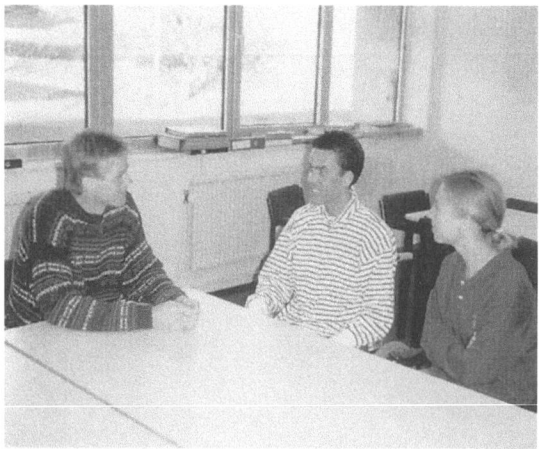

Abb. 26. Der Sozialarbeiter begleitet den Rehabilitand und seinen Partner

Das erste Wochenende zu Hause war sehr konfrontierend. Man merkt auf einmal, was man alles nicht mehr kann. Das fängt schon damit an, daß man nicht mehr in seinem Zimmer auf der ersten Etage schlafen kann, sondern unten im Wohnzimmer schlafen muß.

Für den Partner ist das stets wiederkehrende „Müssen" eine enorme Aufgabe.
In den ersten Jahren ist man so stark mit sich selbst und der Gesellschaft beschäftigt – man will seinen Platz zurückerobern und behalten. Man macht mehr, als man kann, man will es sich selbst und vor allem der Welt beweisen. Da bleibt für zu Hause kaum mehr Energie übrig, und man merkt gar nicht, daß da Probleme entstehen. Man muß das Beste daraus machen und nicht lange jammern. Sonst vergrault man alle.

Am Anfang fühlt man sich stark genug, man will genauso weiterleben wie früher. Man lehnt die Hilfe vom Sozialarbeiter ebenso ab wie die vom Psychologen; man glaubt, sie nicht nötig zu haben. Beide, Sozialarbeiter und Psychologe, müßten dieses Verhalten eigentlich nur zu gut kennen. Sie müßten gerade dann versuchen, auf eine andere Art und Weise als mit der üblichen Frage „Na, geht's ein bißchen.." zu einem durchzudringen. Weil man sie im Endeffekt doch braucht.

Der Psychologe

In der Reha-Phase

Der Psychologe vereinbart meist schon für die erste Woche einen Gesprächstermin zum Kennenlernen. In der Regel bleibt es freigestellt, ob es lediglich bei diesem einen Gespräch bleiben soll oder ob auf dieses Treffen noch mehrere Gespräche folgen sollen. Das Ziel der Gespräche ist neben der Verarbeitung des Geschehenen auch die realistische Beurteilung bzw. Einschätzung der eigenen Stärke. Darüber hinaus können z. B. auch Themen wie das neue Körpergefühl bzw. das Erleben des Körpers und/oder psychosomatische Spannungsreaktionen Inhalt der Gespräche sein.

Nach dem ersten Gespräch wird in Anlehnung an die – vielleicht bewußt oder unbewußt – ausgesandten Signale und/oder auf Anfrage des Teams eine Begleitung oder eine Behandlung vereinbart. In der Praxis wird dies mit Hilfe von Gesprächstherapien (Abb. 27) und/oder Entspannungsübungen umgesetzt.

Darüber hinaus kann der Psychologe auch die Durchführung verschiedener Tests empfehlen, die mit einer Berufswahlempfehlung, Gedächtnis- und Konzentrationsproblemen usw. im Zusammenhang stehen. Abhängig von den Ergebnissen läßt sich dann eine Zukunftsempfehlung erstellen. Zwei wichtige Angebote in diesem Zusammenhang sind:

- die Informationsgruppe und
- das Selbstsicherheitstraining.

Ziel der *Informationsgruppe* ist es, in 6 Besprechungen dem Betroffenen selbst sowie den ihn betreuenden oder nahestehenden Personen alle Aspekte

Abb. 27. Patienteninformation und Gruppendiskussion

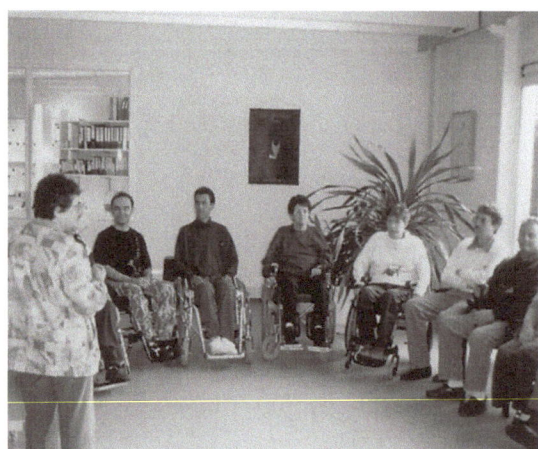

der Querschnittlähmung aufzuzeigen. Dazu werden verschiedene Teammitglieder wie auch ehemalige Rehabilitanden eingeladen, um die notwendigen Informationen zu geben.

Das *Selbstsicherheitstraining* bietet dem Betroffenen die Möglichkeit, an einer Therapie teilzunehmen, bei der er z. B. zusammen mit einem Reha-Mitarbeiter in die Stadt geht, um Einkäufe zu erledigen (Abb. 28).

Durch solche Aktivitäten werden die Betroffenen zu selbständigem Handeln angeregt und sie lernen, Selbstsicherheit im Umgang mit anderen zu entwickeln.

Nach der Entlassung

Wenn im Anschluß an die Rehabilitation die psychologische Begleitung auf eigenen Wunsch des Betroffenen fortgesetzt werden soll, kann entweder mit einem am Wohnort ansässigen Psychologen oder mit einer entsprechend spezialisierten Einrichtung Kontakt aufgenommen werden.

Abb. 28. Selbst einkaufen bzw. bummeln im Rollstuhl ist ein Teil der Rehabilitation

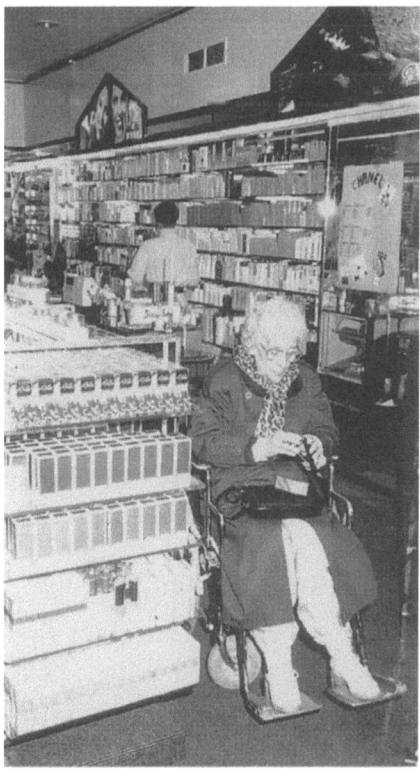

Abb. 29. Die Sekretärin hat oft auch eine begleitende Funktion

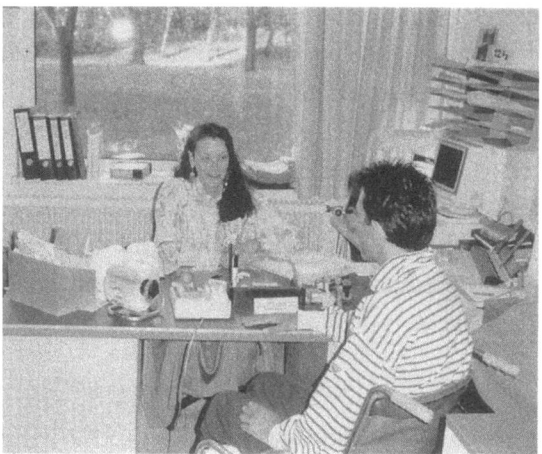

Am Anfang war es nicht nur für mich im Rollstuhl, sondern auch für meinen Partner sehr schwierig, wenn wir draußen auf der Straße waren. Der Rollstuhl schreckt die Menschen ab, sie machen einen Bogen um einen oder reden einfach über einen hinweg.

Man bekommt in kürzester Zeit eine Menge an Informationen über ein Thema, auf das man in seinem Leben eigentlich nicht gewartet hat. Auch wenn man weiß, daß man weiter muß mit dem Querschnitt, man ist mit seinen Gedanken oft ganz woanders, man denkt an all die anderen Pläne, die man hatte.

Die Gespräche mit dem Psychologen müßten eigentlich bei jedem eingeplant werden, so wie die Physiotherapie und die Ergotherapie (Abb. 29).

Entlassung

Nach der Entlassung beginnt für den Betroffenen und seinen Partner ein ganz neues Leben. Obwohl man sich während der Wochenendbesuche zu Hause usw. schon etwas an die Situation gewöhnen konnte, bringt die definitive Entlassung doch noch viele Veränderungen und Anpassungen mit sich.

In den meisten Fällen ist die Wohnung noch nicht ganz oder noch gar nicht umgebaut bzw. angepaßt. In der Klinik hatte man genügend Platz, die nötigen Anpassungen und die Hilfe von vielen verschiedenen Personen. Zu Hause ist dies meist nicht so. Die Räume sind kleiner, die Hilfsmittel sowie die Anpassungen noch nicht vorhanden und die vielen verschiedenen helfenden Hände verringern sich meist auf 2 Hände bzw. eine Person. Darüber hinaus war der Tag im Reha-Zentrum durch die verschiedenen Therapien ausgefüllt. Am Anfang vermißt man diese einem mittlerweile so vertraute Umgebung, die Menschen und den vorgeplanten Tagesablauf – man muß versuchen, sich davon zu lösen und zusammen mit dem Partner adäquate Lösungen finden (Abb. 30). Wenn nötig, kann man immer noch auf die Hilfe des Hausarztes, des Reha-Arztes, eines Spezialisten, des Pflegedienstes, des Physiotherapeuten, des Sozialarbeiters, des Psychologen oder auf andere Institutionen zurückgreifen. Ganz anders entwickelt sich die Situation, wenn man nicht nach Hause zurückkehren kann, weil man nicht (vollständig) selbständig ist und keinen Partner hat oder die Versorgungsabhängigkeit zu groß ist.

In Abhängigkeit vom Land (Bundesland oder Kanton) in dem man wohnt, bestehen verschiedene Möglichkeiten, z. B. die Verlegung in ein Pflegeheim, in ein Altenheim oder in eine pflegerisch betreute Wohnungsgemeinschaft. Darüber hinaus besteht auch die Möglichkeit, daß lediglich ein Teil der Versorgung – entweder die tägliche oder die nächtliche Betreuung – von einem der oben genannten Einrichtungen übernommen wird, so daß beispielsweise tagsüber die Betreuung zu Hause stattfinden kann und nachts die Versorgungsmöglichkeiten eines Pflegeheims genutzt werden.

Auf die Tagesgestaltung mit Arbeit, Hobbys und Freizeit wird in Kap. 5 näher eingegangen.

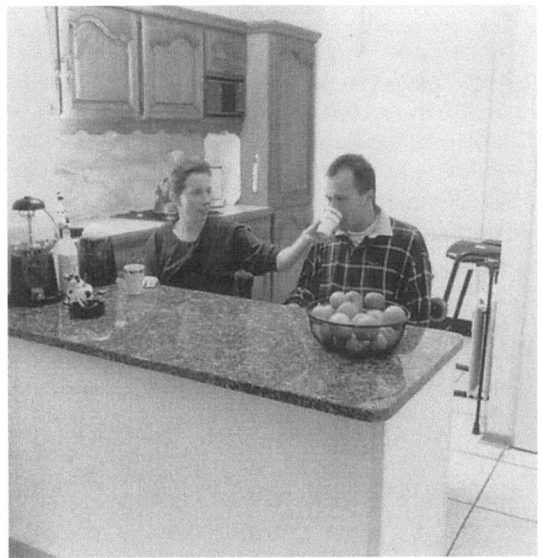

Abb. 30. Die Partnerin eines tetraplegischen Patienten hilft ihm beim Trinken

Wenn man zu früh entlassen wird, fällt man, wenn man Pech hat, in ein großes Loch.
Auch wenn man darauf drängt, entlassen zu werden, z. B. wegen einer Stelle, muß jemand vom Reha-Zentrum erst kontrollieren, ob alles gut geregelt ist; z. B. der Transport von und zur Arbeitsstelle. Wenn das nämlich nicht klappt, dann sitzt man zu Hause fest und fällt ganz bestimmt in das große Loch.
Man sollte nicht auf eine schnelle Entlassung drängen; man braucht Zeit um sich eine gewisse Stabilität aufzubauen bzw. um ein Gleichgewicht zu finden zwischen Körper und Geist.
Der Übergang vom Reha-Zentrum nach Hause ist enorm schwierig. Da ist ein großes Loch und keine Nachsorge.
In den Pflegeheimen sind sie hinsichtlich der Therapie nicht auf Menschen mit hohen Querschnittniveaus eingestellt.

Das „Nach-Hause-Kommen" war ein Problem; früher war ich aufgrund meines Jobs oft wochenlang nicht zu Hause, nun bin ich den ganzen Tag zu Hause. Es ist nicht nur für mich schwierig, sondern auch für meine Partnerin und die Kinder, da auch sie sich erst daran gewöhnen müssen.
Nach der Entlassung braucht man erst einmal Zeit um zu sich selbst zu finden. Im Reha-Zentrum ist die Zukunft so schwammig, man lebt in einem Rauschzustand. Man bekommt hier zwar die Basis, aber die muß man selbst weiter ausarbeiten.

Im Reha-Zentrum ist man, vor allem wenn man noch etwas gehen kann, ein ganzer Kerl. Zu Hause dann kann man nichts, man fühlt sich wie eine Null. Man ist frustriert, verliert die Sicherheit und fühlt sich verloren – man gehört nirgends mehr dazu.
Das „Wiederaufleben" dauert sehr lange; einerseits macht einem der schwierige Übergang vom Reha-Zentrum nach Hause zu schaffen und andererseits ist da das Gefühl, „in die Tiefe geworfen zu werden".
Vielleicht würde eine poliklinische Nachbehandlungsperiode im Reha-Zentrum einem diese Phase erleichtern?
Denn auch die Familie ist auf diese Gefühle nicht vorbereitet, sie sind lediglich froh, daß man wieder zu Hause ist, aber das Leben muß ganz normal weitergehen.

Das langsame Auslaufenlassen der Therapien ist eigentlich eine gute Sache, aber gleichzeitig müßte, in welcher Form auch immer, die Aufmerksamkeit auf die selbständige Ausfüllung der Zukunft gerichtet werden. Ansonsten sind die letzten Tage im Reha-Zentrum zu leer.
Die Zukunft ist so ungewiß. Man kann zwar versuchen, sich sehr gut darauf vorzubereiten, aber bei der Entlassung ist man dann doch wieder total unvorbereitet.
Nach welchen Kriterien soll man etwas aussuchen? Die Zukunft ist so abstrakt. Selbst die Reha-Mitarbeiter wissen z. B. nicht richtig wie der Rollstuhl beschaffen sein muß. Sie empfehlen einem im Endeffekt einen Stuhl, der im allgemeinen zur Läsionshöhe, aber nicht auf einen individuell paßt.
Während der Rehabilitation versucht man, sich intensiv auf die Zeit danach vorzubereiten, obwohl man eigentlich nicht einmal genau weiß, wie es weitergeht, wie es sein wird und wofür man eigentlich arbeitet.

3 Täglicher Umgang mit den Folgen der Querschnittlähmung

Das Ziel der Rehabilitation ist, in seinem eigenen Umfeld so selbständig wie möglich leben zu können. Hierzu gehört nicht nur das rein körperliche Funktionieren, sondern auch der psychosoziale Lebensbereich, der beispielsweise das Wohnen, die Arbeit, die Hobbys und das Wiedererlangen bzw. Genießen von Lebensfreude miteinschließt.

Der Begriff „so selbständig wie möglich" ist ein äußerst dehnbarer Begriff. Das Ziel „Selbständigkeit„ kann nur durch viel Routine erreicht werden. Je öfter die gelernten Aktivitäten ausgeführt werden, desto leichter wird ihre Ausführung. Einige der erlernten Aktivitäten erfordern sehr viel Zeit und Mühe.In Abhängigkeit von der individuellen Situation werden sie nach der Entlassung nur noch zum Teil bzw. gar nicht mehr selbst ausgeführt. Anstatt der Einfachheit halber alle Aktivitäten an andere abzugeben, sollten besser alle Aktivitäten, die der Betroffene selber gut beherrscht, von ihm selbst ausgeführt werden. Alle anderen Aktivitäten, die mehr Mühe und Zeit in Anspruch nehmen, sollten mit (etwas) Hilfe ausgeführt werden. Um welche Aktivitäten es sich im einzelnen handelt, hängt stets von den Möglichkeiten des Betroffenen, der häuslichen Situation, der Rolle und den Möglichkeiten des Partners, der beruflichen Tätigkeiten usw. ab. Neben der Hilfe durch einen anderen Menschen können auch unterschiedliche Hilfsmittel, die einem die Versorgung erleichtern, eingesetzt werden, z. B. Hebelift (Abb. 31), Treppenlift (Abb. 32) und Duschstuhl.

Wie letztlich Ablauf und Ausführung gestaltet werden, hängt von vielen individuellen Faktoren ab. Das Ziel des Reha-Teams ist stets die Erlangung der größtmöglichen Selbständigkeit durch die Vermittlung vieler verschiedener Ausführungsmöglichkeiten.

Die Rückkehr in die Gesellschaft ist schwierig; man ist ein Außenstehender oder besser gesagt sitzender. Im Reha-Zentrum fällt man nicht auf, da sitzt jeder. In der Gesellschaft fällt man auf: Du sitzt und alle anderen stehen. Darüber ist man sich vorher nicht im klaren, auch nicht durch die Wochenendbesuche zu Hause.

Es dauert ein paar Jahre, bevor man alles auf der Reihe hat.
Manche Anpassungen werden viel zu früh gegeben, im nachhinein stellt sich dann heraus, daß sie oft unnötig gewesen sind.

Am Anfang möchte man lieber im Reha-Zentrum bleiben als nach Hause zu gehen; das Reha-Zentrum ist einfach sicherer und vertrauter.

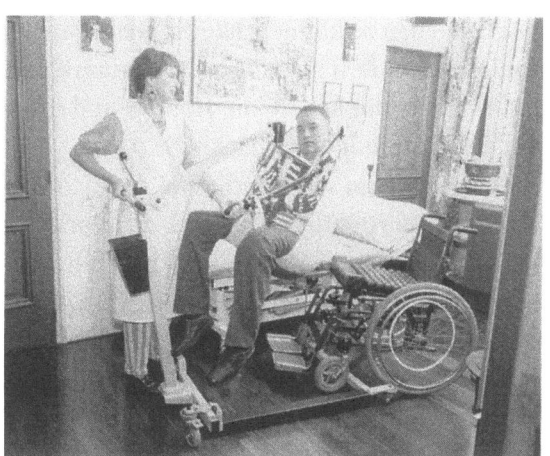

Abb. 31. Ein Lift macht das Heben oft überflüssig

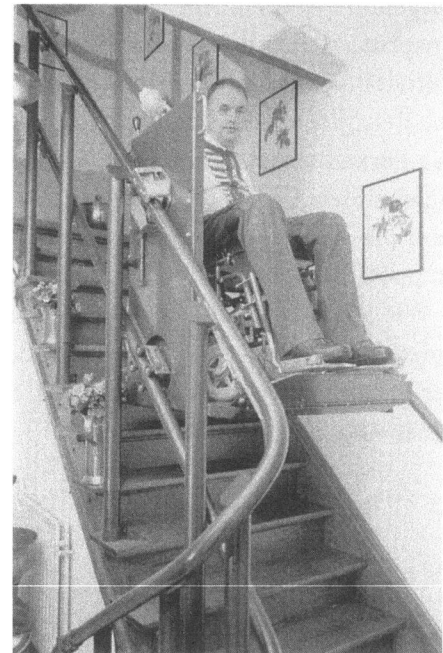

Abb. 32. Wenn Schlaf- und Badezimmer nicht zusätzlich am Haus ebenerdig angebaut werden können, ist die Installation eines Treppenlifts oft sinnvoll

Praktischer Alltag zu Hause

Liegepositionen im Bett

Das richtige Hinlegen bzw. Liegen im Bett bleibt auch nach der Reha-Phase wichtig, um
- ein Wundliegen zu verhindern (s. Abschn. „Anti-Dekubitusmaterialien", S. 132),
- die Entstehung von Kontrakturen zu verhindern und/oder zu vermindern,
- die Spastik zu vermindern.

Die *Hüft- und Kniebeugemuskulatur* neigt von Natur aus zur Verkürzung. Diese Neigung wird zusätzlich durch das lange Sitzen im Rollstuhl unterstützt. Daher sollte dieser Körperregion v. a. beim Liegen besondere Aufmerksamkeit gewidmet werden. Die Entstehung von Kontrakturen wird außerdem durch die Vernachlässigung des täglichen Stehtrainings und des Durchbewegungsprogramms begünstigt. Bestimmte Liegepositionen im Bett und das regelmäßige Wechseln der Positionen tragen einen wesentlichen Teil zur Verhinderung bzw. zur Verbesserung der Kontrakturzustände bei und haben zusätzlich einen positiven Einfluß auf die Verringerung der Spastizität.

Darüber hinaus ist auch die *Beschaffenheit der Matratze* wichtig, um Hautprobleme zu verhindern bzw. zu vermindern.
Mögliche Matratzenarten z. B. sind:
- ganz oder teilweise aus Rohobestehende Matratzen,
- mit speziellen Überzügen (Neopren) bekleidete Schaumstoff- oder Latexmatratzen
- Lochmatratzen.

Nachfolgend werden für die einzelnen *Liegepositionen* die wichtigsten Lagerungsaspekte beschrieben.

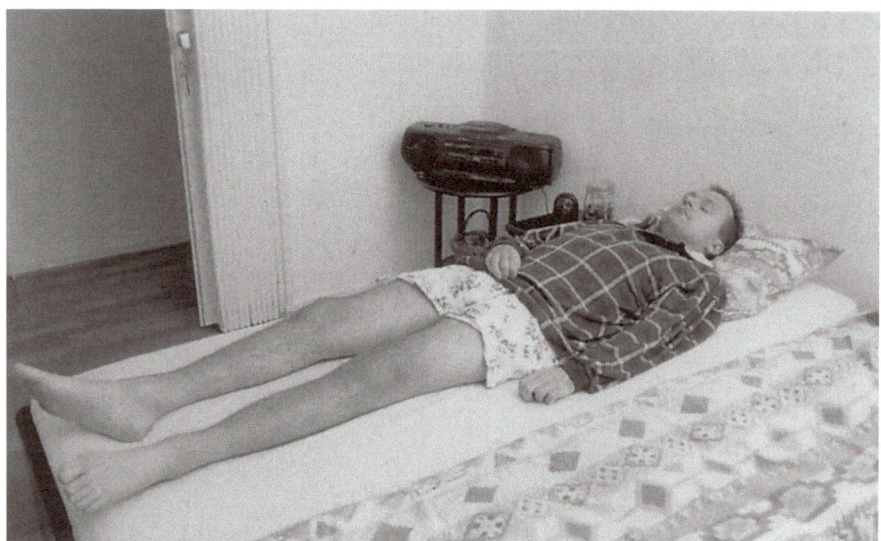

Abb. 33. Flache Rückenlage

Rückenlage (Abb. 33)

- So flach wie möglich. Mit einem dünnen Kopfkissen, da dicke Kissen einen schlechten Einfluß auf den Nacken haben.
- Glatte Bettlaken.
- Die Knie sollten weder überstreckt noch zu viel gebeugt sein. Am besten werden die Knie mit einem leicht aufgerollten Handtuch unterlagert.
- Die Füße sollten sich in einer möglichst neutralen Position befinden, sie können auf einem dünnen Kissen liegen und die Fersen mit einem Schoner geschützt werden. Ein Bettdeckengitter („Tunnel") verhindert den Druck der Bettdecke von oben.

Praktischer Alltag zu Hause 61

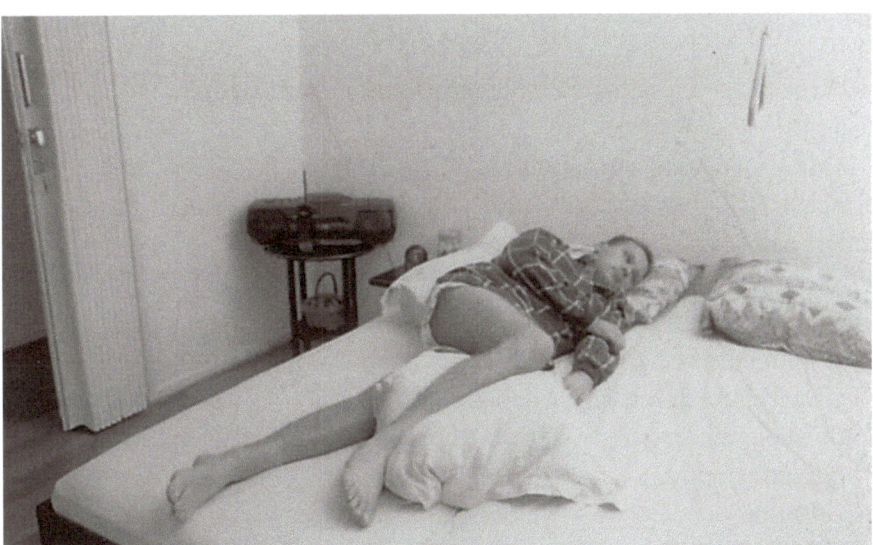

Abb. 34. Seitenlage

Seitenlage (Abb. 34)

- Der Kopf sollte in einer neutralen Position liegen, nicht zu weit nach vorne oder hinten und auch nicht zu hoch.
- Vor allem bei Tetraplegikern sollte auf die richtige Lagerung der Schulter (nicht auf dem Schultergelenk, sondern auf dem Schulterblatt) geachtet werden. Hierzu wird die gesamte Schulter etwas nach vorne gezogen.
- Die Wirbelsäule sollte ebenfalls in einer neutralen Position liegen; ein Kissen im Rücken kann diese Position unterstützen.
- Die Hüfte des unten liegenden Beins sollte gestreckt und die des oben liegenden Beins gebeugt sein. Das oben liegende Bein wird im Knie-Unterschenkel-Bereich mit einem Kissen unterlagert.
- Die Füße liegen (gegen Druckstellen geschützt) in einer neutralen Stellung, dabei muß besonders auf die richtige Lagerung der Außenknöchel geachtet werden.

Bauchlage (Abb. 35)

Die Bauchlage, die leider nur selten eingenommen wird, ist eigentlich die wichtigste Liegeposition.

In dieser Position wird zum einen die Haut im Bein-, Po- und Rückenbereich vollständig entlastet, zum anderen können in dieser Position die Hüften und Knie richtig gestreckt werden.

- Der Kopf liegt entweder nach links oder rechts gedreht. Zur Entlastung der Halswirbelsäule sollte die Kopfposition öfters gewechselt werden. Wenn in dieser flachen Liegeposition beim Drehen und Ablegen des Kopfes Nackenbeschwerden entstehen, kann die Unterlagerung des Brustkorbs mit einem dicken Kissen helfen (Abb. 36). Damit entfällt die extreme Drehung des Kopfes.
- Die Hüften sind so weit es geht gestreckt.
- Die Knie sollten weder überstreckt noch zu viel gebeugt werden.
- Die Füße sollten am besten über den Bettrand hinausragen. Der Fußrücken wird mit einer leichten Druckschutzunterlagerung vor der Entstehung von Druckstellen geschützt. Ist das Überhängen der Füße nicht möglich, dann sollten die Füße auf dem Bett mit einem locker aufgerollten Handtuch unterlagert werden.

> **Am Anfang fühlt man sich wie ein ganzer Kerl, man will so leben wie früher und achtet dadurch nicht auf seinen Körper – man denkt: „Es wird schon werden." Nach einiger Zeit bekommt man dann die Rechnung in Form von Kontrakturen, spätestens dann schläft man wieder freiwillig auf dem Bauch.**

Praktischer Alltag zu Hause 63

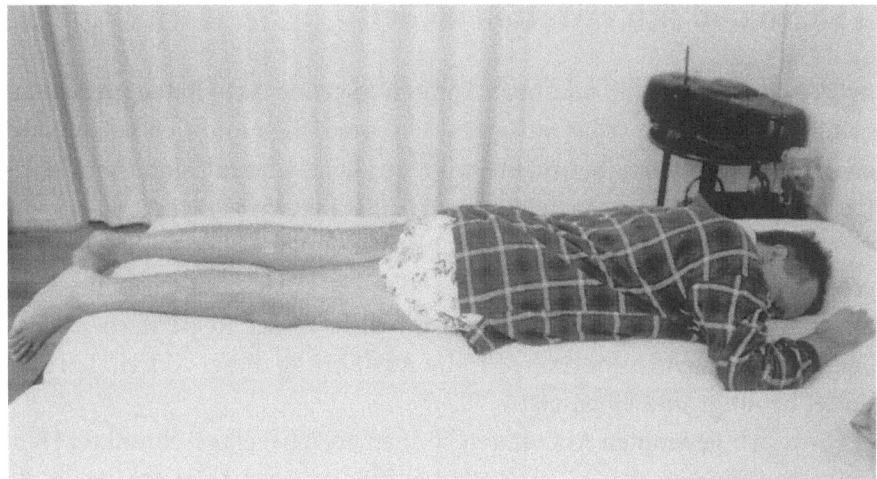

Abb. 35. Die Bauchlage verhindert die Entstehung von Dekubitusstellen und Kontrakturen

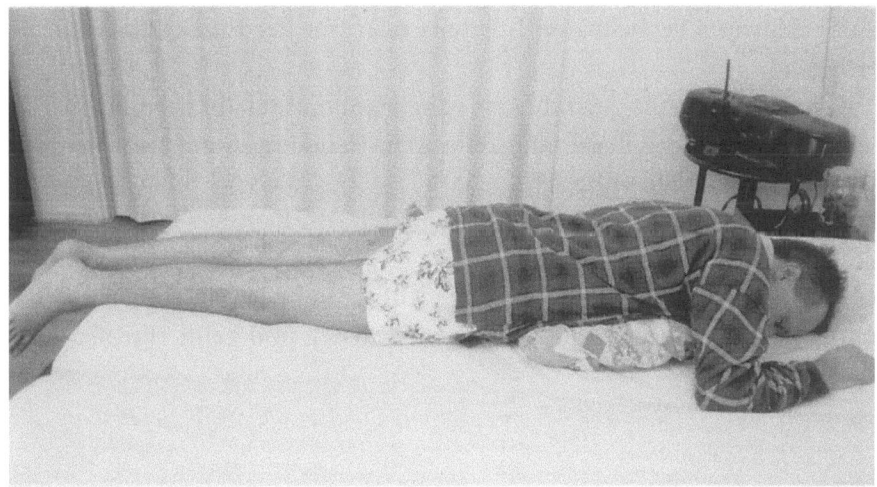

Abb. 36. Wenn durch die flache Bauchlage Nackenbeschwerden auftreten, kann zur Linderung ein Kissen unter den Brustkorb gelegt werden

Sitzen und sich versetzen im Bett

Ab der Läsionshöhe C 6 und tiefer können folgende Aktivitäten im Bett ausgeführt werden: sich selbst aufsetzen, sich umdrehen und sich selbst zudecken. Das bedeutet, daß Betroffene mit einer Rückenmarkläsion *oberhalb von C 6* bei den genannten Aktivitäten auf Hilfe angewiesen sind.

Wenn die Streckmuskeln des Handgelenks und des Ellbogens bewußt eingesetzt werden können (*ab der Läsionshöhe C 6-7*), ist das „Sich-selbst-Hochdrücken" und das Versetzen im Bett möglich. In der Regel werden jedoch bei der genannten Läsionshöhe für die Ausführung dieser Aktivitäten Hilfsmittel benötigt und eingesetzt.

Die bisher genannten Aktivitäten können auch bei eingeschränkter Handfunktion (*Läsionshöhe C 6-7*) durch den Einsatz einer Aufrichthilfe am Bett (Abb. 37), einer Schlinge oder einer Strickleiter erleichtert werden.

Ab der Läsionshöhe C 8 ist das selbständige Versetzen in der Regel möglich, da alle großen Armmuskelgruppen bewußt angespannt werden können. Das Aufsetzen kann auch, wenn noch Unterstützung notwendig ist, mit Hilfe eines elektrisch verstellbaren Kopfteils oder mit der Aufrichthilfe am Bett erfolgen.

Paralegiker, die die gesamte Arm- und Handmuskulatur bewußt einsetzen können, sind in der Regel fähig, alle ADL-Handlungen auf dem Bett selbständig auszuführen (Abb. 38).

Zur selbständigen Transferausführung sollte die Betthöhe mit der Sitzhöhe des Rollstuhls übereinstimmen.

Eine oberhalb des Bettes befestigte Aufrichthilfe ist ein sinnvolles Hilfsmittel beim Aufsetzen, beim An- und Ausziehen und beim Transfer.

Abb. 37. Eine Aufrichthilfe kann beim Anziehen der Hose helfen

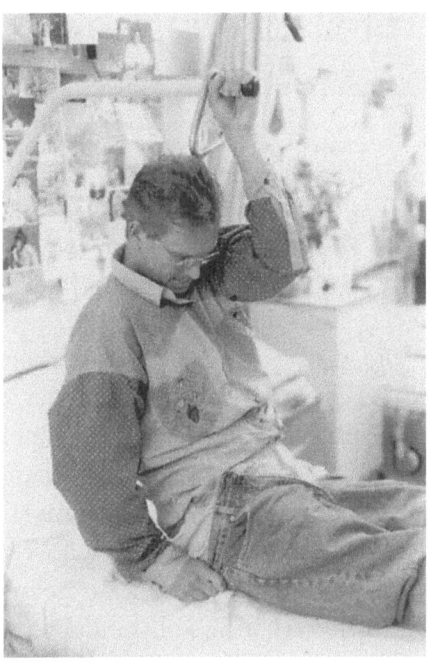

Abb. 38. Mit kräftigen Armen bereitet das Aufsetzen keine Probleme

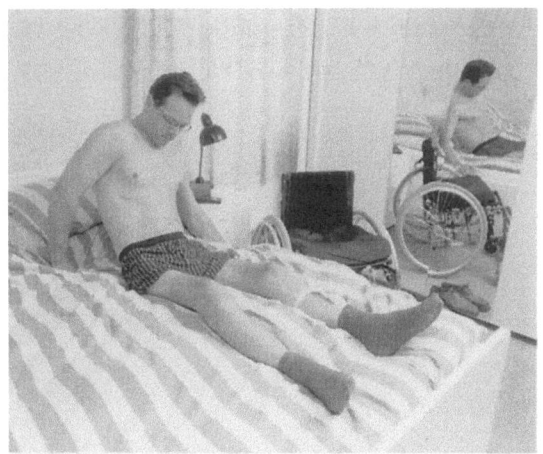

Sitzen im Rollstuhl

Anfangs ist es äußerst schwierig, das Gleichgewicht im Rollstuhl zu halten. Dies liegt einerseits an dem Gefühlsverlust (man spürt nicht mehr, wie man sitzt) und andererseits an der Lähmung der Bauch- und Rückenmuskulatur. Das Halten der Sitzbalance wird dadurch stark erschwert. *Je höher die Läsion*, desto schwieriger ist es das Gleichgewicht zu halten. Am Anfang wird die Stellung der einzelnen Körperteile noch mit den Augen kontrolliert. Das Sitzen im Stuhl erfordert ein intensives Gleichgewichtstraining.

Die Ausstattung des Rollstuhls hängt u. a. von der Läsionshöhe ab. *Je höher die Läsion* und je unzureichender die Arm-Hand-Funktion, desto unentbehrlicher wird die Rückenlehne des Rollstuhls. Das ungestützte Sitzen (ohne Rückenlehne) ist nur möglich, wenn die Arme eingesetzt werden können, z. B. wenn ein Ellbogen hinten am Handgriff eingehakt oder die verbliebene Handfunktion zum Auf- bzw. Abstützen genutzt werden kann.

Wenn die Läsion jedoch so hoch ist, daß jede Handfunktion entfällt, ist das handbetriebene Rollstuhlfahren unmöglich. Davon betroffene Patienten erhalten, um etwas unabhängiger zu sein, einen elektrischen Rollstuhl mit einer angepaßten und gepolsterten Rückenlehne, die den Rumpf auch seitlich unterstützt und somit den Erhalt des Gleichgewichts erleichtert (Abb. 39).

Kann die Sitzbalance jedoch aktiv mit Hilfe der Rumpfmuskulatur und/oder der Arme gehalten werden, besteht die Möglichkeit, die Rückenlehne zu kürzen (Abb. 40). Dies verbessert nicht nur die Wendigkeit des Rollstuhls, sondern erhöht auch die Reichweite und die Selbständigkeit des Rollstuhlfahrers.

Praktischer Alltag zu Hause 67

Abb. 39. Querschnittbetroffene mit einer sehr stark eingeschränkten Handfunktion benötigen für längere Strecken und für das Fahren draußen einen elektrischen Rollstuhl

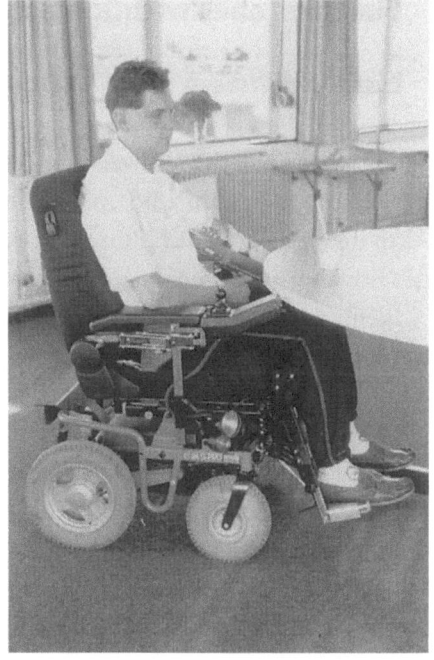

Abb. 40. Voraussetzung für das Kürzen der Rückenlehne ist eine gute Sitzbalance

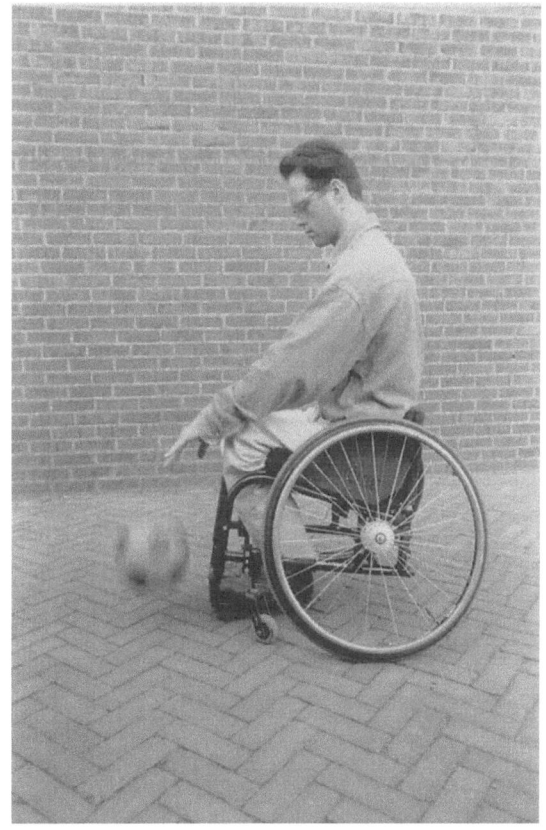

Einfache, aber wichtige alltägliche Aktivitäten

Essen und Trinken sowie Gesichtspflege

Schon kurz nach der Einweisung in das Reha-Zentrum lernt man mit Hilfe des Ergotherapeuten und mit Hilfe des Pflegepersonals einige alltägliche Aktivitäten selbst auszuführen, z. B. Waschen des Gesichts, der Arme und des Brustkorbs, Zähne putzen, Haare kämmen, Rasieren und Zurechtmachen.

Wenn die Arm-Hand-Funktion in ihren Möglichkeiten eingeschränkt ist, werden individuell ausgerichtete Anpassungen angefertigt, die dann bei der Ausführung helfen.

Das selbständige Essen und Trinken im Rollstuhl ist möglich, wenn ein gewisses Maß an Handfunktion vorhanden ist.

Diese Arm-Hand-Funktion fehlt jedoch bei den sehr hohen Querschnittniveaus *(Läsionshöhe C 1-4)*, so daß in diesen Fällen das mehr oder weniger selbständige Trinken nur mit einer befestigten Bechervorrichtung und einem Strohhalm möglich ist (Abb. 41). Die Mahlzeiten hingegen können nicht ohne Hilfe eingenommen werden.

Betroffene mit einer *C 5-Läsion* können mit angepaßten Hilfsmitteln trinken und, wenn auch eingeschränkt, selbständig(er) essen. Sie erhalten dazu

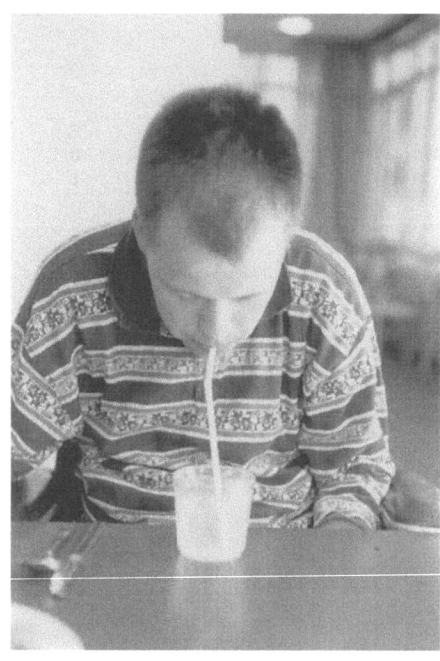

Abb. 41. Bei geringer Handfunktion kann zum Trinken ein Strohhalm benutzt werden

Praktischer Alltag zu Hause 69

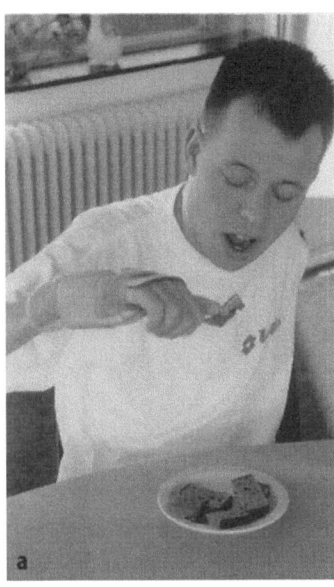
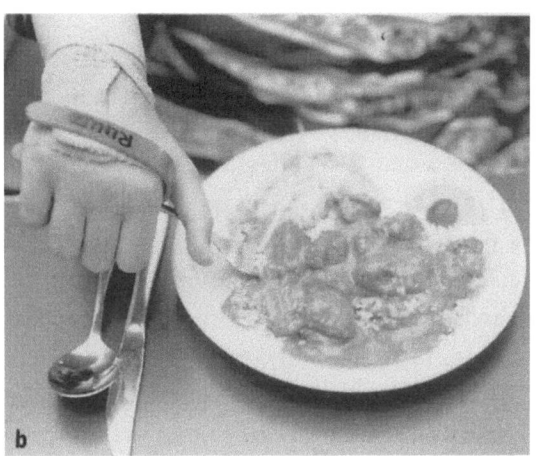

Abb. 42 a, b. Selbsttätig essen ist ab der Läsionshöhe C 5–6 möglich. **a** Mit Hilfe von Handschienen, **b** mit angepaßtem Besteck

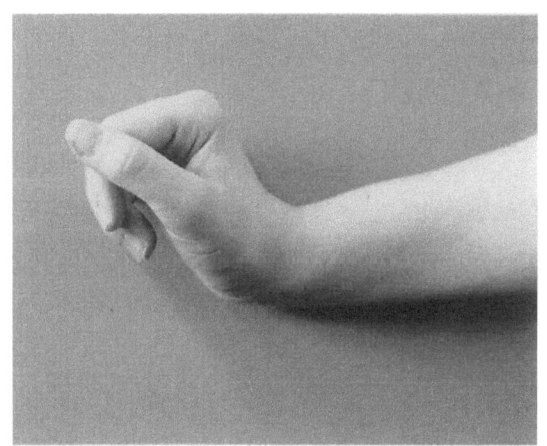

Abb. 43. Aktive Funktionshand: Durch das Anheben des Handgelenks schließen sich die Finger und der Daumen. Diesen Greifmechanismus können Betroffene mit den Läsionsniveaus C 6–7 nutzen

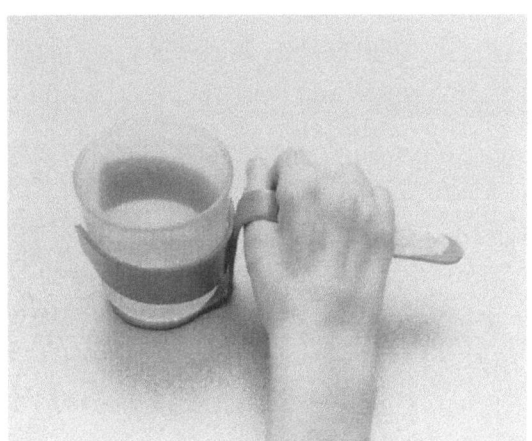

Abb. 44. Festhalten von größeren Gegenständen

in der Regel eine angepaßte Schiene, die dem Handgelenk Halt gibt und an der das Besteck befestigt werden kann. Das Essen kann dadurch aufgespießt und in den Mund geführt werden (Abb. 42).

Bei der Läsionshöhe C 6-7 ist ein Teil der Streckmuskulatur des Handgelenks noch intakt, mit der die Erarbeitung einer aktiven Greiffunktion bzw. Funktionshand möglich ist (Abb. 43 und 44). Hierfür muß eine bewußt gewünschte Verkürzung der Finger-, Daumengreif- und Beugemuskulatur erreicht werden. Der Betroffene muß daher von Anfang an einen extra dafür vorgesehenen Funktionshandschuh tragen. Ist die Greifmuskulatur nach einer Weile ausreichend verkürzt, schließt sich die Hand (ähnlich wie eine Faust) durch das aktive (und mögliche) Anheben des Handgelenks. Größere Gegenstände werden zwischen die Handinnenfläche und die Finger geklemmt, kleinere Dinge zwischen Daumen und Zeigefinger (Abb. 45).

Dies ermöglicht dem Betroffenen unter Benutzung von angepaßten Tassen (s. Abb. 45) und Besteckteilen das selbständige Essen und Trinken. Verkürzt die Beugemuskulatur nur unzureichend, dann kann die aktive Greiffunktion nur bei größeren Gegenständen gut eingesetzt werden. Kleinere Gegenstände werden dann entweder mit einer Schiene oder mit einem Band an der Hand befestigt.Die Gesichtspflege, das Zähneputzen (Abb. 46), das Rasieren (Abb. 47) oder das Schminken sind ebenso wie das Essen und Trinken trotz fehlender Greiffunktion möglich.

> **!** Die Handfunktion kann in einigen Fällen durch das operative Verlegen von Sehnen verbessert werden. Dies gilt für die Läsionsniveaus C 5-6, C 6 und C 7.

Durch diese handchirurgischen Eingriffe verbessert sich die Greifkraft, wodurch kleinere bzw. einfachere Aktivitäten leichter ausgeführt werden können.

Ab der Läsionshöhe C 8 ist die Greifmuskulatur der Finger ganz intakt. Das Essen und Trinken sowie die Gesichtspflege etc. sind problemlos möglich. Hilfsmittel sind hier, wenn überhaupt, nur in geringem Umfang nötig.

> Daß man über seine eigenen Hände verfügen kann, wie man will, ist so unvorstellbar wichtig – sowohl bei den ADLs als auch im gesellschaftlichen Leben.

Praktischer Alltag zu Hause 71

Abb. 45. Kleine Gegenstände können zwischen Daumen und Zeigefinger festgehalten werden

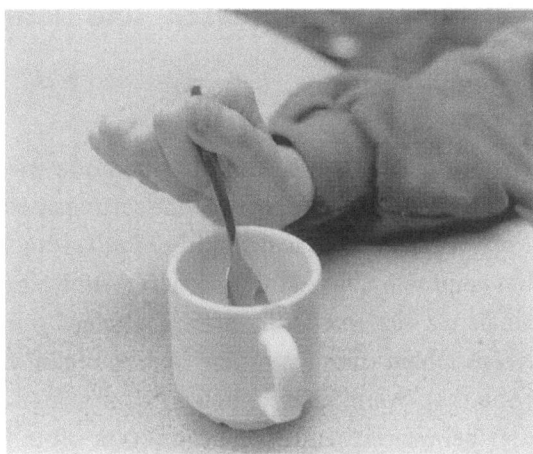

Abb. 46. Die Zahnbürste wird mit einem Band fixiert (Läsionsniveau C 6)

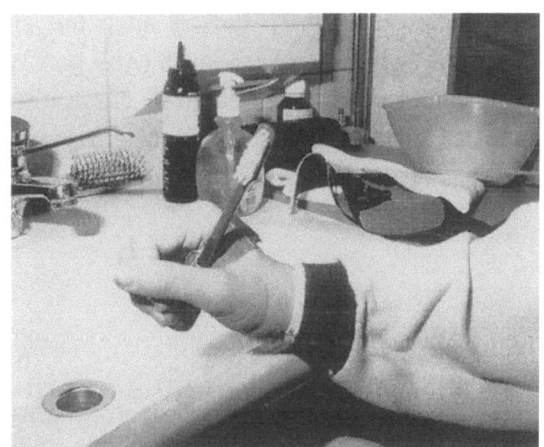

Abb. 47. Mit einer aktiven Funktionshand kann man sich selbst rasieren

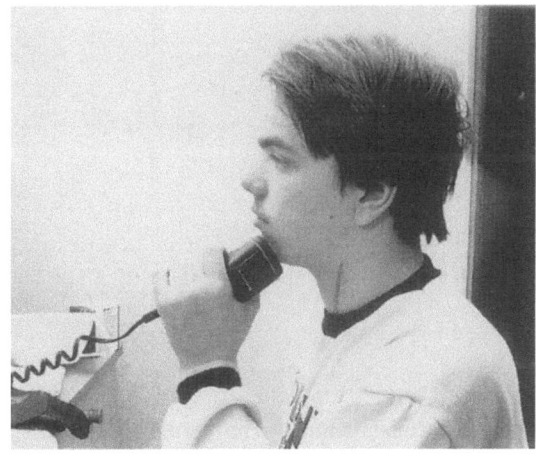

Regulierung der Blasen- und Darmaktivität

Blasenregulation

Die anzuwendende Entleerungsmethode wird vom Blasentyp bestimmt (s. S. 12). Eine der verfügbaren Entleerungsmethoden ist das *intermittierende Katheterisieren*. Diese druckfreie Entleerungsform wird von vielen Fachärzten empfohlen. Beim intermittierenden Katheterisieren wird die Blase 4- bis 5mal pro Tag mit Hilfe eines Katheters geleert. Am Anfang wird dies im Krankenhaus unter sterilen Bedingungen vom Pflegepersonal ausgeführt (Abb. 48). Wenn das Katheterisieren später fortgesetzt werden muß, kann dies bei ausreichender Handfunktion ohne Hilfe erfolgen (Selbstkatheterisieren, Abb. 49). Hierbei müssen nicht mehr sterile, wohl aber saubere Bedingungen eingehalten werden. Dadurch vereinfacht sich für den Betroffenen das Katheterisieren, so daß es auch mit einfachen Hilfsmitteln im Stuhl sitzend ausgeführt werden kann (Abb. 50). Wenn das Sitzen oder die Handfunktion eingeschränkt ist, muß das Katheterisieren auf dem Bett durch eine Hilfsperson erfolgen. Die Erfahrungen der letzten Jahre zeigen, daß sich das intermittierende Katheterisieren bewährt hat.

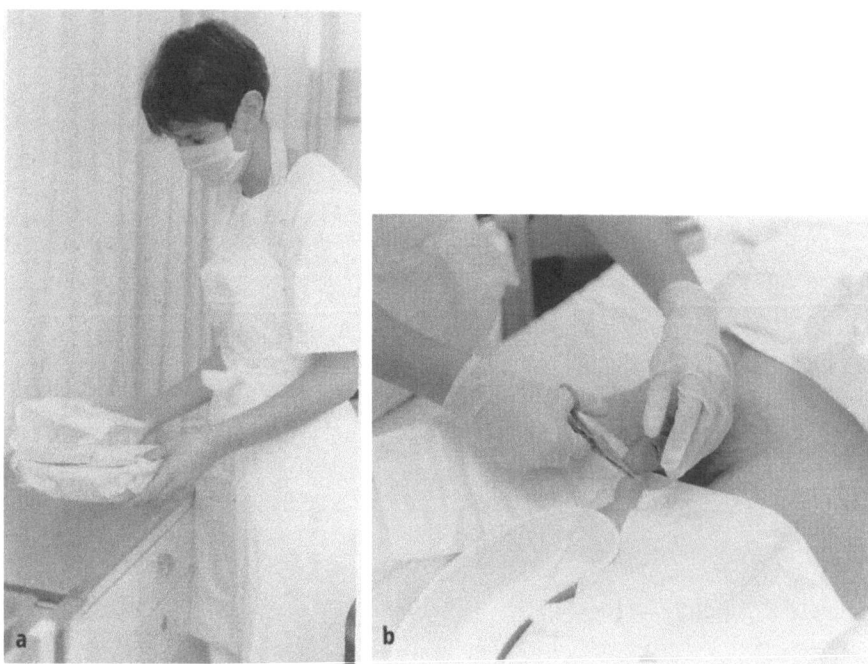

Abb. 48. a Zubehör für intermittierende Katheterisieren **b** steriles Entleeren der Blase

Praktischer Alltag zu Hause 73

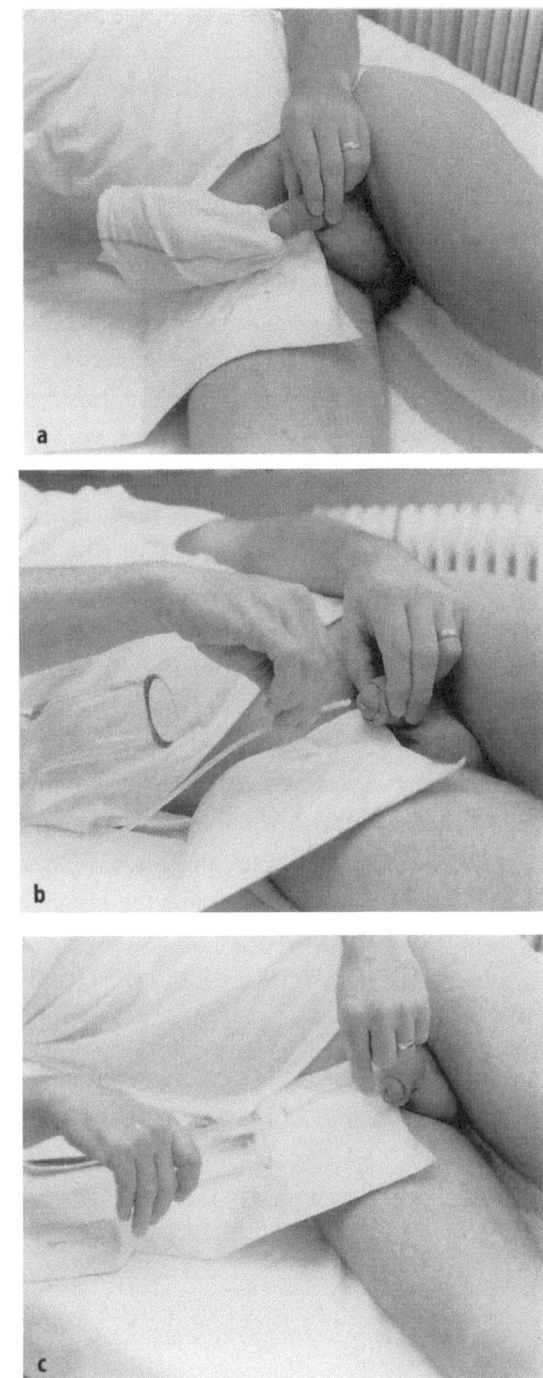

Abb. 49 a–c. Das Selbstkatheterisieren. **a** Waschen des Penis. **b** Einführen des Katheters. **c** Entleeren der Blase

Bei ausreichend starkem Blasenreflex mit gleichzeitiger Entspannung der Blasenschließmuskulatur kann auch die *Blasenstimulation* angewandt werden. Der Blasenreflex kann durch leichtes rhythmisches Klopfen oberhalb des Schambeins sowie durch das Entlangstreichen mit der Hand in der Ponaht oder über die Innenseite des Oberschenkels ausgelöst werden. Die Blasenentleerung erfolgt dann durch die Kontraktion der Blasenwandmuskulatur bei gleichzeitiger Entspannung der Blasenschließmuskulatur. Dies muß ebenfalls mehrmals am Tag durchgeführt werden. Mit dieser Methode läßt sich die Blase rechtzeitig, d. h. bevor die Blasenmuskulatur spontan kontrahiert, entleeren, so daß der ungewünschte Urinaustritt verhindert werden kann. Ist bzw. bleibt die Blasenschließmuskulatur jedoch angespannt, kann die Entleerung entweder durch das operative Einkerben des Blasenschließmuskels ermöglicht oder durch eine gezielte Medikamentengabe die Schließmuskelspastik weitgehend unterdrückt werden.

Vor allem für Frauen ist das zeitige bzw. kontrollierte Entleeren der Blase zum Trockenbleiben von großer Bedeutung. Männer (am häufigsten Tetraplegiker) nutzen die kontrollierte Stimulation des Blasenreflexes seltener, da bei ihnen der Urin über ein Kondomurinal aufgefangen wird; sie lassen dem Blasenreflex unkontrolliert „seinen Lauf".

In einigen Fällen kann die Blase auch durch einen *von außen auferlegten und leicht ansteigenden Druck* geleert werden. Der Druck kann, wenn möglich, durch die aktive Anspannung der Bauchmuskulatur aufgebaut werden. Kann die Bauchmuskulatur nicht oder nur in geringem Maße aktiv angespannt werden, dann besteht noch die Möglichkeit, die Blase mit einer leicht geballten Faust, die oberhalb des Schambeins plaziert wird, leer zu drücken (s. Abb. 7). Der von außen auferlegte Druck darf jedoch nicht zu einem starken Druckanstieg in der Blase selbst führen. Bei beiden Möglichkeiten muß jedoch erst der Widerstand der Blasenschließmuskulatur etwas abnehmen.

> **!** Welche Methode zur Blasenentleerung angewandt wird, hängt davon ab, mit welcher die Blase gut geleert werden kann und mit welcher der unkontrollierte Urinaustritt möglichst vollständig verhindert werden kann. Das Pflegepersonal im Reha-Zentrum ist in der Regel gut über die neusten Entwicklungen auf diesem Gebiet (Auffangsysteme und -material) informiert (Abb. 51).

Praktischer Alltag zu Hause 75

Abb. 50. Selbstkatheterisieren im Rollstuhl

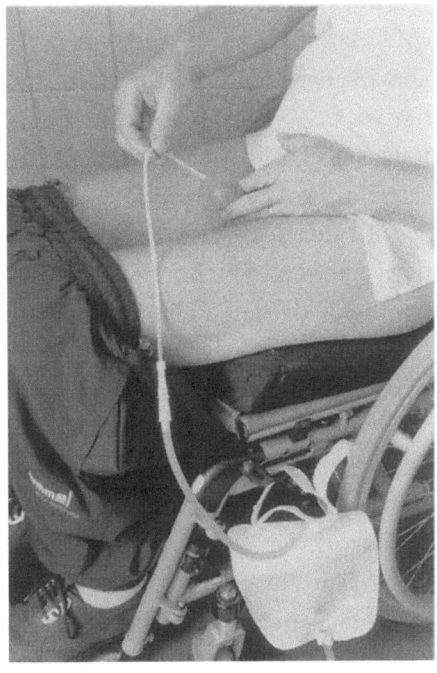

Abb. 51. Entleeren des Auffangbeutels in die Toilette

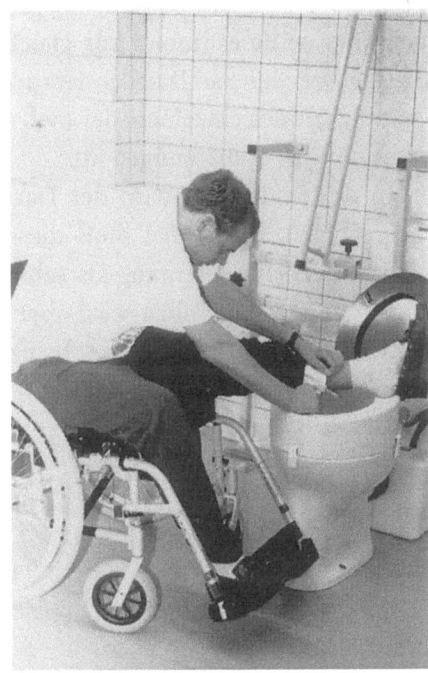

Darmregulation

Die anzuwendende Methode ist auch hier von der Reaktion des Darms abhängig (s. S. 15). Bei vorhandenem Darmreflex wird dieser mit Hilfe eines Reizes, z. B. mittels Zäpfchen, Mikroclysmata, durch einen Finger am After oder im Enddarm ausgelöst.

Läßt sich der Reflex nicht auslösen, kann der Darm durch die Anspannung der (intakten) Bauchmuskulatur leergepreßt werden oder mit Hilfe der Finger (bekleidet mit einem Einmalhandschuh oder einem Fingerkondom) mechanisch geleert werden.

In beiden Fällen ist die *regelmäßige Entleerung* besonders wichtig. Diese sollte am besten immer zur gleichen Tageszeit erfolgen; der Körper nimmt dann diesen Rhythmus an. Hierdurch verringert sich die Gefahr der unerwünschten Stuhlinkontinenz.

Die *richtige Nahrung* (ballaststoff- und faserreich) sowie eine reichlich bemessene Flüssigkeitszufuhr sind für die Konsistenz des Stuhls sehr wichtig. Durchfallartiger Stuhlgang wird schnell ungewollt verloren, zu fester Stuhlgang führt schnell zu Verstopfung. Die Erlangung der richtigen Stuhlkonsistenz läßt sich, wenn nötig, durch die *Einnahme von Medikamenten* unterstützen.

Der *Zeitpunkt der täglichen Darmentleerung* kann weitgehend selbst bestimmt werden. Er hängt von der dafür benötigten Zeit und der evtl. nötigen Hilfe ab. Dies kann sowohl morgens als auch mittags, abends oder nachts sein, nur sollte es immer zur gleichen Zeit geschehen.

Der *Ort*, der zur Darmentleerung aufgesucht wird, hängt von der Selbständigkeit des einzelnen, der evtl. notwendigen Hilfe und der vorhandenen bzw. nötigen Anpassungen ab.

In der ersten Zeit wird der Darminhalt oft im Bett auf Fliesunterlagen aufgefangen. Manchmal muß diese Methode beibehalten werden, obwohl dies sicherlich am Anfang als sehr belastend empfunden wird.

In den meisten Fällen wird aber das Benutzen der Toilette möglich sein, entweder mit oder ohne Dusch- bzw. Toilettenstuhl (Abb. 52, 53).

> **!** Ebenso wie die regelmäßige Blasenentleerung verhindert bzw. schützt auch die regelmäßig ausgeführte Darmentleerung weitgehend vor unerwünschter Stuhlinkontinenz.

Im Krankenhaus hatten sie anscheinend noch nie etwas von Blasentraining gehört.

Abb. 52. Der Dusch-/Toilettenstuhl hat 2 Funktionen

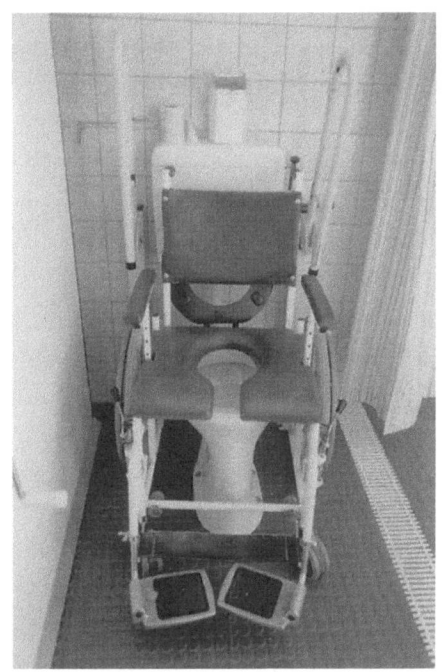

Abb. 53. Der Rollstuhl-Toiletten-Transfer. Eine Toilettensitzerhöhung kann diesen Transfer erleichtern

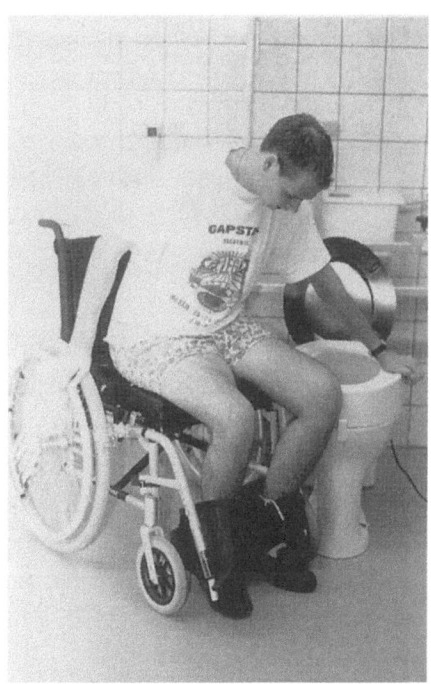

Transfers

Die Anschaffung eines Hebeliftes ist sinnvoll, wenn der Betroffene oft gehoben werden muß. Es gibt verschiedene Modelle (mechanisch-elektrisch, mobil-befestigt), so daß je nach den häuslichen Gegebenheiten und den gewünschten Anforderungen das geeignetste Modell gesucht werden kann (Abb. 54).

Wenn Lift zur Verfügung steht, sollten alle so aktiv wie möglich mitarbeiten, um den Transfer insgesamt zu erleichtern und die Tragelast für die Hilfsperson zu verringern. Normalerweise bringt das Pflegepersonal des Reha-Zentrums allen am Hebeprozeß Beteiligten die richtige Ausführungsweise und die dabei zu beachtenden Punkte bei. Der eigene aktive Einsatz ist beim Heben ebenso wichtig wie der Einsatz verschiedener sinnvoller Hilfsmittel:

- Eine sich vollkommen passiv hängenlassende Person ist viel schwieriger zu heben als jemand, der z. B. seine Schulter- und Armmuskulatur anspannt.
- Mit Hilfe eines Transferbrettes oder einer Gleitmatte und leichter Unterstützung durch eine Hilfsperson wird das Heben oft überflüssig.
- Eine Aufrichthilfe oder eine Schlinge am Bett vergrößern die aktiven Mitmachmöglichkeiten und verteilen zusätzlich die Last (Abb. 55).
- Ein Haltegriff am Autotürrahmen vereinfacht das Einsteigen.
- Eine Drehscheibe erleichtert den Transfer im Stehen, da das Gewicht des Betroffenen auf seinen eigenen Beinen lagert (Abb. 56).
- Bei verminderter Armkraft ist es sinnvoller, einen Bauchgurt zum Heben zu nutzen.

> ! Fragen zu den einzelnen Hebetechniken können am besten vor Ort mit dem Pflegedienst oder mit dem begleitenden Physiotherapeuten besprochen werden.

Folgende Transfers werden am häufigsten ausgeführt:
- vom Rollstuhl ins Bett,
- vom Rollstuhl auf den Duschstuhl,
- vom Rollstuhl auf den Duschsitz,
- vom Rollstuhl auf die Toilette,
- vom Rollstuhl ins Auto und zurück in den Rollstuhl.

Die Möglichkeit, diese Transfers alleine auszuführen, erhöht deutlich die eigene Selbständigkeit. Der Einsatz von Hilfsmitteln, die diese selbständigen Transfers erst ermöglichen oder vereinfachen, ist in jedem Fall zu befürworten. Neben den Hilfsmitteln kann auch die Hilfe einer anderen Person mit hinzugezogen werden.

Praktischer Alltag zu Hause 79

Abb. 54. Ein Deckenlift ist ein sinnvolles Hilfsmittel, wenn der Transfer nicht möglich ist

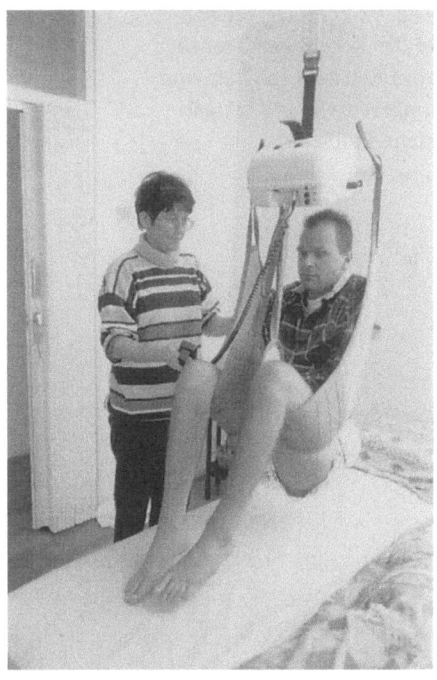

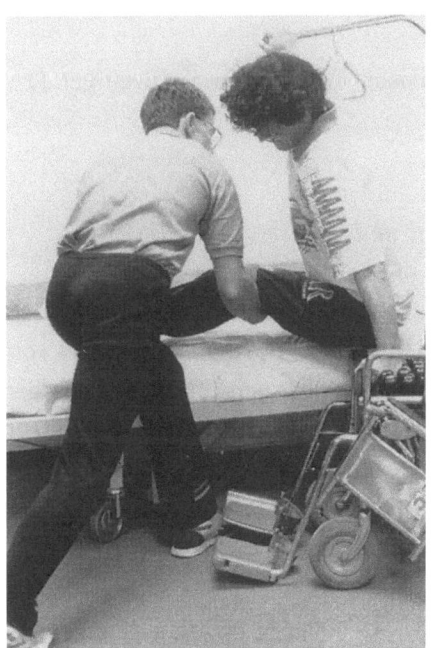
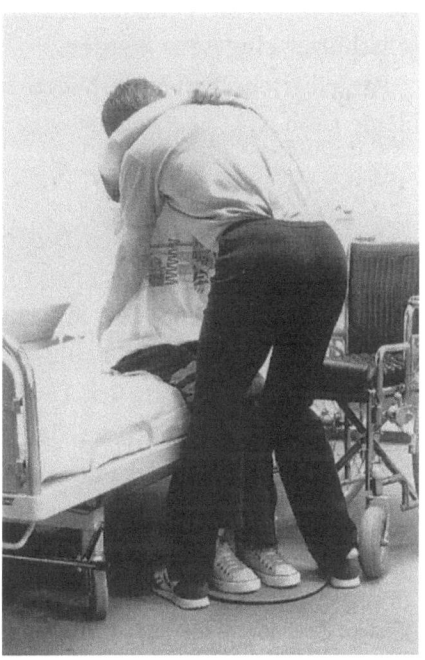

Abb. 55. (*links*) Die Nutzung der Aufrichthilfe unterstützt den eigenen aktiven Einsatz z. B. beim Transfer vom Rollstuhl ins Bett
Abb. 56. (*rechts*) Eine Drehscheibe erleichtert den Transfer im Stehen

Abb. 57. Paraplegiker haben in der Regel beim Transfer vom Rollstuhl ins Bett und umgekehrt wenig bis gar keine Probleme

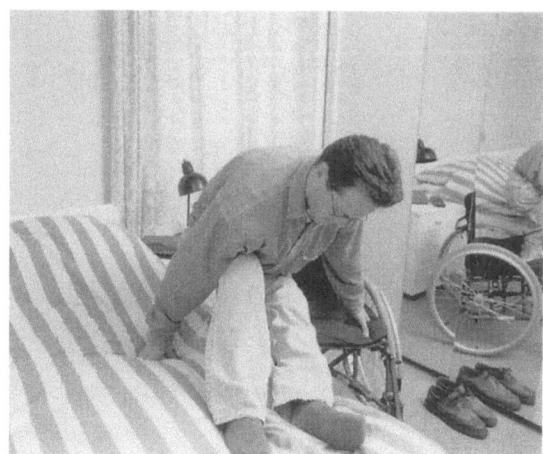

Transfer vom Bett in den Rollstuhl und zurück

Ein Tetraplegiker kann diesen Transfer sowohl im Langsitz als auch im Kurzsitz ausführen, hierbei können z. B. das Rutschbrett, eine Schlinge und Fersenschützer eingesetzt werden.

Paraplegische Patienten haben bei diesen Transfers meist weniger Probleme (Abb. 57).

Transfer vom Bett auf den Duschstuhl und zurück (Abb. 58)

Das Duschen kann entweder auf einem Duschstuhl oder auf einem Duschsitz erfolgen. Die Transferausführung entspricht der des normalen Transfers vom Rollstuhl ins Bett und zurück. Die Durchführung ist meist etwas schwieriger, da das Übersetzen aufgrund der entblößten Haut nicht ganz so fließend verläuft. Etwas Talkpuder oder das Unterlegen eines Handtuchs können das Übersetzen bzw. Rüberrutschen auf den Duschstuhl vereinfachen.

Transfer vom Rollstuhl auf den Duschsitz (Abb. 59)

Dieser Transfer erfordert, da er im Kurzsitz mit beiden Füßen auf dem Boden stützend ausgeführt wird, eine gute Sitzbalance.

Abb. 58. Betroffene mit einer schlechteren Sitzbalance benutzen eher den Duschstuhl als den Duschsitz

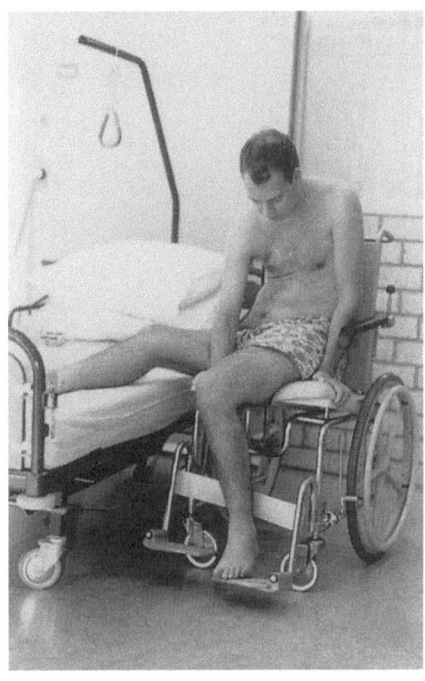

Abb. 59. Transfer vom Rollstuhl auf den Duschsitz

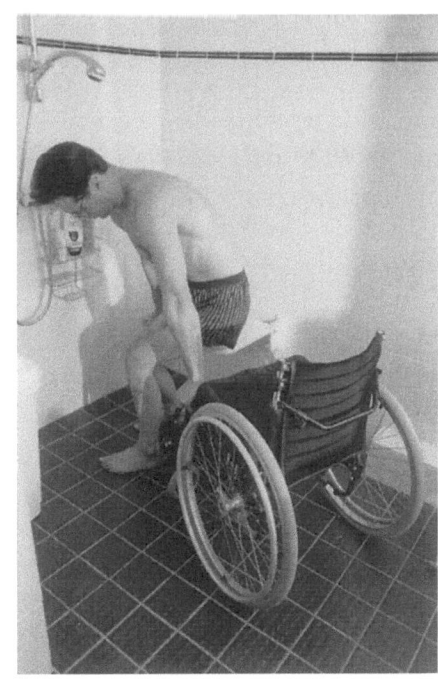

Abb. 60. Der Transfer vom Rollstuhl auf die Toilette

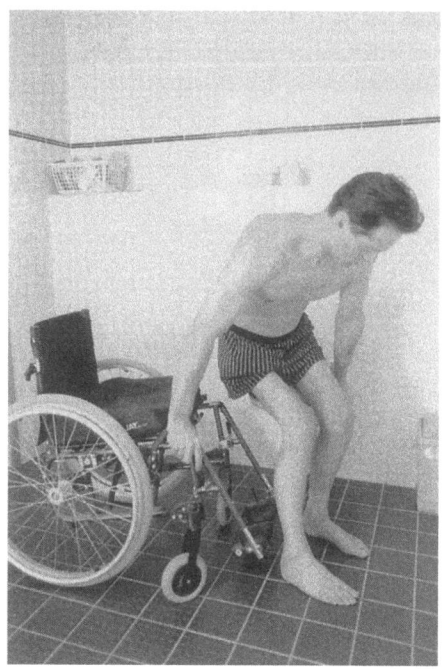

Transfer vom Rollstuhl auf die Toilette (Abb. 60)

Dieser Transfer wird ebenso wie der Transfer auf den Duschsitz ausgeführt und erfordert daher die gleichen Voraussetzungen vom Patienten. Zusätzlich an der Wand oder am Boden befestigte Halte- bzw. Stützgriffe können die Ausführung erleichtern.

> Wenn man einen Elektro- und einen handbetriebenen Rollstuhl bekommt, sollte man die Transfers auf beiden oft üben.
>
> Die Bewilligung von Hilfsmitteln ist scheinbar nicht einheitlich geregelt. Ich bekam kein höhenverstellbares Bett, da mein altes scheinbar noch ausreichte. Durch den vorhandenen Höhenunterschied zum Rollstuhl konnte ich jedoch den Transfer nicht alleine ausführen und auch die für mich wichtige Lochmatraze nicht nutzen, da der Höhenunterschied hierdurch noch größer geworden wäre. Um doch einen mehr oder minder vernünftigen Transfer ausführen zu können, mußte ich mir selbst eine Aufrichthilfe bauen.

Waschen, sich an- und ausziehen

Waschen

Das selbständige Waschen und Duschen ist *ab der Läsionshöhe C 6-7* möglich. *Oberhalb dieser Läsionshöhe* ist Hilfe notwendig. Das Waschen von Füßen und Gesäß bereitet in der Regel die meisten Probleme. Diese basieren oft auf der verminderten Sitzbalance, der verbliebenen Arm- und Handfunktion, der verminderten Mobilität von Rumpf und Hüften und der evtl. störenden Spastik. Einige dieser Probleme lassen sich jedoch durch den Einsatz von angepaßten Hilfsmitteln mildern und/oder beheben.

Der Einsatz des Duschsitzes hat ebenso wie der des Duschstuhls Vor- und Nachteile. Der Duschsitz z. B. benötigt wenig Platz und muß nicht ständig aufgebaut werden (Abb. 61). Der Duschstuhl hingegen kann z. B. auf Reisen mitgenommen werden und bietet Betroffenen mit verminderter Sitzbalance durch die breite Unterstützungsfläche mehr Sicherheit. Bei der Wahl einer Duschsitzmöglichkeit sollte auch berücksichtigt werden, welche Transfers der Betroffene ausführen kann.

Abb. 61. Das Waschen auf dem Duschsitz erfordert eine gute Sitzbalance

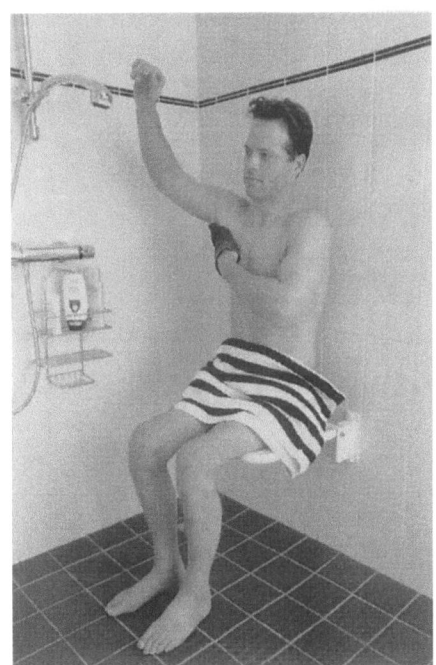

Sich an- und ausziehen

Das selbständige Ausführen der ADLs ist bei ausreichend vorhandener Handfunktion normalerweise möglich. Allerdings können auch Umstände eintreten, die trotz normaler Arm-Hand-Funktion eine selbständige ADL-Ausführung (teilweise) unmöglich machen.

Dies kann auf einer stark störenden Spastik oder einer umfangreichen Knochenneubildung in Gelenknähe basieren, wodurch z. B. die Füße nicht mehr alleine erreicht werden können. Aber auch ein höheres Lebensalter oder andere individuelle Faktoren können dafür verantwortlich sein.

Das An- und Ausziehen kann auf dem Bett sowohl in der Langsitz- als auch in der Kurzsitzposition ausgeführt werden (Abb. 62, 63 und s. Abb. 66). Für das An- und Ausziehen gibt es eine Reihe von Hilfsmitteln, die diese täglich wiederkehrenden Aktivitäten, z. B. das Anziehen von Socken und Schuhen oder das Zuknöpfen bzw. Schließen eines Reißverschlusses, erleichtern. Darüber hinaus haben sich einige Bekleidungshersteller auf extra geschnittene Rollstuhlkleidung spezialisiert, deren Tragekomfort im Gegensatz zu einigen herkömmlichen Kleidungstücken weitaus angenehmer ist (Abb. 64–66).

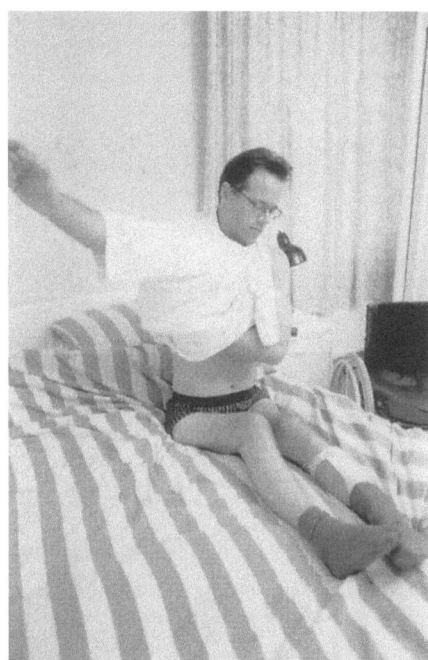 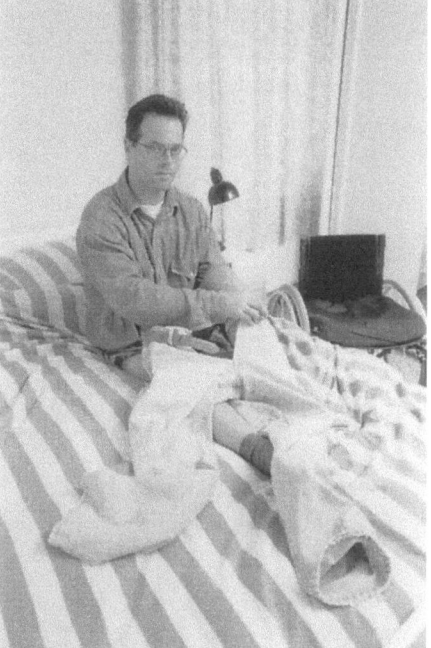

Abb. 62. *(links)* Das Anziehen gelingt am besten auf dem Bett; der Langsitz ist dafür die stabilste Ausgangsposition
Abb. 63. *(rechts)* Das Anziehen der Hose ist auf dem Bett einfacher als im Rollstuhl

Praktischer Alltag zu Hause 85

Abb. 64. Das Anziehen einer engen Jeans ist oft mühsam; meist muß man sich abwechselnd auf die linke und die rechte Seite legen

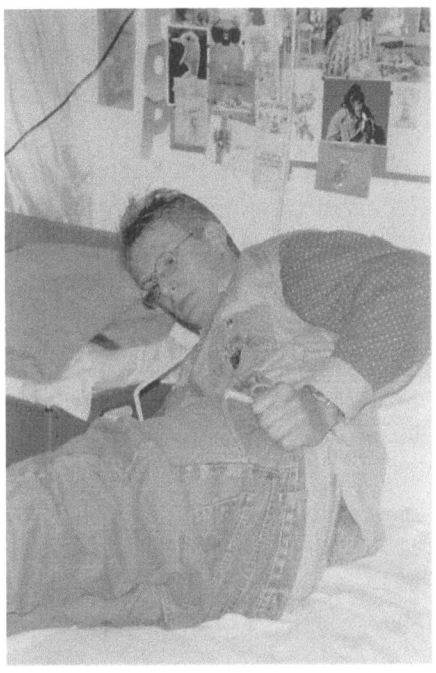

Abb. 65. Das Anziehen von Socken und Schuhen fällt mit eingeschränkter Handfunktion oft schwer

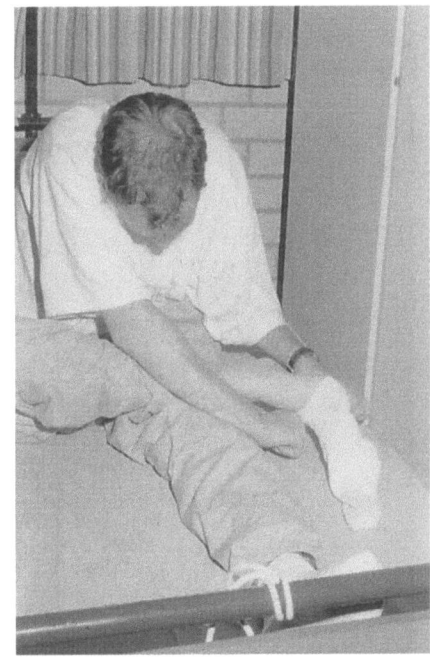

86 Täglicher Umgang mit den Folgen der Querschnittlähmung

Bei großer Verminderung der Handfunktion ist die selbständige Ausführung der ADLs im Intimbereich, d. h. Handlungen, die die Blase und den Darm betreffen, meistens eingeschränkt. Dies betrifft bei beiden Geschlechtern besonders das Säubern der Pobacken und das Entfernen der Fliesunterlagen nach dem Stuhlgang und bei Männern zusätzlich das Leeren und Befestigen des Kondomurinals.

Die dabei vorhandenen Einschränkungen im Funktionsbereich der Hand führen zu einer partiellen Abhängigkeit oder zu Inkontinenzproblemen, wenn auf die Hilfe Dritter verzichtet wird, da das Hinlegen der Vliesunterlagen und das Anlegen des Kondomurinals mit eingeschränkter Handfunktion nicht richtig ausgeführt werden kann. Für die Ausführung dieser Aktivitäten benötigen Betroffene mit einer *Läsionshöhe oberhalb C 6-7* stets Hilfe von anderen.

Manchmal wird einem lediglich das An- und Ausziehen auf dem Bett beigebracht, aber man muß sich ebenso gut auch mal im Rollstuhl oder auf der Toilette usw. an- bzw. ausziehen können.

Abb. 66. Socken und Schuhe können ebenso wie eine Jacke auch sehr gut im Rollstuhl angezogen werden

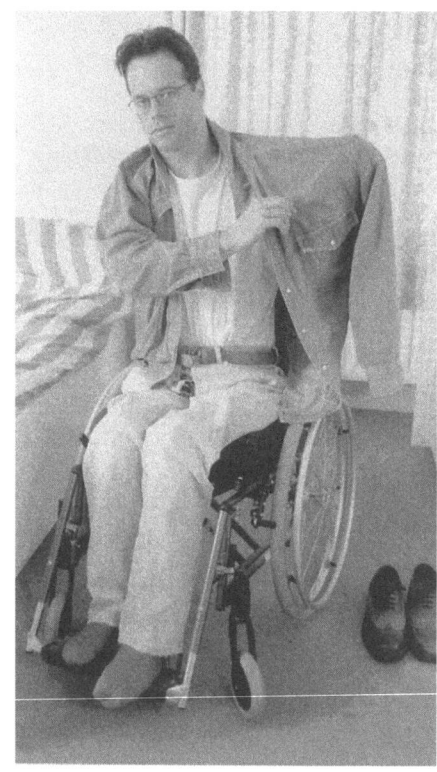

Rollstuhlfahren

Handbetriebener Rollstuhl

Die Auswahl des Rollstuhls und des dazugehörigen Sitzkissens sollte gründlich erfolgen, da das eigene Funktionsniveau erheblich von der Einheit Mensch – Rollstuhl abhängt.

Folgende Parameter werden bei der Wahl des Rollstuhls beachtet: die Körpermaße (Länge und Breite), das Gewicht, die Möglichkeit des selbständigen Fahrens, die Hautbelastbarkeit und individuelle Probleme wie verstärkte Spastizität und gelenknahe Knochenneubildung.

Nur ein individuell angepaßter und auf die Bedürfnisse und Möglichkeiten des Betroffenen hin ausgerichteter Rollstuhl kann die Erlangung eines optimalen Funktionsniveaus ermöglichen. Mit ausreichender Handfunktion ist es möglich, kleine Hindernisse wie niedrige Bürgersteigkanten, leichte Hügel und unebene Straßen bzw. Wegabschnitte zu befahren (Abb. 67 und 68).

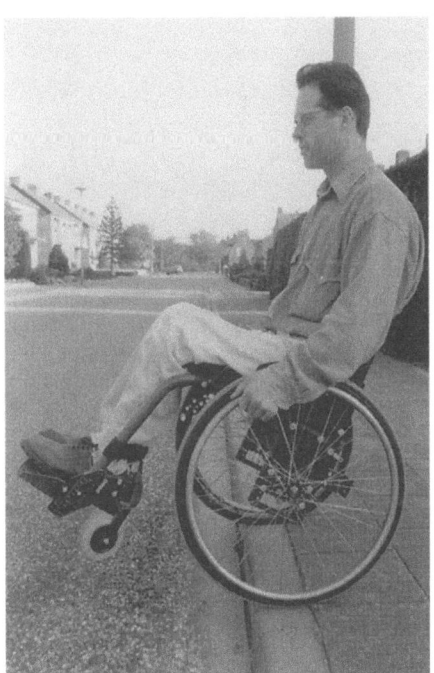 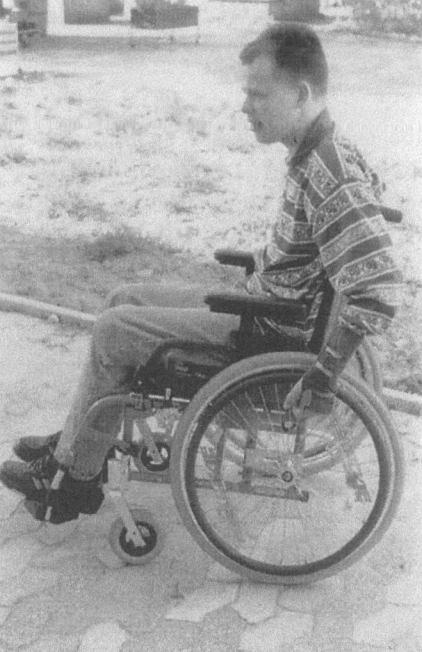

Abb. 67. *(links)* Das Balancieren mit dem Rollstuhl ist wichtig, um Straßenunebenheiten, Bürgersteige usw. ohne Probleme befahren zu können

Abb. 68. *(rechts)* Rollstuhlhandschuhe sind für Betroffene (C 5–7) mit eingeschränkter Handfunktion ein wichtiges Utensil

Dies hängt allerdings nicht nur von der Handfunktion und der Kraft des Schultergürtels ab, sondern auch vom Lebensalter sowie vom Mut und Zutrauen in die eigenen Fähigkeiten. Vor allem ältere Patienten haben Angst, mit dem Rollstuhl zu balancieren. Dadurch können dann Probleme entstehen, die z. B. das Hinauf- und Herunterfahren auf dem Bürgersteig erschweren.

Anfangs fällt es manchmal schwer, sich an den Gedanken zu gewöhnen, nun Rollstuhlfahrer zu sein, aber die damit verbundenen Fortbewegungsmöglichkeiten, der Ausbau der Selbständigkeit und die Möglichkeit, weitere bzw. neue Aktivitäten auszuüben, erleichtern die ersten Rollstuhlstunden.

Auch Betroffene, die noch einigermaßen gehen können, nutzen entweder einen handbetriebenen oder einen elektrischen Rollstuhl, um ihren Aktionsradius außer Haus zu vergrößern. Zum Ausüben einer Sportart wird in der Regel ein Sportrollstuhl, der entsprechend der damit auszuübenden Sportart gebaut ist, benötigt. Es sind meist kleinere und leichtere Rollstühle, die einen typischen Aufbau (z. B. Marathon, Abb. 69) und einen starren Rahmen haben.

Junge Rollstuhlfahrer benutzen ihre Sportrollstühle häufig den ganzen Tag über, da sie sehr wendig und handlich sind und z. B. im Auto problemlos mitgenommen werden können.

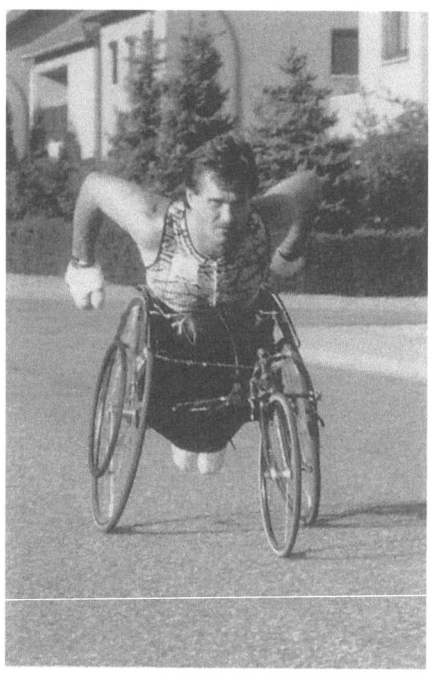

Abb. 69. Ein angepaßter und für lange Strecken geeigneter Rennrollstuhl; die airodynamische Sitzhaltung garantiert einen stabilen Sitz, so daß die Arme maximal eingesetzt werden können. Um die Hände gegen Verletzungen zu schützen, werden Handschuhe getragen

Elektrischer Rollstuhl

Tetraplegische Patienten werden in der Regel mit einem elektrischen Rollstuhl versorgt (Abb. 70). Die Bedeutung der individuellen Anpassung wird durch die Möglichkeit, den Rollstuhl mit minimaler Arm-Hand-Aktivität oder mit Kinnsteuerung selbständig fahren zu können, erst richtig deutlich.

Darüber hinaus können tetraplegische Patienten mit einer eingeschränkten Arm-Hand-Funktion auch einen handbetriebenen Rollstuhl fahren. Zur Vergrößerung ihres Aktionsradius nutzen sie jedoch oft einen elektrischen Rollstuhl. Für diese Patientengruppe gibt es *Kombinationsrollstühle*, mit denen sowohl draußen als auch drinnen gefahren werden kann und Rollstühle, die z. B. nur für draußen oder nur für drinnen geeignet sind. Bei den Rollstühlen, die nur für draußen geeignet sind, handelt es sich meist um größere Rollstühle, die einen weiteren Aktionsradius haben.

Diese Rollstühle werden auch von paraplegischen Patienten genutzt, deren eigener Aktionsradius nicht so groß ist, um selbständig größere Strecken zu bewältigen. Nicht selten ermöglichen diese Rollstühle die Wiederaufnahme von Hobbys (außer Haus) und sozialen Kontakten.

Neben den gut ausgebauten elektrischen Rollstühlen für die höheren Läsionen gibt es auch sog. *Scooters und Plateaurollstühle*, die sich vor allem für Betroffene mit niedrigen Läsionsniveaus und einer guten Sitzbalance, aber stark eingeschränktem Gehvermögen eignen.

Abb. 70. Für die Fortbewegung draußen benötigen Betroffene mit hohen Läsionen einen elektrischen Rollstuhl

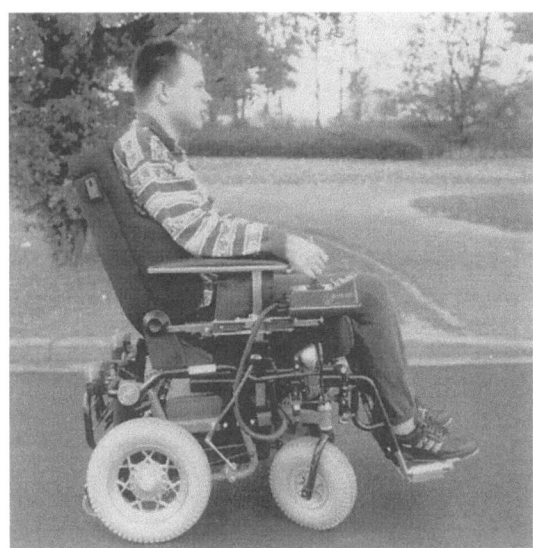

Darüber hinaus sind mittlerweile auch *elektrische Rollstühle mit einer zusätzlichen eingebauten Stehmöglichkeit* erhältlich. Die technischen Neuentwicklungen auf diesem Gebiet machen vieles möglich, daher ist es sinnvoll, sich regelmäßig über die neusten Entwicklungen zu informieren.

> Gerade diejenigen, die eine hohe Läsion haben, müßten einen leichten und wendigen Sportrollstuhl bekommen.
>
> Die Handschuhe zum Rollstuhlfahren sind im Radrenngeschäft viel billiger.
>
> Rollstuhl anfordern: er wird nie so geliefert, wie man ihn bestellt hat.
>
> Alle 4 Reifen waren hinüber: Die Firma gab mir erstmal nur 2 neue, da 4 zu teuer sind. 2 Wochen später kam nochmals jemand von der Firma vorbei und brachte die 2 anderen.

Stehen und Gehen zu Hause

Das Stehen und, abhängig von der Läsionshöhe und -art, auch das Gehen gehören normalerweise zum Reha-Trainingsprogramm.

Diese Aktivitäten sollten aufgrund ihres positiven Wirkung zu Hause weiter fortgeführt werden. Durch das regelmäßige Stehen (Abb. 71) verringert sich oft die Spastik, während die Muskulatur gut aufgedehnt wird. Darüber hinaus ist es einfach ein angenehmes Gefühl, aufrecht zu stehen. Langfristig verhindert das regelmäßige Stehen und/oder Gehen die Entkalkung der Knochen, es verbessert die Rumpfbalance und entlastet die Haut im Gesäßbereich. Es gibt 2 verschiedene Stehgeräte. Der *elektrische Stehapparat* zieht den Benutzer automatisch in den Stand und ist für Betroffene gedacht, die im Arm-Schulter-Bereich wenig Kraft haben. Betroffene, die über ausreichend Armkraft verfügen, können in der Regel ein *mechanisches Stehgerät* benutzen.

Das Stehgerät sollte zu Hause so aufgestellt werden, daß „als kleiner Motivationsschub" nebenbei noch etwas anderes getan werden kann, z. B. lesen, fernsehen oder einem Hobby nachgehen.

Das Gehen erfolgt mit *individuell angepaßten Beinschienen*. Diese Art des Gehens ist weniger als Hilfsmittel für gehende Aktivitäten gedacht, sondern stellt eher eine Art Therapie mit den bereits genannten Vorteilen dar (Abb. 72). Die Fortbewegung im Rollstuhl ist meist einfacher und auch schneller. Aber trotzdem ist es sinnvoll, täglich zu Hause, wenn von der Läsionshöhe aus die Möglichkeit besteht, zu gehen.

Betroffene mit einer Läsionshöhe Th 12 und niedriger können ebenso wie von einer inkompletten Querschnittlähmung Betroffene mit Beinschienen

Abb. 71. Ein Rehabilitand mit Kalkablagerungen in beiden Hüftgelenken steht in einem elektrischen Stehgerät. Die Brustbeinunterstützung verhindert die vermehrte Hüftbeugung

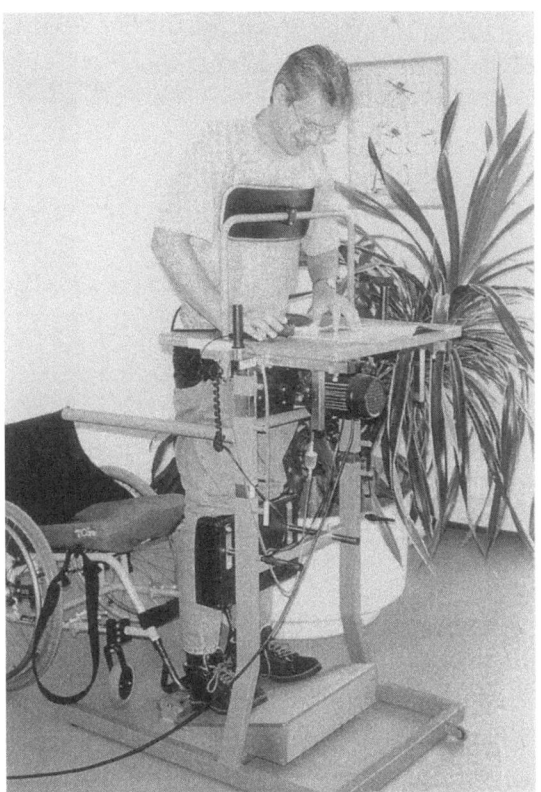

einige häusliche Aktivitäten im Gehen und Stehen verrichten. In diesen Fällen ist das Gehen und Stehen funktionell einsetzbar (Abb. 73).

Manchmal ermöglichen einem die Beinschienen auch den Zugang zu Plätzen, die für den Rollstuhl unzugänglich sind.

> Das Stehen ist für mich mit einem wahnsinnigen Umstand verbunden. Im Moment schaffe ich es nicht, auch wenn ich wollte. Vor allem bei der Arbeit fehlt einem dafür die Energie und die Zeit. Es müßte eine einfache und schnell hantierbare Stehhilfe geben.
>
> Ich stehe eigentlich viel und versuche dabei, so viele funktionelle Dinge wie möglich zu machen, anders könnte ich mich nicht dazu aufraffen.
>
> Wenn man weiterhin stehen will, muß dies auf eine einfache und schnell abzuhandelnde Weise geschehen, nicht mit soviel Umstand und Anstrengung. Ich selbst nutze meine Beinschienen nicht mehr, ich stehe nur noch in einem Stehgerät. Die Knie unterstützt, den Körper hochziehen lassen und stehen. Das mache ich wirklich regelmäßig. Es ist eben ein angenehmes Gefühl, das dauernde Sitzen mit etwas Stehen abzuwechseln.

92 Täglicher Umgang mit den Folgen der Querschnittlähmung

Abb. 72. Das zu Hause eingesetzte Gehen hat bei Paraplegiker (komplette Läsion) in erster Linie einen therapeutischen Zweck

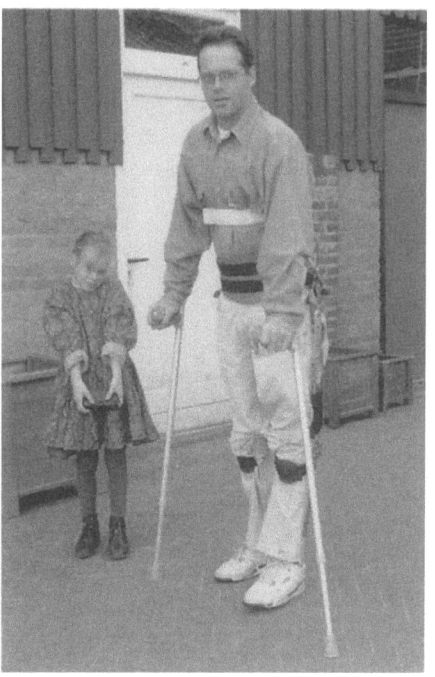

Abb. 73. Querschnittbetroffene mit einer inkompletten Läsion können ihr Gehvermögen meist funktionell einsetzen

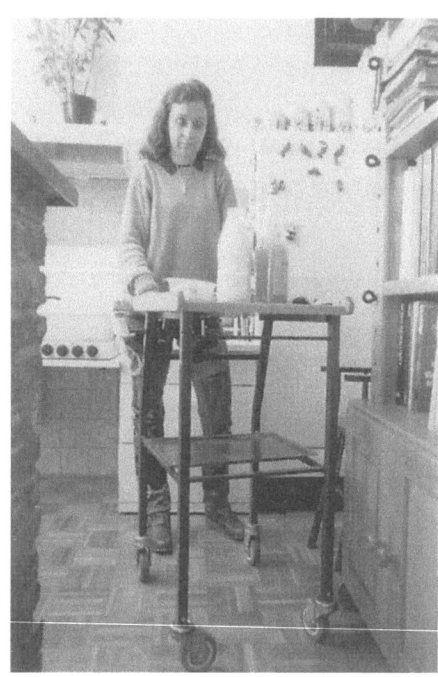

Den Haushalt führen

Ab der Läsionshöhe C 6 besteht die Möglichkeit, einige Küchenaktivitäten zu erlernen und selbständig auszuführen. Hierzu gehören Tätigkeiten wie Kaffee kochen, Früchte schälen und schneiden, Verpackungen handhaben, den Herd bzw. das Mikrowellengerät bedienen und das Bereiten einer Brotmahlzeit. Die dafür benötigten Hilfsmittel müssen individuell angepaßt werden.

Ab der Läsionshöhe C 8 können viele Betroffene den Haushalt bedingt alleine führen. Dazu gehört dann auch das Erledigen von Tätigkeiten wie Kochen, Backen, Wäsche waschen, Aufräumen, Einkaufen (Abb. 74 und 75).

Nach der definitiven Auswahl der mobilen Hilfsmittel (Rollstuhl, Arbeitsstuhl, Küchenhocker, Steh- und Gehhilfsmittel) werden die weiteren noch notwendigen Wohnungsanpassungen mit den dafür zuständigen Stellen (Ergotherapie, Sozialarbeiter, Berufsgenossenschaften oder Krankenkassen) besprochen und geplant.

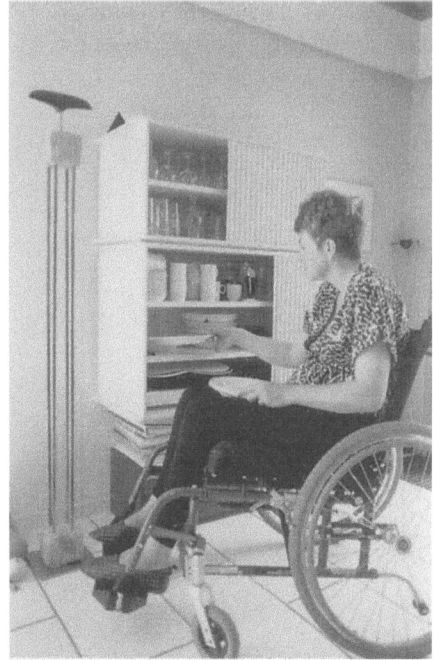

Abb. 74. Auf Rollstuhlhöhe angebrachte Schränke. Diese mit Rolltüren versehenen Schränke werden so angebracht, daß sie vom Rollstuhl aus gut erreichbar sind

94 Täglicher Umgang mit den Folgen der Querschnittlähmung

Abb. 75. Waschmaschine und Trockner werden am besten so plaziert, daß sie vom Rollstuhl aus optimal bedient werden können

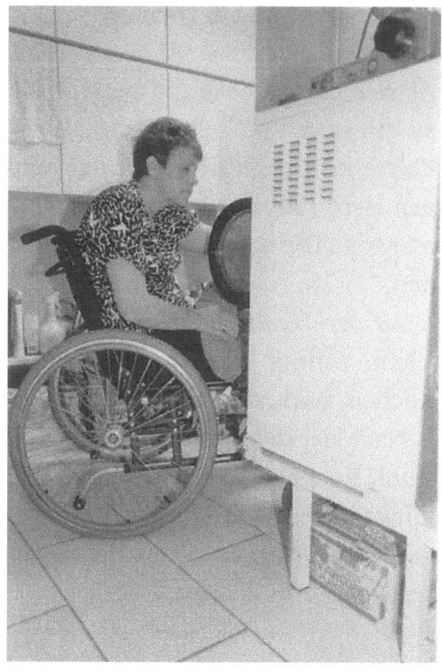

Abb. 76. Die Geschirrspülmaschine ist genau in Rollstuhlhöhe angebracht

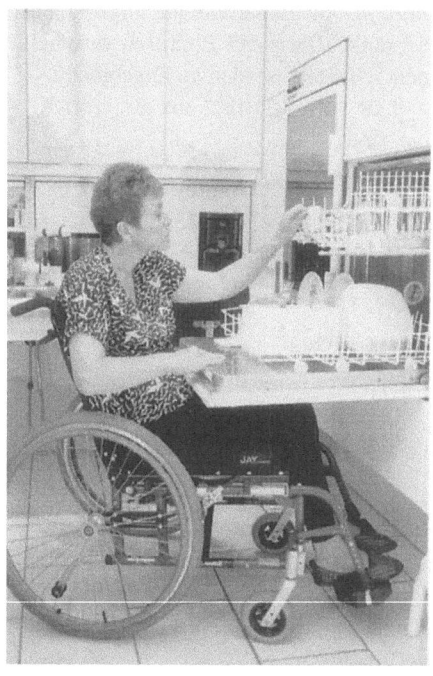

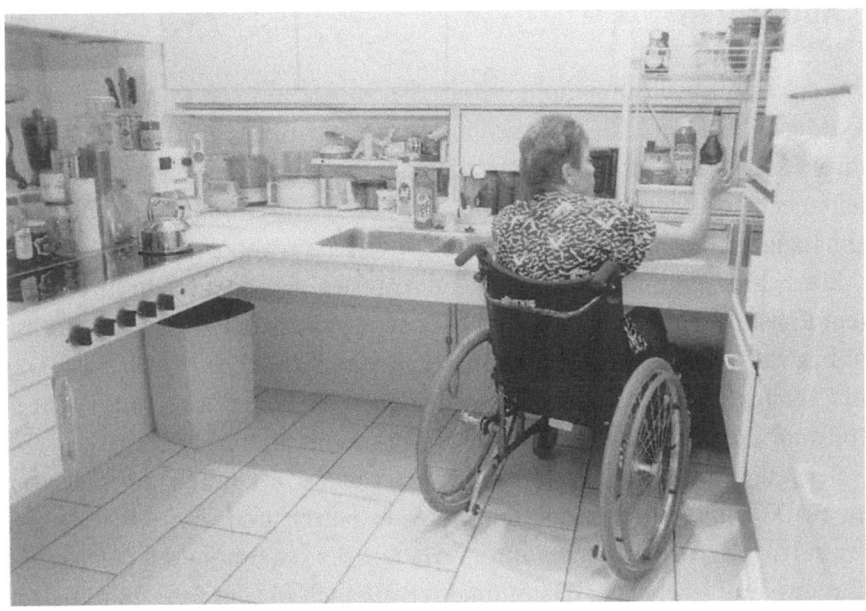

Abb. 77. Eine vollständig auf Rollstuhlhöhe angepaßte Küche, bei der die Herdplatten nebeneinander anstatt hintereinander angeordnet sind

Darüber hinaus sollte entweder mit einer freien oder karitativen Einrichtung oder mit einer anderen Hilfsperson geklärt werden, wie die nicht ausführbaren Tätigkeiten geregelt werden können.

Es gibt für den Haushalt Anpassungen bzw. Hilfsmittel, um
- sich fortzubewegen,
- sitzend oder stehend zu arbeiten,
- bestimmte Tätigkeiten alleine auszuführen,
- die Bedienung der Küchen- und Waschgeräte usw. zu ermöglichen (Abb. 76 und 77).

Autofahren

Das eigenständige Autofahren erhöht die Selbständigkeit und erweitert den Aktionsradius. Auch für die Ausübung einer beruflichen Tätigkeit und/oder eines Hobbys ist das Autofahren oft unentbehrlich. Den eigenen Möglichkeiten entsprechend kann man entweder Fahrer oder Beifahrer sein, und in Abhängigkeit davon werden die nötigen Anpassungen eingebaut (Abb. 78).

Ein Fahrer muß entweder den Autotransfer alleine ausführen oder mit dem Rollstuhl direkt hinter dem Steuer sitzen können. Für den Autotransfer gibt es viele verschiedene Hilfsmittel, z. B. das Rutschbrett (Abb. 79), Haken und Schlingen, um die Türen zu schließen, oder Hilfsmittel, mit denen der Rollstuhl ins und aus dem Auto befördert werden kann (Abb. 80).

Betroffene mit einer Läsionshöhe unterhalb C 8 können normalerweise ein für Rollstuhlfahrer ausgestattetes Auto fahren und den Rollstuhl ohne besondere Vorrichtungen ins Auto verladen. Bei einer höheren Querschnittlähmung sind sowohl für das Autofahren als auch für das Ein- und Ausladen des Rollstuhles weitere Anpassungen notwendig.

Es gibt Anpassungen für die Beifahrersituation und für die Fahrersituation.

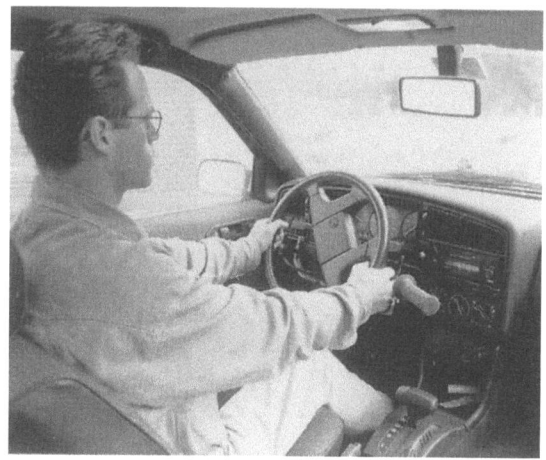

Abb. 78. Das Gasgeben und Bremsen erfolgt beim Autofahren mit den Händen. Die dafür nötigen Anpassungen müssen extra im Auto installiert werden

Abb. 79. Der Autotransfer mit Rutschbrett

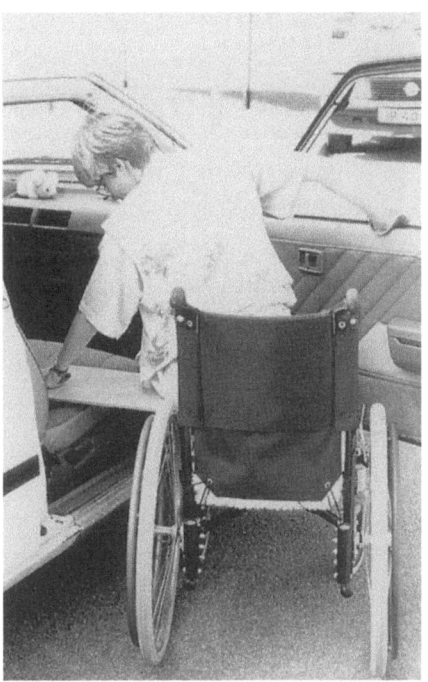

Abb. 80. Paraplegiker führen den Autotransfer in der Regel ohne Rutschbrett aus. Der Rollstuhl wird dann demontiert und die Räder einzeln abgenommen

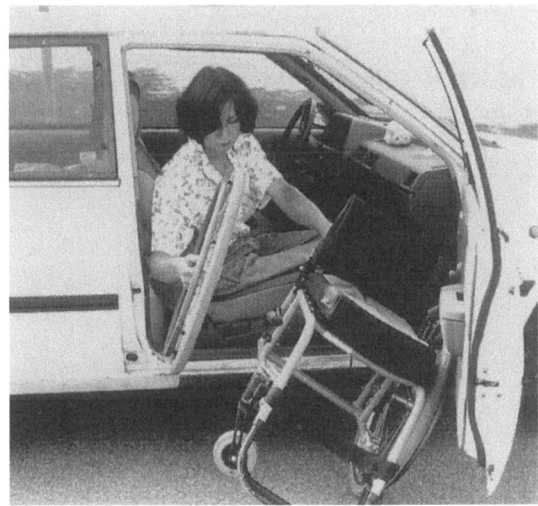

Mögliche Anpassungen für Beifahrer

- Autositzeinstellung mit verlängerter Schiene, wodurch der Autositz weiter als normal nach hinten geschoben werden kann.
- Sitzheber, mit dem die Sitzhöhe eingestellt werden kann.
- Drehstuhl, mit dem der Stuhl ganz aus dem Auto befördert werden kann (Abb. 81 a).
- Kofferraumlift, der den Rollstuhl in den Kofferraum heben kann (Abb. 81 b).
- Innenlift, befördert den Rollstuhl hinter den rechten Vordersitz.
- Personenlift, dieser kann eine Person aus dem Auto heben und in den Rollstuhl setzen.
- Rollstuhldachlift, dieser plaziert den Rollstuhl in einen überdachten Dachgepäckträger (Abb. 81 c).

Abb. 81 a

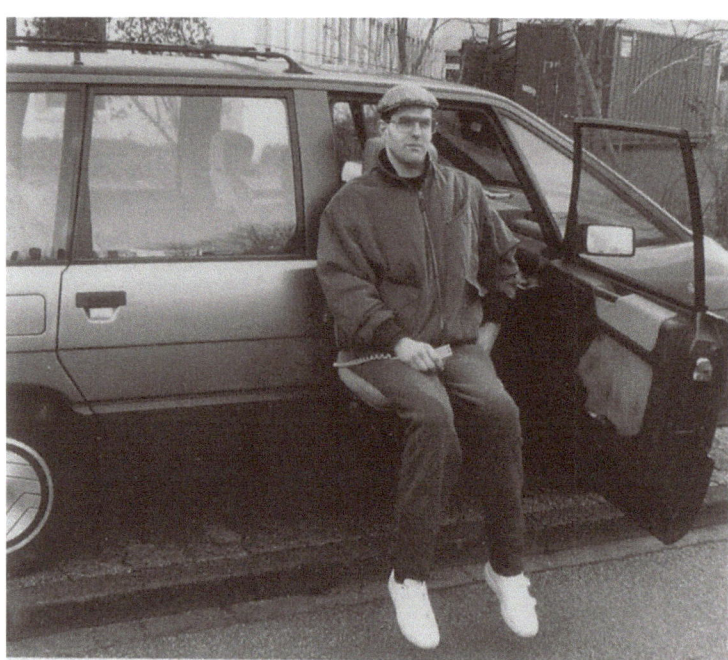

Praktischer Alltag zu Hause 99

Abb. 81 b

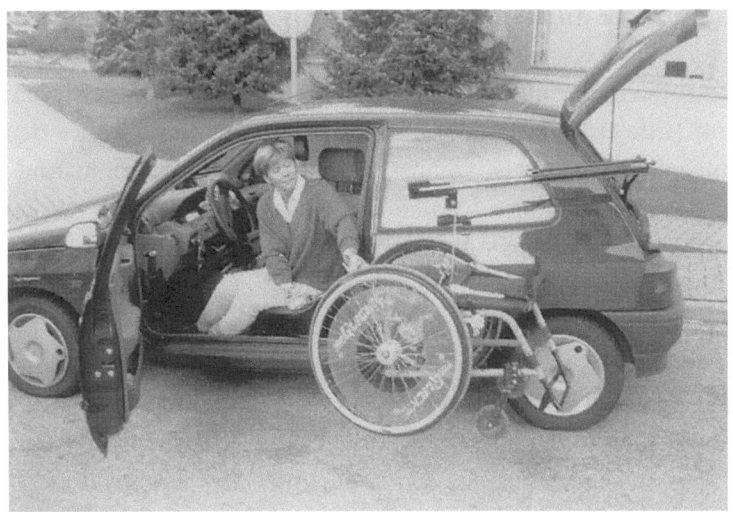

Abb. 81 c

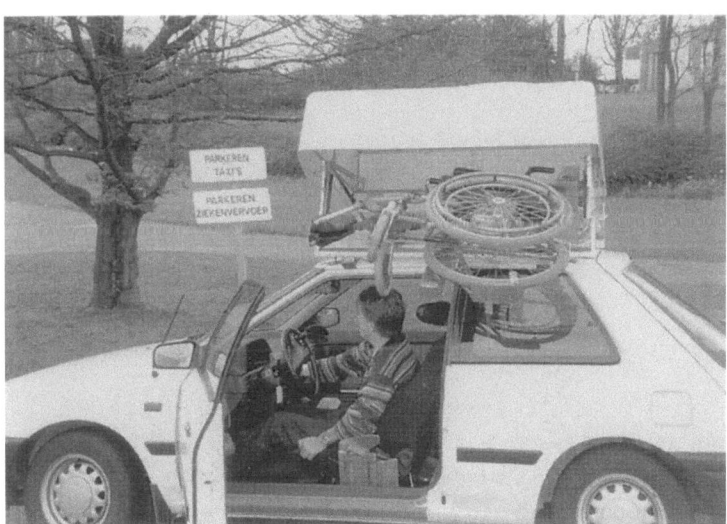

Abb. 81. a Der Drehstuhl erleichtert den Transfer in und aus dem Auto. **b** Kofferraumlift, **c** Rollstuhldachlift

Mögliche Anpassungen für Fahrer

Betroffene, die auf einen elektrischen Rollstuhl angewiesen sind, können mit Hilfe eines Lifts oder über eine Auffahrrampe hinter dem Steuer eines angepaßten Autos (Kleinbusses) Platz nehmen (Abb. 82 und 83).

Die meisten Autos werden mit einem Bremskraftverstärker, einer Servolenkung und einem Automatikgetriebe ausgestattet. Ab der Läsionshöhe C 5–6 ist es theoretisch und technisch möglich, selbsttätig Auto zu fahren (Abb. 84).

Insbesondere im Bereich der Autoanpassungsmöglichkeiten gibt es ständig neue Entwicklungen, so daß das Auto mittlerweile sehr gut an die individuellen Bedürfnisse und Möglichkeiten angepaßt werden kann.

Neben einem gut auf die Bedürfnisse hin ausgestatteten Auto ist auch die Anschaffung (Leasen) eines Autotelefons oft sehr nützlich.

> Das Auto ist für den Erhalt der sozialen Kontakte oft unentbehrlich. Es vergrößert einem die Welt.
>
> Jeder müßte in der Reha Fahrstunden erhalten, auch wenn man zunächst kein eigenes Auto hat. Vielleicht will oder kann man sich erst später ein Auto kaufen, dann ist es sehr schwer, Fahrstunden zu bekommen.
> Der Führerschein stärkt das Selbstwertgefühl und verschafft einem zusammen mit dem Auto den manchmal nötigen Freiraum.

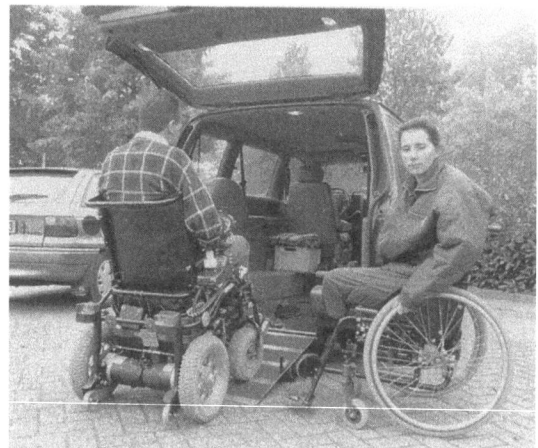

Abb. 82. Modernen Kleinbusse erweisen sich als praktische Transportmittel

Abb. 83. Ab der Läsionshöhe C 5–6 ist es theoretisch und technisch möglich, selbständig Auto zu fahren. Die meisten Betroffenen entscheiden sich für ein Auto, in das sie mit ihrem elektrischen Rollstuhl direkt hinter das Steuer fahren können

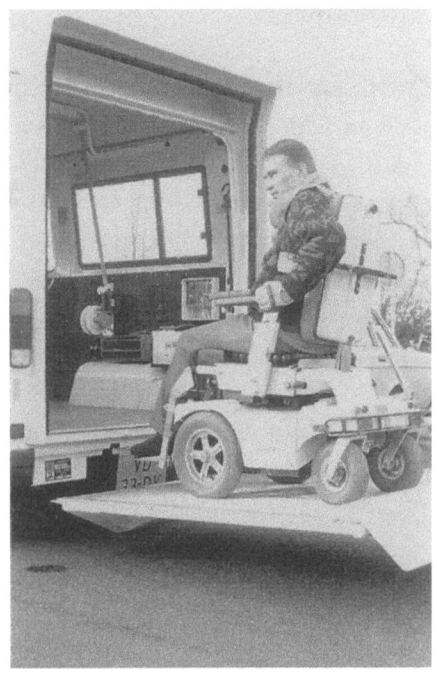

Abb. 84. Das Steuer eines Kleinbuses, angepaßt für einen Betroffenen mit der Läsionshöhe C 5–6

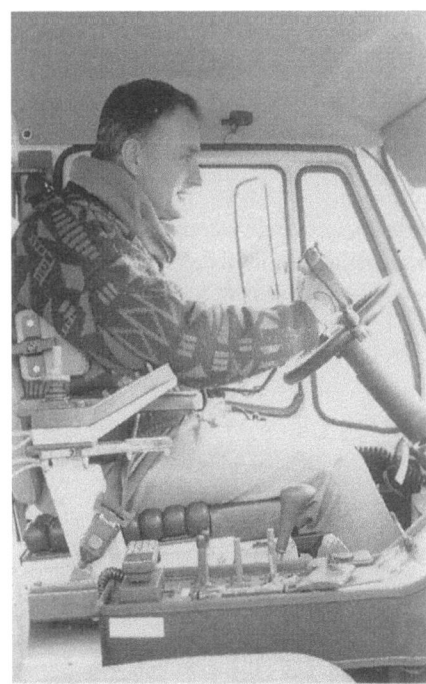

Radfahren

Radfahren ist nur mit einer sehr niedrigen Läsion (Konus-Kauda-Läsion) oder mit einer partiellen Querschnittlähmung möglich.

Auf welche Fahrradkonstruktion die Wahl fällt, hängt von mehreren Faktoren ab: Balance, Gleichgewichtsgefühl, Kraft, Muskeltonus, Sensibilität, Kondition und Mut bzw. Vertrauen in die eigenen Fähigkeiten. Es gibt:
- Fahrräder mit 3 Rädern; mit Freilauf oder Rückwärtstritt und/oder mit Hilfsmotor (Abb. 85).
- Fahrräder mit 2 Rädern; mit oder ohne Stützräder (Abb. 86).

Das Handbike oder ein 5. Rad bieten dem Rollstuhlfahrer gute rekreative Möglichkeiten.

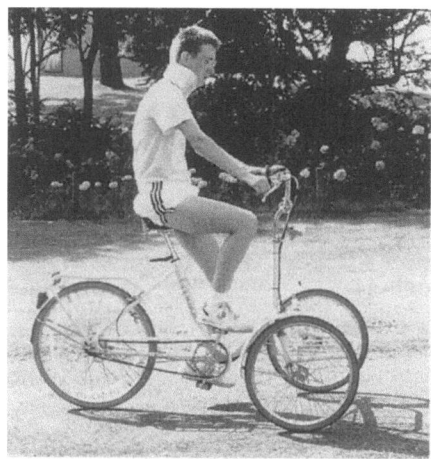

Abb. 85. Ein Fahrrad mit 3 Rädern ermöglicht es, das Gleichgewichts zu halten

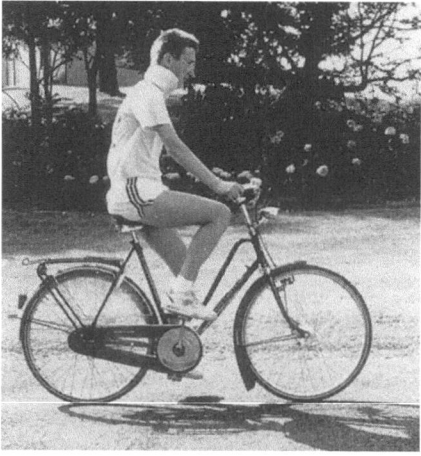

Abb. 86. Mit einer inkompletten Querschnittlähmung muß das Radfahren wieder neu erlernt werden

Kommunikation

Die Kommunikation umfaßt im allgemeinen verschiedene Formen des Sprechens und des Schreibens.

Tetraplegiker können aufgrund ihrer eingeschränkten Handfunktion in diesem Bereich Probleme haben, aber auch die oft eingeschränkte Atmung kann das Sprechen zusätzlich erschweren.

Zur *schriftlichen Kommunikation* gehören das Lesen, Schreiben und Maschine-schreiben. Zum Umblättern benötigt man eine gute Handfunktion, fehlt diese, kann entweder ein Blattwendegerät oder ein Mundstab helfen (Abb. 87 und 88).

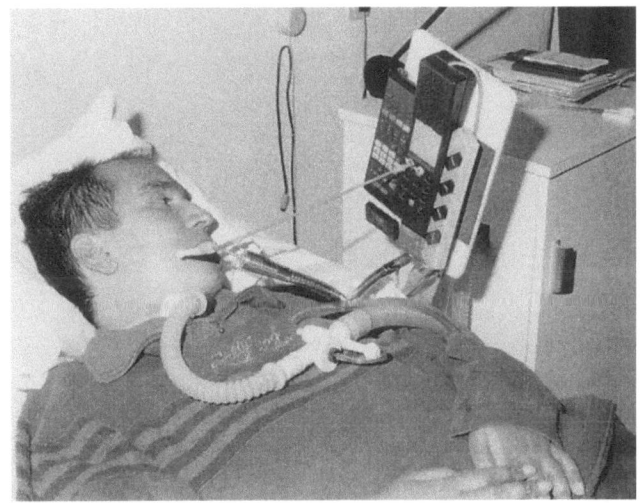

Abb. 87. Umweltkontrollgerät und Kommunikation vom Bett aus mit Hilfe eines Mundstabs und Blaskontakts (Läsionsniveau C 2–3 komplett)

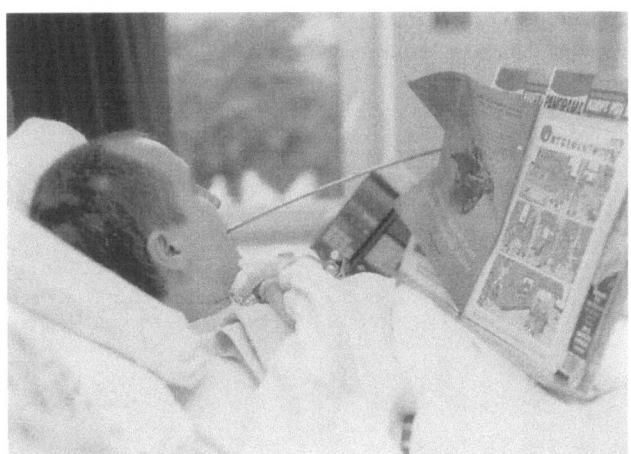

Abb. 88. Lesen und Umblättern mit Hilfe eines Mundstabs

Das Schreiben ist *ab der Läsionshöhe C 5–6* möglich. Allerdings muß der Stift hierfür recht dick sein und gut fixiert werden (Abb. 89 und 90).

Tetraplegiker mit der *Läsionshöhe C 6* erlernen die neue Art und Weise des Schreibens meist sehr schnell. Neben den handschriftlichen gibt es auch die elektronischen Schreibmöglichkeiten. Eine elektrische Schreibmaschine oder ein Computer (Abb. 91) mit Textverarbeitung ermöglichen auch bei eingeschränkter Handfunktion die schriftliche Kommunikation (Abb. 92). Die Tastenbedienung kann z. B. mit einem im Mund gehaltenen Tippstock oder durch die Kopf- oder Zungensteuerung erfolgen. Darüber hinaus gibt es mittlerweile auch Mini-Joy-Sticks, die mit bzw. im Mund bedient werden.

Der heutige Fortschritt im Hard- und Softwarebereich macht sehr viele Anwendungs- bzw. Nutzungsmöglichkeiten möglich.

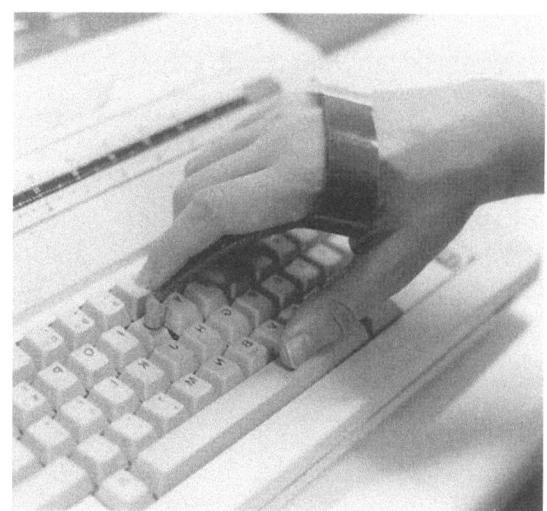

Abb. 89. Maschine schreiben ist auch ohne Handfunktion möglich, z. B. mit Hilfe einer Handschiene

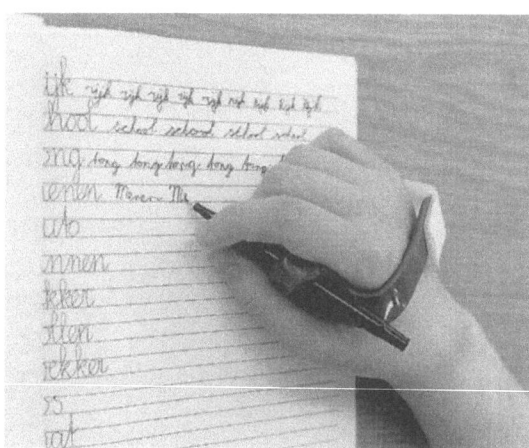

Abb. 90. Das Schreibgerät muß bei fehlender Handfunktion fixiert werden

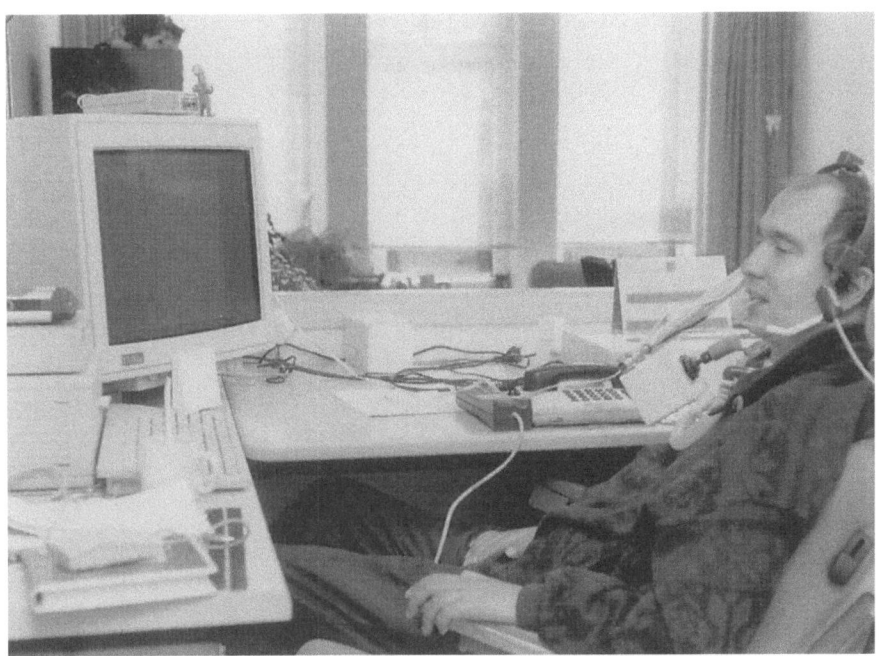

Abb. 91. Der junge Mann auf diesem Bild entwirft Einbände für Bücher

Abb. 92. Die Bedienung der Computertastatur, z. B. mit einem Stab, einem Bleistift oder mit einem Fingerschoner aus Kunststoff erleichtert das Arbeiten mit Papier

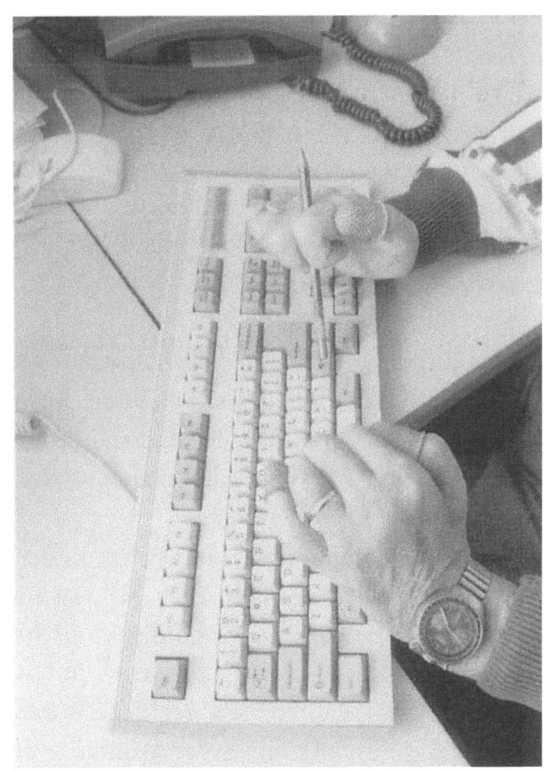

106   Täglicher Umgang mit den Folgen der Querschnittlähmung

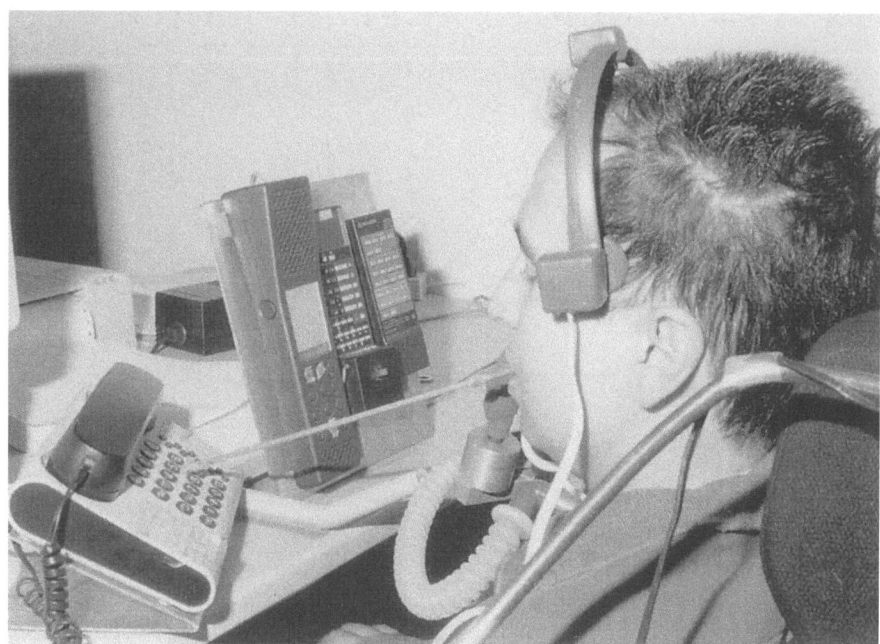

Abb. 93. Telefonieren im Rollstuhl mit Hilfe des Mundstabs, ebenfalls gut erreich- und bedienbar sind die Fernbedienung des Fernsehers und der Stereoanlage, die Wechselsprechanlage, der elektrische Türöffner, die Lampen, die elektrisch verschiebbaren Gardinen usw.

Zur *verbalen Kommunikation* gehört neben dem Sprechen (mit direkt anwesendem Gesprächspartner) auch das Telefonieren und die Bedienung einer Wechselsprechanlage.

Die selbständige Bedienung kann trotz unzureichender Handfunktion meist sehr gut erfolgen. So kann z. B. zum Telefonieren ein Telefon mit Freisprechanlage genutzt werden, daß lediglich mit einem Knopfdruck an- und ausgestellt werden muß.

Das Bedienen dieses Knopfes kann mit dem schon erwähnten Mundstab erfolgen, der auch für das selbständige Bedienen der Wechselsprechanlage und für die Bedienung der Fernseh- und/oder Stereoanlage genutzt werden kann (Abb. 93). Die Fernbedienungen müssen dafür an einem gut zu erreichenden Ort befestigt werden.

Auf diese Weise können viele Dinge in der Wohnung selbständig geregelt werden, z. B. die Jalousien oder die Heizungseinstellung, der Alarm, die Wechselsprechanlage. Die Wohnungs- und Steuerungsanpassungen, die hierfür notwendig sind, werden für jeden individuell ermittelt. Tabelle 1 zeigt, welche Hilfsmittel – abhängig von der Läsionshöhe – für die Kommunikation und die Gerätesteuerung in der Wohnung benötigen werden.

Tabelle 1. Kommunikationshilfsmittel in Abhängigkeit von der Läsionshöhe

Läsionshöhe	Gerät/Handlung	Hilfsmittel
C0–C4	Türen	Infrarotanlage, Abb.zelle, Umweltkontrollgerät, Schaltung am Rollstuhl
	Licht, Gardinen	Umweltkontrollgerät
	Alarmgerät	Scanner
	Computer	Angepaßte Softwareausführung, Mund- und Kopfbedienung
	TV/Hifi	Umweltkontrollgerät, Fernbedienung mit Mundstab
	Lesen	Leseständer und Mundstab, Blattwendegerät
	Telefon	Freisprechanlage, Mundstab
C5	Türen	Elektrisch, über Ellbogenschaltung
	Licht, Gardinen, Alarm	Über Ellbogenschaltung
	Computer	Schreibschiene, Cock-up-Schiene, Hardware-Anpassungen (an/aus)
	TV/Hifi	Umweltkontrollgerät oder Schreibschiene
	Lesen	Leseständer oder Blattwendehilfe, Blattwendegerät
	Telefon	„handfree", Mundstab
C 6	Türen	Außentür: elektrisch; Innentür: leichte Schiebe- oder Drehtüren
	Licht, Gardinen, Alarm	Handbedienung im Ellbogenbereich
	Computer	Angepaßte Position, ggf. Schreibschiene, An-/Aus-anpassung
	TV/Hifi	Fernbedienung
	Lesen	Am Tisch ohne Hilfsmittel
	Telefon	Höreranpassung, Leichtgewicht
	Schreiben	Angepaßte Schreibhilfsmittel
C7/C8	Alle genannten Geräte und Handlungen	Benötigen evtl. minimale Anpassungen

Hilfe von Dritten

Wenn sich der Betroffene zu Hause nicht selbständig versorgen kann also nicht ADL-selbständig ist, kann der Lebenspartner bei der Versorgung helfend tätig werden. Während der Rehabilitation erlernt der Lebenspartner, wie er bei der ADL-Versorgung helfen kann. Erfordert die Versorgung jedoch zuviel Einsatz und Zeit, ist es besser, einen Pflegedienst hinzuzuziehen. Bei evtl. aufkommenden medizinischen Problemen sollte unmittelbar der Hausarzt und/oder evtl. der Physiotherapeut hinzugezogen werden.

Wichtig ist, daß der Partner jederzeit die Versorgung übernehmen kann, z. B. wenn der Pflegedienst mal nicht verfügbar ist (Abb. 94). Allerdings sollte der Partner mit der Versorgung nicht zu schwer belastet werden, vor allem wenn er noch einer beruflichen Tätigkeit nachgeht (Abb. 95).

> Nach der Entlassung muß die Möglichkeit bestehen bleiben, Fragen zu stellen, auch telefonisch.
>
> Nachsorge: Man vermißt seinen vertrauten Ansprech- bzw. Beratungspartner, vor allem wenn man schon länger aus der Reha weg ist und dort häufig das Personal wechselt.

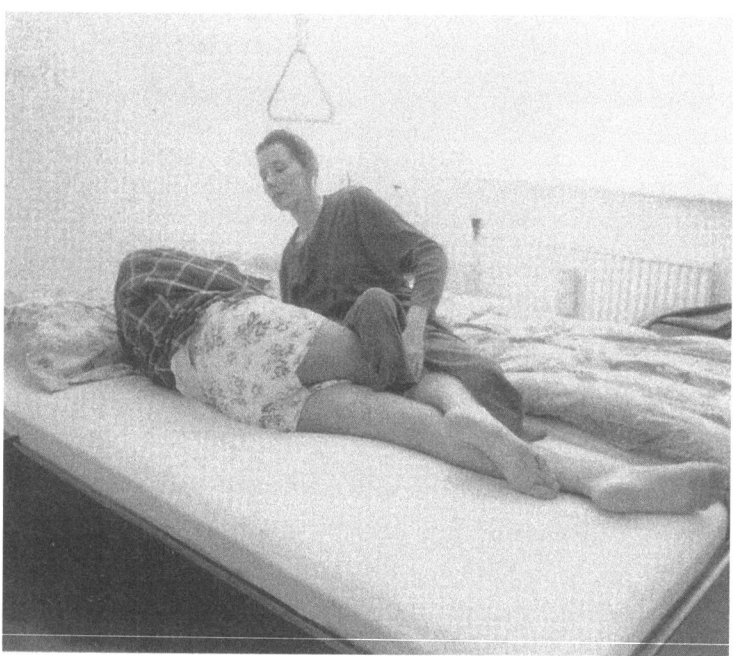

Abb. 94. Der Partner hilft beim Lagerungswechsel

Die Nachsorge muß nicht übermäßig fürsorglich sein, z. B. durch regelmäßige Besuche. Was sehr viel wichtiger ist, ist der Freiraum für Fragen.

Nachsorge: Nach der Entlassung müßte es eine Kontaktadresse geben, an die man sich wenden kann, z. B. den Sozialarbeiter.

Abb. 95 a, b. Ein dressierter Hund kann einige Aufgaben übernehmen; dieser Hund holt die Zeitung (**a**) und öffnet Türen (**b**)

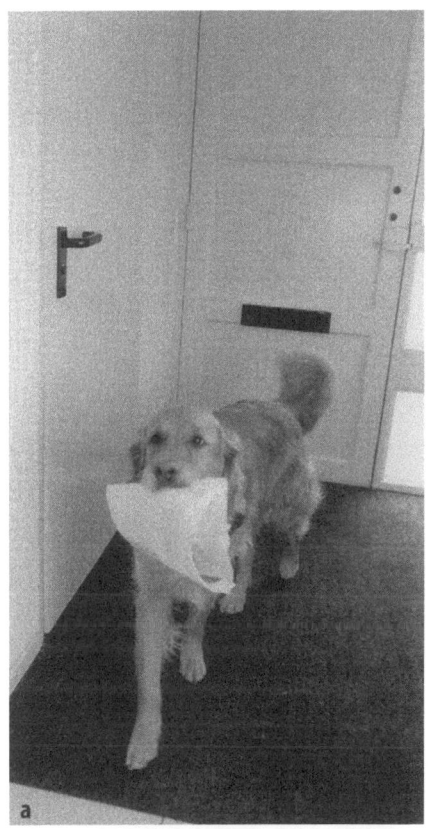
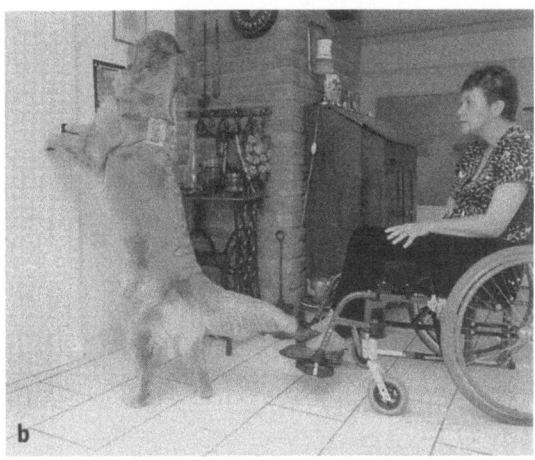

Pflegedienst

Betroffene, die nicht ADL-selbständig sind, können zu festgelegten Zeiten, z. B. morgens und abends, auf die Hilfe eines Pflegedienstes zurückgreifen. Ein Pflegedienstmitarbeiter hilft dann beim Waschen, beim An- und Ausziehen, beim in den Stuhl setzen, beim Blasentraining und beim Einführen des Abführmittels (Abb. 96 und 97).

Wichtig ist die richtige Aufgabenverteilung unter den beteiligten Personen: was kann der Betroffene selbst erledigen, was evtl. der Partner und welche Aufgaben bleiben für den Pflegedienst. Ist man auf die Hilfe eines Pflegedienstes angewiesen, sollte schon rechtzeitig vor der Entlassung aus dem Reha-Zentrum mit einer am Wohnort ansässigen Pflegediensteinrichtung Kontakt aufgenommen werden, um den reibungslosen Übergang und die Weiterführung zu sichern.

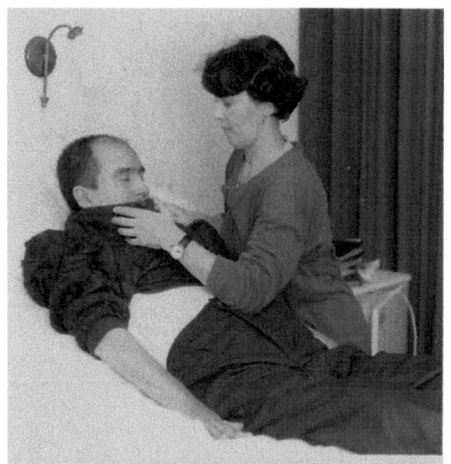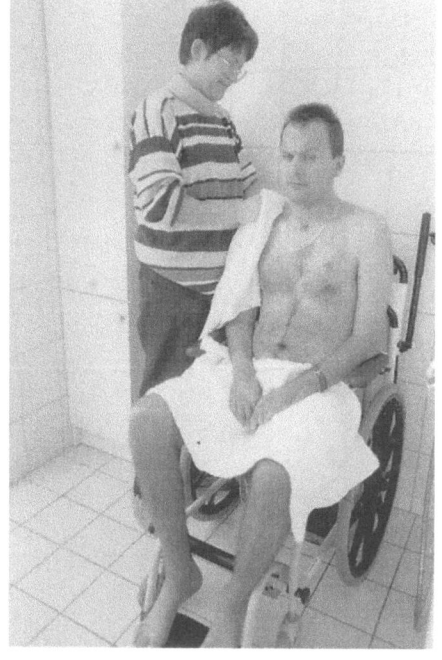

Abb. 96. *(links)* Im Focusprojekt (schwedisches Wohnmodell) hilft eine ADL-Hilfe beim Anziehen
Abb. 97. *(rechts)* Eine Person vom Pflegedienst kommt morgens ins Haus und hilft beim Waschen und Duschen

Der Physiotherapeut

Normalerweise sind die meisten Querschnittbetroffenen, die über eine gute Handfunktion verfügen, selbst in der Lage, sich durchzubewegen. Ist dies aufgrund von erhöhter Spastizität, zu steifen bzw. eingeschränkten Gelenken und/oder aufgrund der verminderten Handfunktion alleine nicht möglich, sollte zur Erhaltung der vorhandenen Beweglichkeit die physiotherapeutische Behandlung kontinuierlich fortgesetzt werden. Die Behandlung kann sowohl in der Praxis als auch zu Hause (als Hausbesuch) erfolgen (Abb. 98).

Ideal wäre eine morgendliche physiotherapeutische Behandlung, da hierdurch der Körper für den Rest des Tages etwas entspannter und mobiler ist. Der Physiotherapeut kann ebenso wie der Partner auch beim Hinstellen und/oder beim Anziehen der Beinschienen behilflich sein. Neben dem positiven Effekt des Durchbewegens hat auch das tägliche Stehen und/oder Gehen einen positiven Einfluß auf die Gelenkbeweglichkeit. Hierdurch können z. B. Beugekontrakturen der Hüften und Knie vorgebeugt und/oder vermindert werden.

Betroffene die täglich ihre ADLs selbst ausführen, sich täglich teilweise durchbewegen, die richtigen Liegepositionen einhalten und auch noch stehen und/oder gehen, benötigen in der Regel keine bzw. höchstens 1- bis 2mal pro Woche noch physiotherapeutische Begleitung.

Neben den täglich auszuführenden Aktivitäten ist die regelmäßige Sportausübung mit ausreichender Körperbewegung, u. a. zur Erhaltung der Kondition, sehr wichtig. Einen kleinen Beitrag dazu liefert schon (wenn möglich) das handbetriebene Rollstuhlfahren.

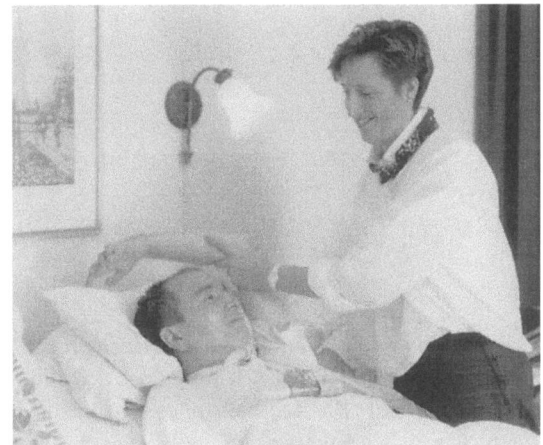

Abb. 98. Die Physiotherapeutin unterstützt mit ihrer Arbeit die Erhaltung der möglichen Funktionen (Hausbesuch)

> Entweder muß der Abbau der physiotherapeutischen Behandlung im Reha-Zentrum früher eingeleitet werden oder die physiotherapeutische Behandlung zu Hause muß eher beginnen, um den Übergang nicht so groß zu machen.
>
> Die Physiotherapeuten außerhalb des Reha-Zentrums sind viel zu vorsichtig. Sie wissen zu wenig über die Querschnittsymptomatik und trauen sich daher zu wenig. Dadurch können sie einem auch nicht über Hindernisse bzw. Probleme hinweghelfen.

Die Haushaltshilfe

Es besteht die Möglichkeit, eine Haushaltshilfe bewilligt zu bekommen, wenn für das Verrichten der Haushaltsaktivitäten und/oder für die Betreuung der evtl. vorhandenen Kinder Hilfe bzw. Unterstützung benötigt wird und der Lebenspartner diese Hilfe nicht leisten kann, z. B. aufgrund beruflicher Verpflichtungen. Zum Aufgabenbereich einer Haushaltshilfe gehören u. a. schwierige Haushaltsarbeiten (z. B. Fenster putzen), das Betreuen der Kinder und wenn nötig, auch das Kochen (wenn dies nicht alleine möglich ist) (Abb. 99 und 100).

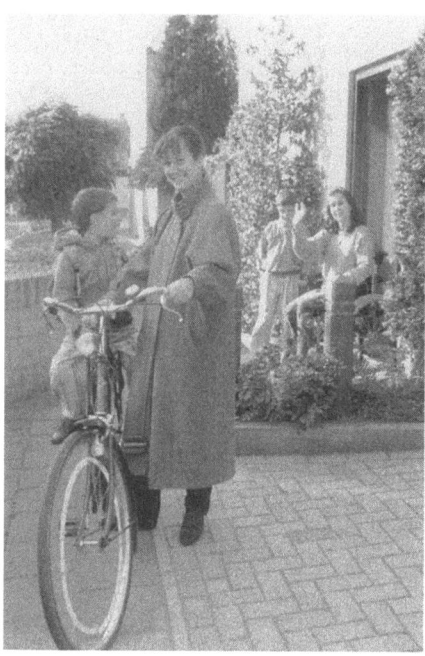 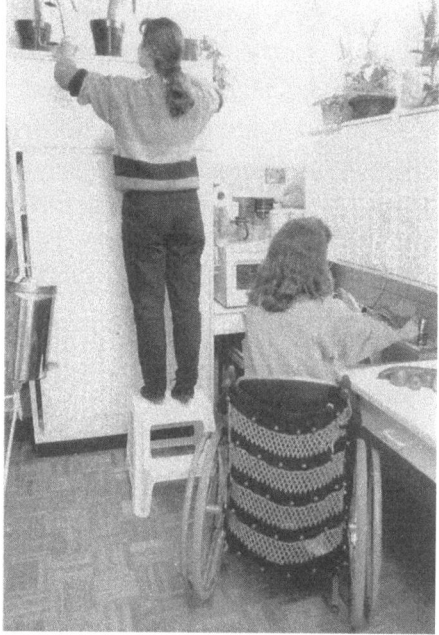

Abb. 99. *(links)* Die Familien- und Haushaltshilfe unterstützt die behinderte Mutter bei einigen für sie schwierigen Aufgaben, z. B. die Kinder in die Schule bringen

Abb. 100. *(rechts)* Die Haushaltshilfe verrichtet die Haushaltsarbeiten, die vom Rollstuhl aus nicht möglich sind

Der Hausarzt

Die regelmäßigen Besuche vom bzw. beim Hausarzt sollten aufgrund des erhöhten Erkrankungsrisikos beibehalten werden. Neben der Haut (Dekubitus) können Kontrakturen und daraus resultierende steife Gelenke ebenso Probleme bereiten wie die Nieren und/oder die Blase. Darüber hinaus kommt es insbesondere bei hohen Querschnittgelähmten öfters zu Atem- und Kreislaufproblemen, die durch regelmäßige Kontrollen besser behandelt werden können.

Die regelmäßige Kontrolle durch den Hausarzt (Abb. 101) und die gute Zusammenarbeit mit dem Pflegedienst und dem Physiotherapeuten können die Entstehung vieler Komplikationen verhindern bzw. vermindern.

Der Hausarzt ist außerdem für das Verschreiben von evtl. benötigten Medikamenten und Versorgungsmaterialien sowie für die gemeinsam getragenen Entscheidungen einer evtl. erneuten Einweisungen in ein Krankenhaus oder in ein Reha-Zentrum zuständig.

> Über den u. U. nötigen Medikamentengebrauch müssen mehr Informationen erteilt werden, z. B. wie lange man etwas einnehmen sollte. Auch das Freier-und-unabhängiger-werden in allen Bereichen, das Vertrauen, mit sich „experimentieren" zu dürfen, wenn man sich bzw. seinen Körper besser kennt, sollte ein Teil der Rehabilitation sein.

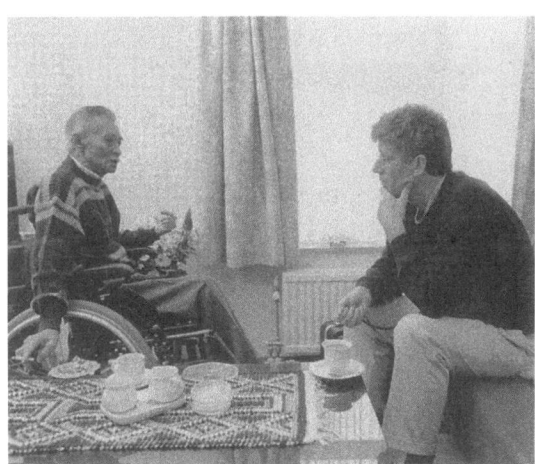

Abb. 101. Der Hausarzt kommt zu Besuch; er hat bei der gesamten Betreuung und Organisation eine zentrale Rolle

Leben in einer angepaßten Wohnung

Hindernisfreie Rollstuhlwohnung

Wenn während des Reha-Prozesses deutlich wird, daß die Benutzung des Rollstuhls notwendig bleibt, ist eine rollstuhlangepaßte Wohnung erforderlich (Abb. 102). In der Regel müssen neben dem Hauseingang auch alle anderen Türöffnungen, die Küche, die Toilette und das Badezimmer rollstuhlgerecht angepaßt werden.

Diese Rollstuhlanpassungen fallen unterschiedlich aus, da sie auf den einzelnen und seine ADL-Selbständigkeit sowie auf die Familiengröße und die Umbaumöglichkeiten in der Wohnung zugeschnitten werden. Außerdem sind bei den Überlegungen umzuziehen oder ein Haus oder eine Wohnung umzubauen, zu kaufen oder zu bauen, auch die finanziellen Möglichkeiten des einzelnen zu berücksichtigen. Nachfolgend werden die wichtigsten Aspekte beim rollstuhlgerechten Umbauen oder Bauen näher erläutert.

> Ich bin sehr froh, daß ich zuerst in ein nichtangepaßtes Haus gezogen bin. Hierdurch wurde ich zu mehr Eigeninitiative und Erfindungsreichtum angespornt. Ich habe schnell gelernt, nicht stets in Panik zu geraten, sondern erst einmal in Ruhe gut nachzudenken.
> Das Selbstvertrauen wächst enorm, wenn es dann doch klappt.

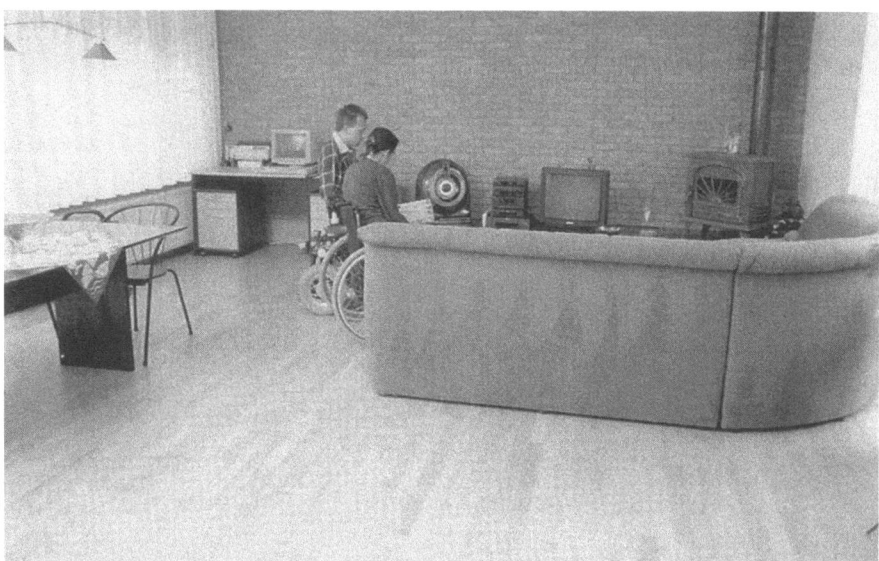

Abb. 102. Ein rollstuhlgerechtes Wohnzimmer

> Das Warten auf die Wohnungsanpassungen ist arg demotivierend. Man muß länger als nötig in der Rehabilitation bleiben. Warum soll man sich also so unter Druck setzen, man hat ja doch Zeit genug.
> Besser wäre, wenn man zuerst eine gewisse Zeit zu Hause alles so ausprobieren könnte. Dabei ließen sich dann die wirklich benötigten Hilfsmittel ausfindig machen. Wichtig wäre auch hier eine gute Begleitung.
> Zugänglichkeit: Im Prinzip kein Problem, wenn man alles ein bißchen durchdacht plant und auswählt. Und wenn man sich traut, Hilfe zu erfragen und anzunehmen.

Haustür

Die mindestens 90 cm breite Haustür muß mit dem Rollstuhl gut erreichbar sein. Der Zugangsweg darf maximal 8 % Steigung (1/12) haben (Abb. 103).

Vor der Tür muß zum Drehen und Wenden eine Fläche von 1,50 m x 1,50 m frei bleiben. Die Türschwelle darf nicht höher als 2 cm sein und die Türklingel sollte ebenso wie die Wechselsprechanlage in Rollstuhlhöhe angebracht sein. Ein elektrischer Türöffner, der für Tetraplegiker auch aus dem Schlaf- und/oder Wohnzimmer bedienbar sein sollte, ist eine sinnvolle Maßnahme.

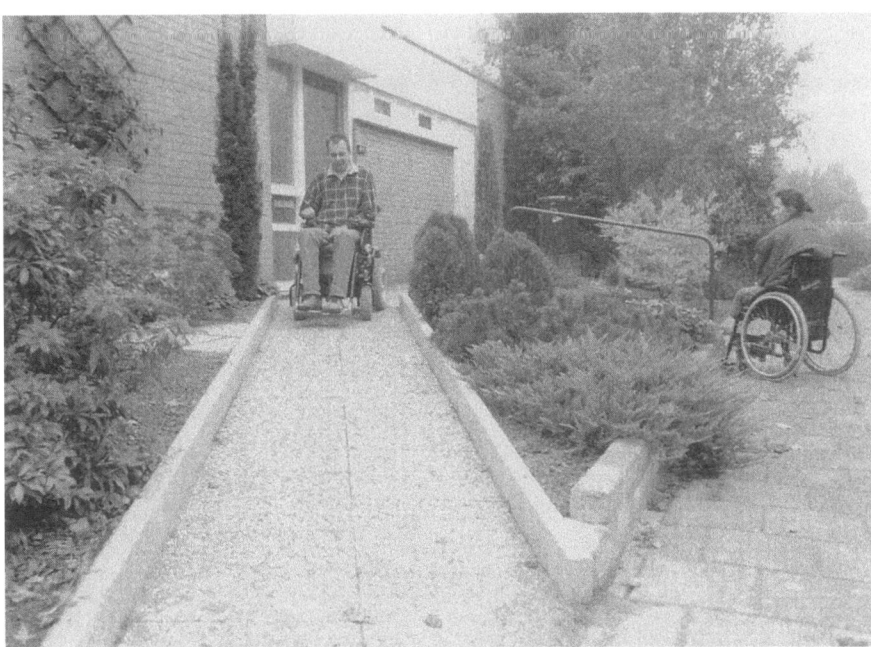

Abb. 103. Der Zufahrtsweg zur Haustür darf nicht zu steil angelegt sein

Bedienen der angepaßten Vorrichtungen aus dem Rollstuhl

Für das selbständige Öffnen und Schließen der Fenster und Türen ist es wichtig, daß die Griffe innerhalb der Handreichweite sind. Außerdem dürfen im Bereich der Türen keine hinderlichen Gegenstände stehen. Ein ausreichend großer Dreh- und Wendekreis sollte ebenfalls vorhanden sein, um Türen bequemer öffnen und schließen zu können.

! Eine Schiebetür ist bei Tür- und Platzprobleme meist die beste Alternative (Abb. 104).

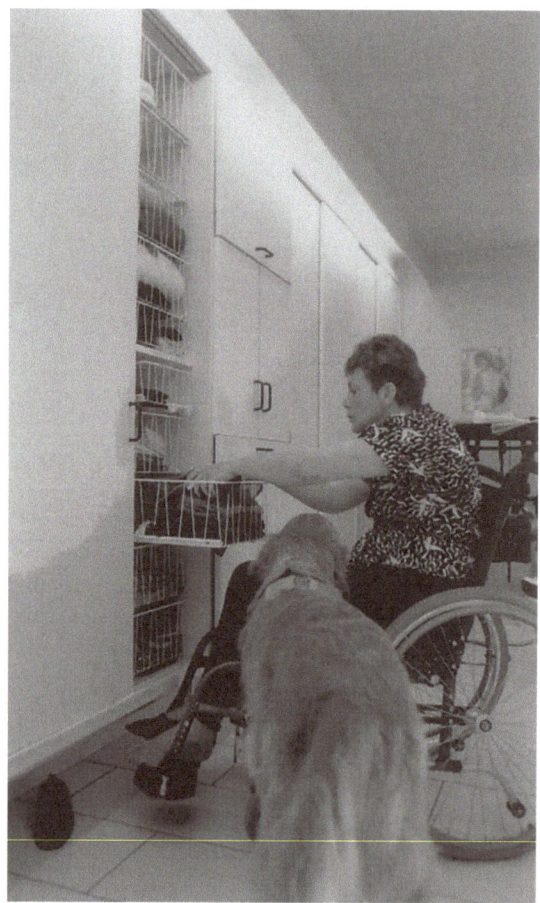

Abb. 104. Schränke sollten am besten unterfahrbar sein; Schiebetüren und herausziehbare Flächen sind ebenfalls praktisch

Die optimale Bedienungshöhe für Tür- und Fenstergriffe sowie alle anderen elektrischen Knöpfe und Tasten liegt zwischen 90 und 110 cm (vom Boden aus gemessen). Diese Höhe ist für beide, Rollstuhlfahrer und Fußgänger, gut zu erreichen. Die elektrischen Bedienungstafeln sollten in dieser Höhe und, wenn möglich, nicht in den Zimmerecken, sondern auf einer freien, gut erreichbaren Fläche installiert werden. Die Zimmerecken sind mit dem Rollstuhl schwierig zu erreichen, u. a. wegen der etwas vorverlagerten Beinstützen. Betroffene mit sehr eingeschränkter Handfunktion sollten eine Fernbedienung besitzen, mit der alle anderen elektrisch zu schaltenden Apparaturen wie Fernseher, Video, Radio, Stereoanlage, Licht, Türöffner bedient werden können.

Anpassungen für das Badezimmer und die Toilette

Optimal wäre es, wenn Badezimmer, Toilette sowie Wohn- und Schlafzimmer auf derselben Etage liegen würden (Abb. 105).

Das Badezimmer und die Toilette sollten hindernisfrei zu befahren sein. Die Ausstattung mit einer Dusche anstatt mit einer Badewanne ist vorzuziehen, da die Dusche mit dem Rollstuhl einfacher zu erreichen ist. Abhängig von der Läsionshöhe und von den eigenen ADL-Fähigkeiten wird entweder ein Duschstuhl oder ein Duschsitz benutzt. Der Duschsitz sollte hochklappbar sein, so daß auch andere Mitbewohner die Dusche ebenfalls ohne weiteres benutzen können. Das Badezimmer sollte so geräumig sein, daß die Transfers vom Rollstuhl auf den Duschsitz und/oder auf die Toilette gut möglich sind (Abb. 106).

Wenn der Betroffene den Rollstuhl-Toiletten-Transfer alleine ausführen kann, sollte die Toilettenhöhe mit der Rollstuhlhöhe übereinstimmen. Wird dagegen ein Toilettenduschstuhl eingesetzt, muß die Toilette niedriger sein, so daß der Toilettenduschstuhl über die Toilette geschoben werden kann (Abb. 107 und 108). Verfügt der Betroffene nur über sehr wenig Sitzbalance, wird zum Duschen entweder eine viel Platz einnehmende Duschliege oder aber ein Badewannenlifter, der in die Badewanne eingebaut wird, benutzt.

Mit Hilfe einer Mischbatterie läßt sich die die Wassertemperatur besser einstellen, somit wird das Verbrüh- bzw. Verbrennungsrisiko deutlich verringert. Eventuell benötigte Haltegriffe usw. können individuell angepaßt und montiert werden.

Abb. 105. Wenn Bade- und Schlafzimmer auf der ersten Etage liegen, ist ein Treppenlift hilfreich

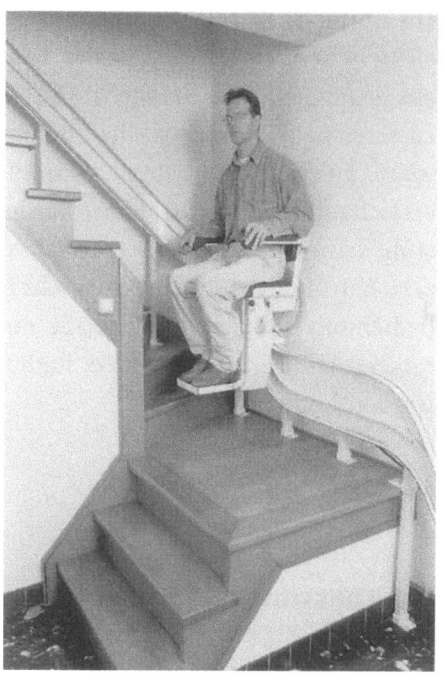

Abb. 106. Ein hindernisfreies Badezimmer mit einer Badewanne für die anderen Familienmitglieder und einer Dusche für den Rollstuhlfahrer

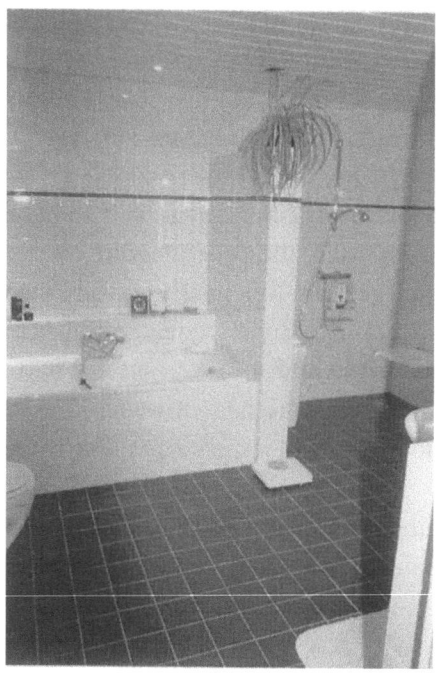

Abb. 107. Duschmöglichkeit: duschen im Badezimmer

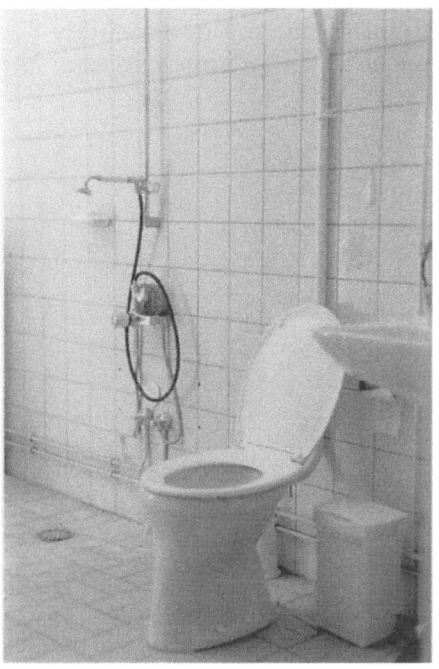

Abb. 108. Ein geräumiges Bad mit Rollstuhltoilette, unterfahrbarem Waschbecken und Schiebetür erleichtern das Herein- und Herausfahren

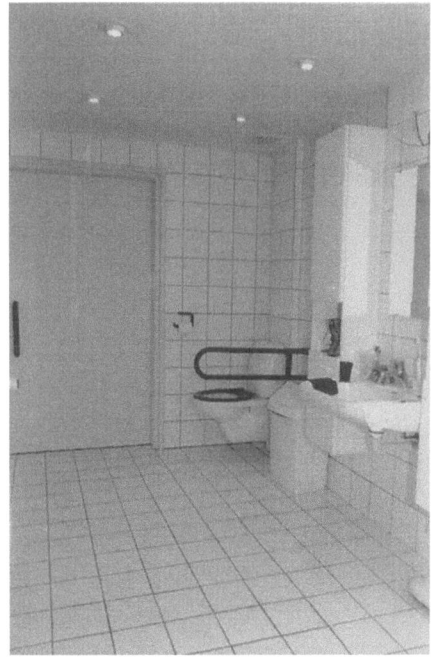

Abb. 109. Ein ideales Waschbecken für Rollstuhlfahrer; isolierte Abflußrohre verhindern die Verbrennungsgefahr

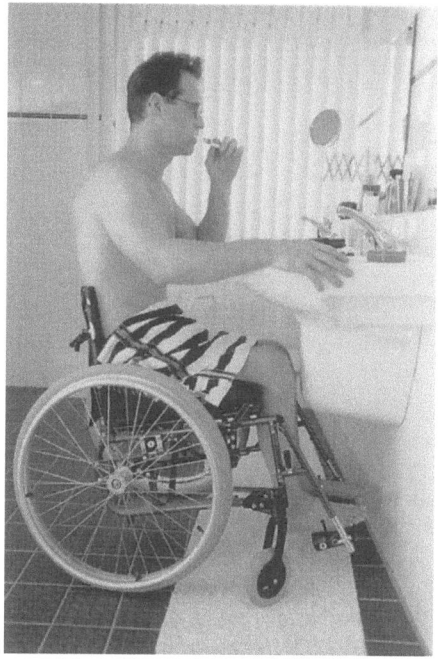

Das Waschbecken muß so angebracht sein, daß der Rollstuhl und/oder der Duschstuhl bequem unter das Waschbecken geschoben werden kann, ohne daß die Beine zu sehr eingeengt werden (Abb. 109). Alle an- und abführenden Wasserleitungen, an denen man sich verbrennen könnte, sollten gut isoliert sein. Außerdem sollte ein Spiegel der im Neigungswinkel verstellbar ist in der richtigen Höhe abgebracht werden. Bei geringer Handfunktion sind Schwenkkrähne (Mischbatterien) für die selbständige Bedienung eine gute Alternative.

Schlafzimmer

Die Höhe des Bettes sollte für die Ausführung der Transfers am besten der Rollstuhlhöhe entsprechen (Abb. 110 und 111). Wird die Versorgung bzw. die Pflege ganz oder teilweise von einer Hilfsperson übernommen, so ist ein elektrisch höhen verstellbares Bett notwendig.

Für den Transfer vom Rollstuhl ins Bett sollte zumindest auf einer Bettlängsseite 1,50 m Platz vorhanden sein. Ein mindestens 1m breiter Freiraum am Fußende ermöglicht ein problemloses Durchfahren in diesem Bereich (Abb. 112).

Für den Transfer müßte im weiteren die Möglichkeit bestehen, eine Aufrichthilfe am Bett oder an der Wand zu befestigen. Wenn es nötig ist, den Transfer mit einem Lift auszuführen, muß für die Aufstellung eines solchen Geräts genügend Platz vorhanden sein. Die Wechselsprechanlage, das Alarmsystem, der Fernseher, das Radio und die Türen müssen auch von der liegenden Position aus problemlos zu bedienen sein. Hierfür können z. B. verlängerte Schnurverbindungen, Infrarotfernbedienungen oder ein Umweltkontrollgerät eingesetzt werden. Der Einsatz der Umweltkontrollgeräte eignet sich besonders für Querschnittgelähmte mit hohem Läsionsniveau ohne Handfunktion.

Abb. 110. Ein normales Doppelbett in Rollstuhlhöhe

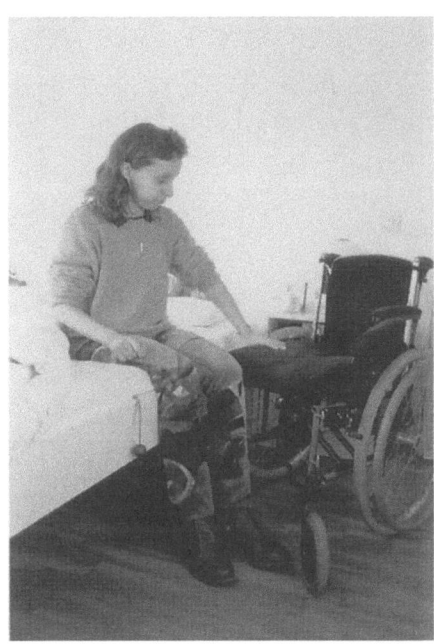

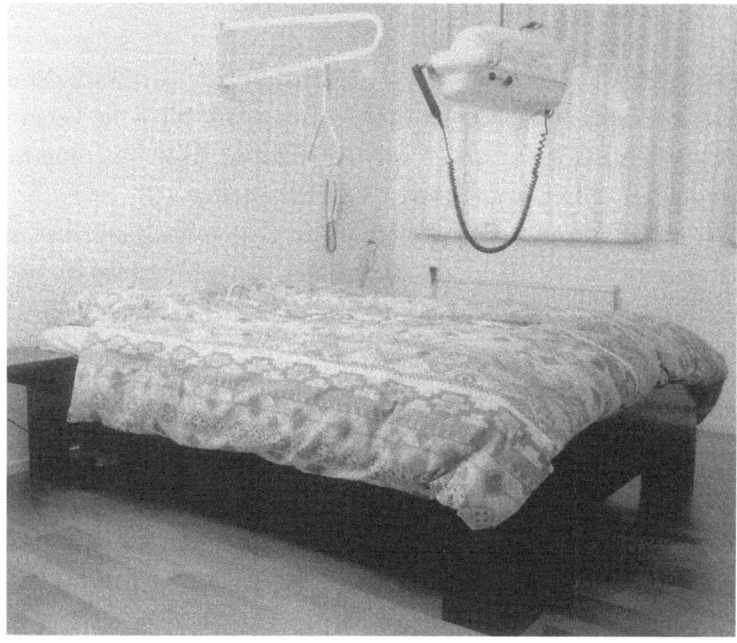

Abb. 111. Ein Bett in Rollstuhlhöhe, eine Bettdecke, eine Aufrichthilfe und ein Deckenlift als Hilfsmittel

Abb. 112. Ein Spiegel, der bis zum Boden reicht, ist auch für den Hund schön

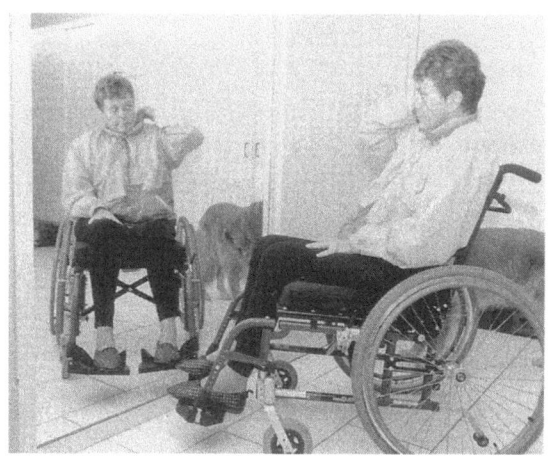

Die Bettversorgung: Bei den Besprechungen geht man stets von 2 getrennten Betten aus, obwohl es auch anders geht.
Beispielsweise ein Bettgestell mit 2 verschiedenen Matratzen, wodurch man näher beieinander liegen kann, ohne die harten Bettkanten dazwischen.

Während der Rehabilitation denkt man über so etwas nicht nach; das Bett wird versorgungs- und liegetechnisch optimal bestellt. Wenn man dann zu Hause ist und alles wieder seinen „normalen" Weg geht, fallen einem erst solche doch wichtigen Dinge auf.

Küche

Eine rollstuhlangepaßte Küche sollte groß genug sein, damit die für Rollstuhlfahrer eingeschränkte Reichweite nach oben und nach vorne über die Fläche ausgeglichen werden kann. Die Arbeitsfläche sowie die Spüle sollten unterfahrbar sein (Abb. 113 und 114) und in der Höhe verstellbar, wenn sowohl Rollstuhlfahrer als auch Fußgänger in der Küche arbeiten und kochen. Die an- und abführenden Leitungen werden nach hinten in Richtung Mauer verlegt und gut isoliert. Die Ausstattung der Wasserkrähne wird an die Handfunktion angepaßt. Alle Geräte, z. B. auch die Küchendunstabzugsanlage, sollten vom Rollstuhl aus bedienbar sein. Der zusätzliche Einbau einer auf Rollstuhlhöhe ausziehbaren Arbeitsplatte ist sehr praktisch, da hiermit die Arbeitsfläche vergrößert werden kann, ohne den Raum der Küche damit langfristig zu verkleinern.

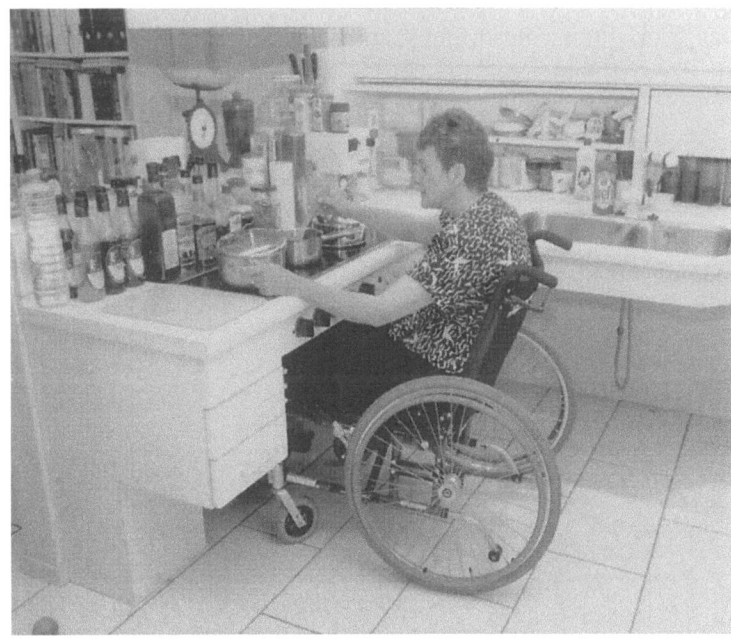

Abb. 113. Eine rollstuhlgerechte Küche mit unterfahrbarer Spüle und Kochstelle

Abb. 114. Ein auf Rollstuhlhöhe angebrachter Abfalleimer

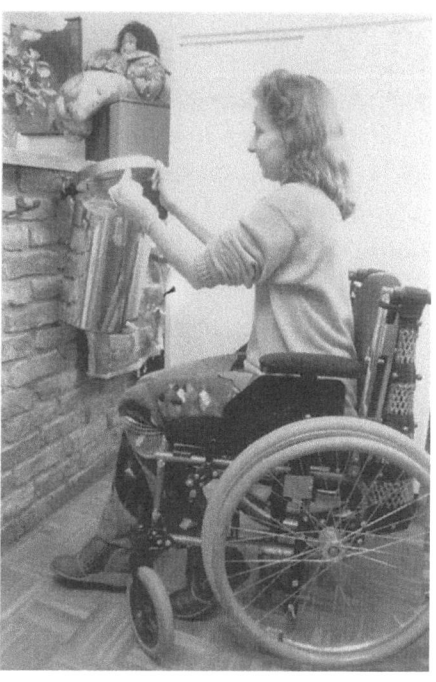

Hobbyraum und Garage

Das Einrichten eines Hobbyraums ist für viele Betroffene zum Ausgleich für die evtl. fehlenden beruflichen Aktivitäten sehr wichtig (Abb. 115–117).

Abb. 115. Ein eigner Hobby- und/oder Arbeitsraum ist ideal

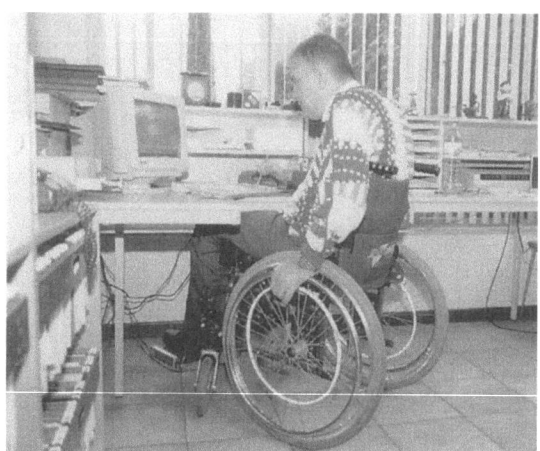

Abb. 116. Neben Flickarbeiten ist das Entwerfen und Nähen von eigener Kleidung ein schönes Hobby

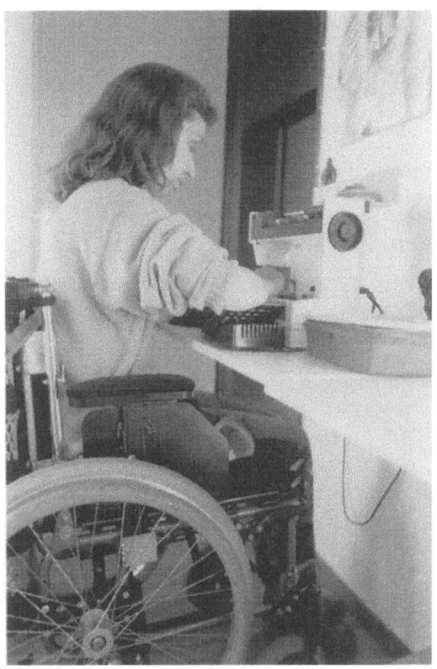

Abb. 117. Eine eigene kleine Werkstatt im Haus ermöglicht z. B. das Reparieren von Mofas usw.

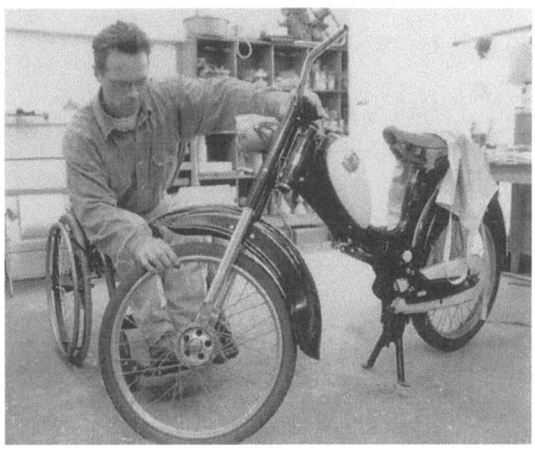

Darüber hinaus wird auch ein Raum benötigt, in dem die Rollstühle abgestellt oder elektrisch wieder aufgeladen werden können und/oder ein Rollstuhl-Rollstuhl-Transfer ohne Platzprobleme ausgeführt werden kann.

Auch in der Garage muß für den Transfer vom Rollstuhl in das Auto genügend Platz vorhanden sein. Vorteilhaft sind hier z. B. Garagentore, die nach außen hin geöffnet werden oder Schiebetore.

Hilfsmitteleinsatz zu Hause

Das Ziel aller Hilfsmitteleinsätze ist, Aktivitäten selbständig(er) und/oder einfacher ausführen zu können (Abb. 118).

Dies vermindert die Abhängigkeit und die Entstehung von Komplikationen. Die Hilfsmittel können z. T. am Körper getragen oder in der direkten Umgebung befestigt bzw. verfügbar sein. Nachfolgend werden lediglich die am häufigsten genutzten Hilfsmittel kurz beschrieben.

> Mit einer inkompletten Querschnittlähmung hängt man schnell zwischen den Stühlen. Auf der einen Seite ist man froh, noch einmal so davon gekommen zu sein – im Vergleich zu anderen – und denkt nicht über die evtl. bestehende Notwendigkeit von Anpassungen nach. Auf der anderen Seite traut man sich nicht, darüber zu sprechen oder nachzufragen, man denkt „ich muß das auch so schaffen".
>
> Das Schlimmste ist eigentlich das endlose Kämpfen – das ständige Telefonieren mit den verschiedenen Institutionen und Zuständigen, das Berichten, Darstellen, Reden und Fragen, um alles geregelt zu bekommen, um Hilfsmittel zu bekommen die man nicht mal so aus Jux und Spaß anfordert, sondern weil man sie braucht. Es wird einem nicht leicht gemacht, und das auch noch in einer Zeit, in der man eh noch soviel zu verarbeiten hat.

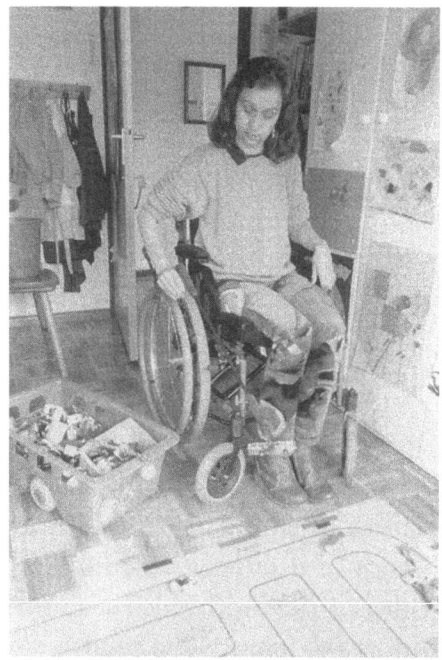

Abb. 118. Das Aufräumen des Kinderzimmers kann durch den Einsatz einer „helping hand" erleichtert werden

Hilfsmittel zum Waschen und Duschen (Abb. 119 und 120)

Duschsitz: Dies ist ein an der Wand oder auf dem Boden zu befestigender Sitz, auf dem man sitzend duschen kann. Er nimmt im Gegensatz zum Duschstuhl weniger Platz ein. Im Prinzip können alle Paraplegiker diesen Sitz benutzen.

Duschstuhl: Dies ist ein Rollstuhl mit einer aus Kunststoff bestehenden, in der Regel U-förmig geformten Sitzfläche, deren Ränder mit Neopren verkleidet sind.
Der Duschstuhl kann durch die U-förmige Aussparung in der Sitzfläche auch als Toilettenstuhl zur Entleerung des Darms (über der Toilette sitzend) benutzt werden.

Außer diesen 2 Duschhilfsmitteln gibt es noch Badewannensitze und -liegen sowie Duschhocker und andere Hilfsmittel, die das Duschen und Waschen vereinfachen, z. B. Badebürsten und angepaßte Wasserkrähne.

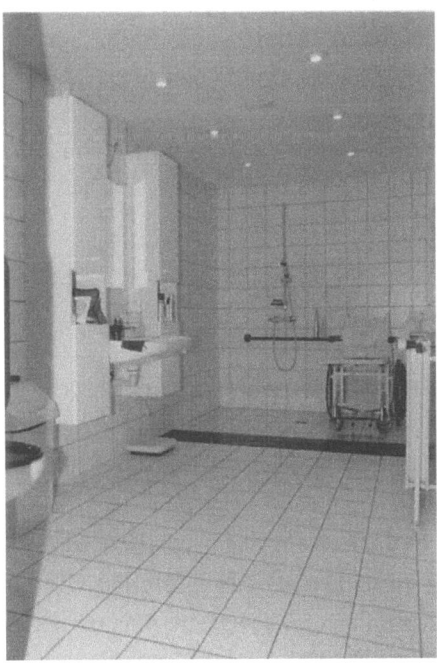
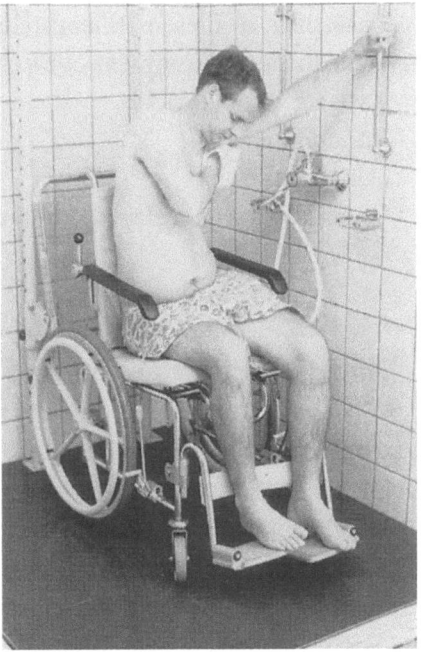

Abb. 119. *(links)* Behindertengerechtes, geräumiges Badezimmer mit unterfahrbarem Waschbecken. Der Raum kann von der gesamten Familie benutzt werden
Abb. 120. *(rechts)* Dieser junge Tetraplegiker duscht alleine in seinem Duschstuhl

Abb. 121. Ein kleiner Vorrat an Kathetern ist sinnvoll, wenn man zu Hause selbst katheterisiert

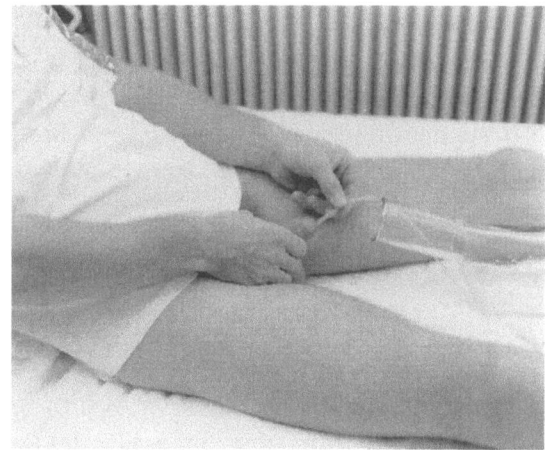

Hilfsmittel für den Toilettenbesuch

Hierzu gehören der Dusch-Toilettenstuhl und/oder der Toilettenranderhöher, durch den die Sitzhöhe der Toilette angepaßt werden kann. Der Toilettenranderhöher kann auch sehr gut auf Reisen usw. mitgenommen werden.

Zusätzlich zu diesen Hilfsmitteln gibt es auch noch eine Reihe von unterschiedlichen Inkontinenz- bzw. Auffangmaterialien:
- Katheter (Abb. 121),
- Kondomurinal,
- „Urinflasche",
- Vliesunterlagen, Vorlagen, Moltex, etc.

Hilfsmittel für das An- und Ausziehen (Abb. 122 und 123)

Je eingeschränkter die Handfunktion ist, desto größer werden die Probleme beim An- und Ausziehen.

Im allgemeinen ist das Ausziehen einfacher als das Anziehen und das Anziehen von weit sitzender Kleidung einfacher als das Anziehen von eng anliegenden Hemden und Blusen mit Knopfleiste, Krawatten, BHs usw. Kleine Veränderungen wie der Austausch eines Hosenknopfes gegen einen Klettenbandverschluß oder das Anbringen eines größeren Rings am Reißverschlußhaken, der das Öffnen und Schließen des Reißverschlusses vereinfacht, sind oft einfache, aber sehr effektive Hilfsmittel.

Hilfsmitteleinsatz zu Hause 129

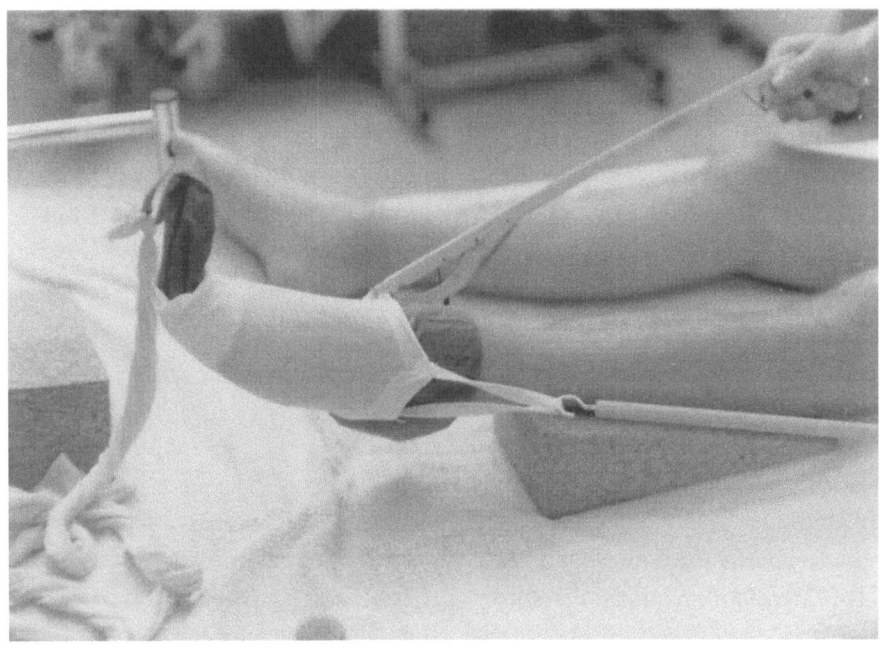

Abb. 122. Wenn die Hüftbeweglichkeit durch eine fortschreitende P.A.O.-Entwicklung nachläßt, müssen Hilfsmittel zum Anziehen der Socken und der Schuhe eingesetzt werden

Abb. 123. Bei einer eingeschränkten Handfunktion ist die Befestigung eines Rings am Reißverschluß sehr praktisch

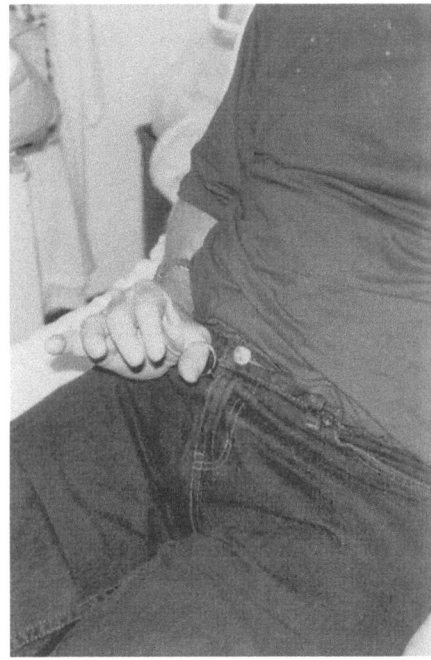

Neben diesen mehr vielseitig einzusetzenden Hilfsmitteln gibt es auch ganz spezielle Hilfsmittel, z. B. den Hemdzuknöpfer oder den Schnürsenkelzuzieher. Diese Hilfsmittel können jedoch nur objektgebunden genutzt werden.

Neben der herkömmlichen Kleidung gibt es mittlerweile auch speziell für Rollstuhlfahrer gefertigte bequeme Kleidung. Das Sortiment umfaßt normal im Haus zu tragende und in reicher Auswahl auch außer Haus zu tragende Kleidung.

Hilfsmittel beim Essen und Trinken

Am häufigsten werden speziell geformte Löffel und Gabeln mit einem angepaßten Griff genutzt. Neben der veränderten Form kann auch das Gewicht des Materials (von normal schwer bis leicht) angepaßt werden (Abb. 124).

Die Teller können mit einem speziell gefertigten Rand versehen oder direkt mit hohem Rand erworben werden. Der Rand verhindert sowohl das Hinüberrutschen des Essens beim Aufnehmen als auch das Wegrutschen des Essens beim Schneiden. Die zum Trinken besonders geeigneten Becher sind oft, u. a. wegen der Leichtigkeit, aus Kunststoff.

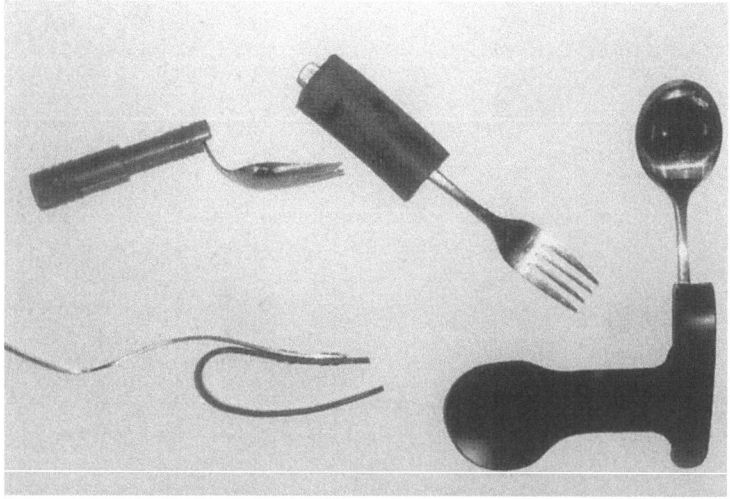

Abb. 124. Angepaßtes Besteck mit dickeren Handgriffen und/oder Handschienen

Hilfsmittel für die verschiedenen Transfers

Ein häufig einsetzbares bzw. genutztes Hilfsmittel ist das Rutschbrett (Abb. 125), das in unterschiedlichen Maßen, Ausführungen und Materialien erhältlich ist, ebenso wie die Rutschmatten („easy glider").

Die Drehscheibe kann nur zusammen mit einer Hilfsperson für Transfers im Kurzsitz und im Stehen eingesetzt werden (s. Abb. 56).

Die Beine können selbständig mit Hilfe von verschiedenen Schlingen auf das Bett bzw. vom Bett befördert werden. Um das Gesäß beim Transfer vor Schürfwunden zu schützen, können Gesäßschoner für die Zeit des Transfers auf den Rädern befestigt werden.

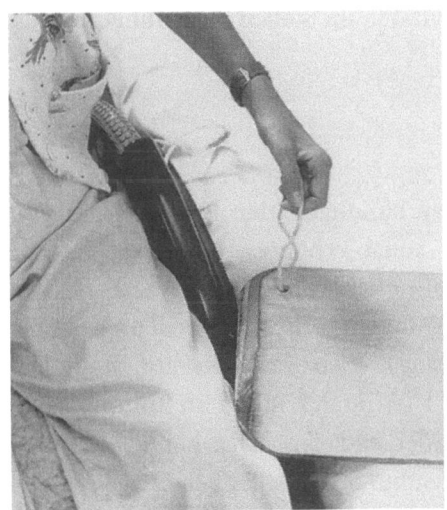
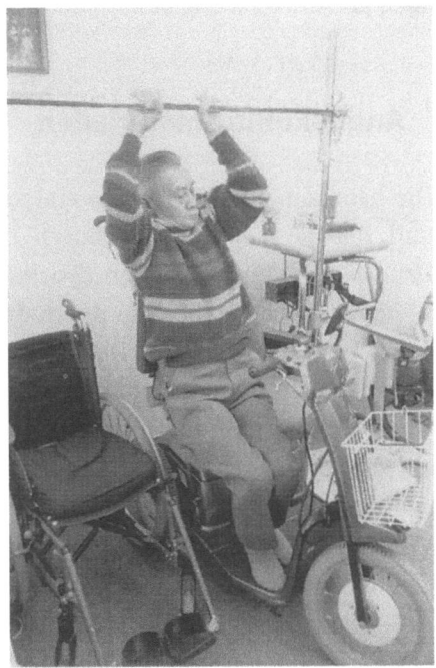

Abb. 125. *(links)* Beim Hantieren des Rutschbrettes hilft z. B. Betroffenen mit eingeschränkter Handfunktion schon eine einfache Schlaufe am Brett. Der Radschutz verhindert beim Transfer das Aufschürfen der Haut

Abb. 126. *(rechts)* Wenn das Hochdrücken nicht so gut gelingt, hilft eine über Schulterhöhe befestigte Stange beim Rollstuhl-Rollstuhl-Transfer

Hilfsmittel zum Stehen und Gehen

Mittlerweile ist das Sortiment an Gehhilfsmitteln sehr umfangreich. Die Stützen (Abb. 127) sind mit unterschiedlich, u. a. anatomisch geformten Handgriffen, mit unterschiedlichem Stützaufbau, in verschiedenen Gewichts- und Farbklassen sowie aus unterschiedlichen Materialien und mit verschiedenartigen Noppen erhältlich.

Etwas mehr Sicherheit und Stabilität geben die Gehwagen mit 4 Rädern und die Gehwagen mit 3 Rädern. Die Gehwagen sind auch zusammenklappbar erhältlich, so daß sie einfacher transportiert werden können. Die Gehwagen mit 3 Rädern sind im Aufbau etwas weniger stabil, aber dafür beim Gehen mobiler und wendiger als die Gehwagen mit 4 Rädern.

Die Gehwagen können zusätzlich mit einem Einkaufskorb und/oder einer aufklappbaren Sitzbank ausgerüstet werden. Zum Gehen werden in der Regel neben der Stützmöglichkeit für die Arme auch Beinschienen benötigt.

Das Stehen kann mit Hilfe eines mechanisch oder elektrisch betriebenen Stehgeräts oder einem Stehbett (Abb. 128) erfolgen. Mittlerweile gibt es Rollstühle, in denen man sowohl sitzen als auch stehen kann. Hierdurch können auch als Abwechslung zum Sitzen Aktivitäten im Stehen ausgeführt werden.

Antidekubitusmaterialien

Die beim An- und Ausziehen einfach zu handhabenden Fersen- (Abb. 129) und Ellbogenschoner verhindern die sonst erhöhte und beschädigende Druckentwicklung in diesen druckempfindlichen Körperregionen.

Die Gesäßhaut z. B. kann durch die Wahl eines nicht optimal angepaßten Sitzkissens leiden (Dekubitusentwicklung), ebenso der Rumpf, wenn der Rollstuhl nicht richtig angepaßt wurde. Hierdurch können im Rumpfbereich Überbelastungs- und Haltungsbeschwerden entstehen. Dies kann ebenso wie ein schlecht angepaßtes Kissen die Ausübung der alltäglichen Aktivitäten behindern.

Bei der Wahl des Sitzkissens müssen die einzelnen Kissenlagen auf ihre Eigenschaften hin überprüft werden:
- Bezug: Verschiebbarkeit, Glätte und Waschbarkeit.
- Oberste Lage: ist für den Härtegrad und die Wärme- und Feuchtigkeitsregulation verantwortlich.
- Zwischenlage: ist für die Druckverteilung verantwortlich.
- Unterste Lage: ist für die Befestigung und den Halt am Rollstuhlrahmen verantwortlich.

Hilfsmitteleinsatz zu Hause   133

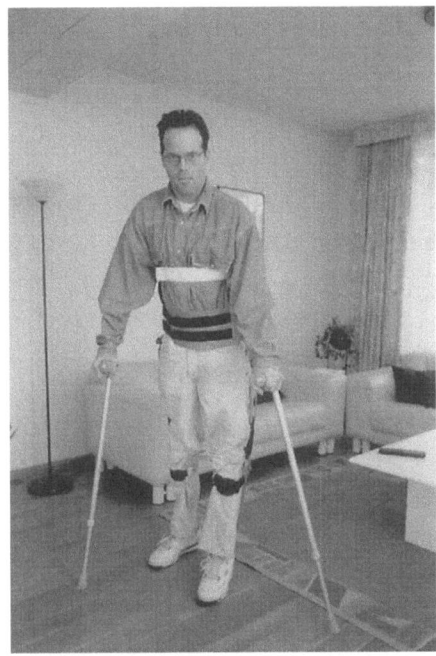 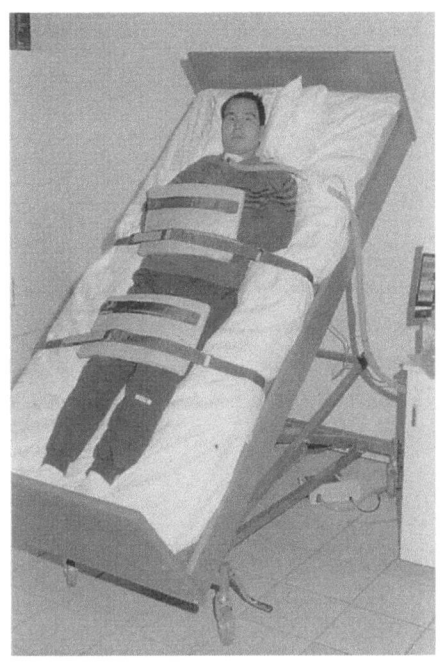

Abb. 127. *(links)* Das Gehen mit Schienen und Stützen im Haus ist eine ideale Therapie. (Im Bild: die ARGO oder „Advanced Reciprocal Gait Orthesis")
Abb. 128. *(rechts)* Das Stehbett ermöglicht auch Betroffenen mit sehr hohen Läsionen zu Hause das tägliche, wohltuende Stehen

Abb. 129. Fersenschoner verhindern in diesem Bereich Durchliegewunden

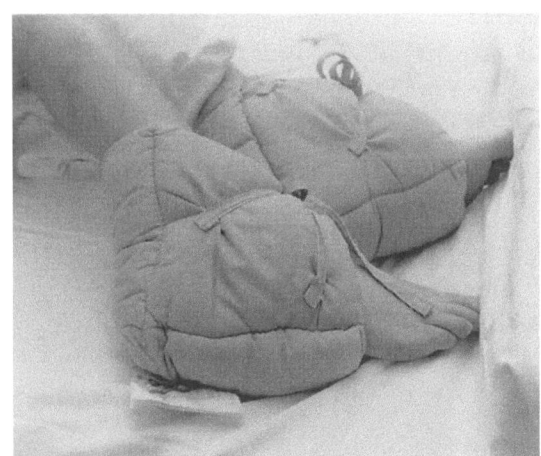

Es gibt verschiedene Arten von Sitzkissen:
- Schaumstoffkissen,
- Latexkissen,
- flüssigkeitsgefüllte Kissen,
- Gelkissen,
- Luftkissen (Abb. 130 und 131),
- Kombinationskissen aus verschiedenen Materialien.

Vor dem Kauf eines Sitzkissens sollte eine gute Beratung stehen. Die hier erhaltenen Informationen sowie die eigene „Sitzkissenerfahrung", wie sie im Lauf der Reha-Zeit in der Regel gemacht werden kann, ermöglichen die Wahl des richtigen Kissens.

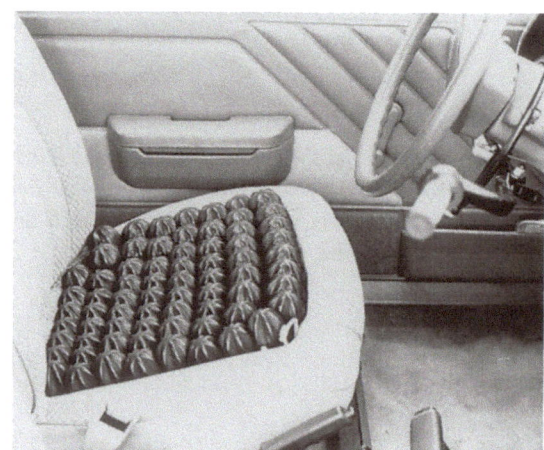

Abb. 130. Wenn man längere Strecken im Auto fahren muß, ist die Anschaffung bzw. der Gebrauch eines angepaßten Sitzkissens sinnvoll

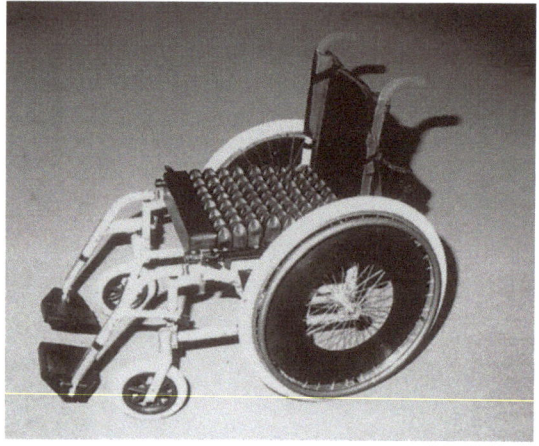

Abb. 131. Ein stabiler Rollstuhlsitz verbessert die Sitzbalance; das Roho-Sitzkissen verhindert die Entstehung von Hautproblemen

Personenalarm

Es gibt verschiedene Geräte, um Hilfe bzw. Unterstützung herbeizurufen. Einige dieser Geräte lassen sich direkt am Körper tragen (Abb. 132), andere können in der näheren Umgebung abgelegt werden. Welches Gerät benutzt wird, hängt von den Fortbewegungsmöglichkeiten ab. Das einfachste Hilfsmittel ist das tragbare Telefon.

Benötigt der Betroffene jedoch eine intensivere Begleitung, braucht er z. B. beim Aufhusten im Rollstuhl Hilfe, dann sollte das Alarmsystem direkt am Rollstuhl befestigt werden, so daß schnell und einfach Hilfe herbeigerufen werden kann.

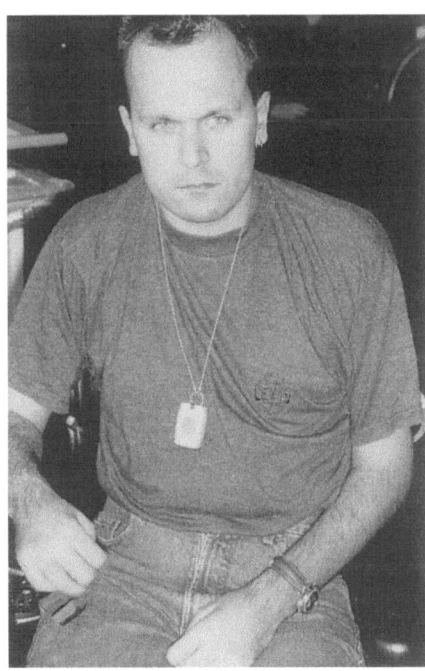

Abb. 132. Die Notklingel wird um den Nacken getragen; Hilfe wird automatisch herbeigerufen

Bett

Ein mechanisch oder elektrisch höhenverstellbares sowie fahrbares Bett mit verstellbarem Kopf-/Rücken-Teil, ist besonders für ganz oder teilweise Pflegeabhängige gut geeignet sowie für Betroffene, denen damit die Transfers und/oder die Selbstversorgung erleichtert wird (Abb. 133).

Zusätzlich können Hilfsmittel wie die Aufrichthilfe am Bett, Seitenstangen und Stangen, die oberhalb des Bettes angebracht sind, die alltäglichen Aktivitäten und die Transfers erleichtern (Abb. 134).

Betroffene, die in ihren Möglichkeiten sehr stark eingeschränkt sind, sollten mit einem Stehbett versorgt werden, so daß zumindest die Möglichkeit besteht, täglich ohne allzu große Probleme eine Zeitlang stehen zu können.

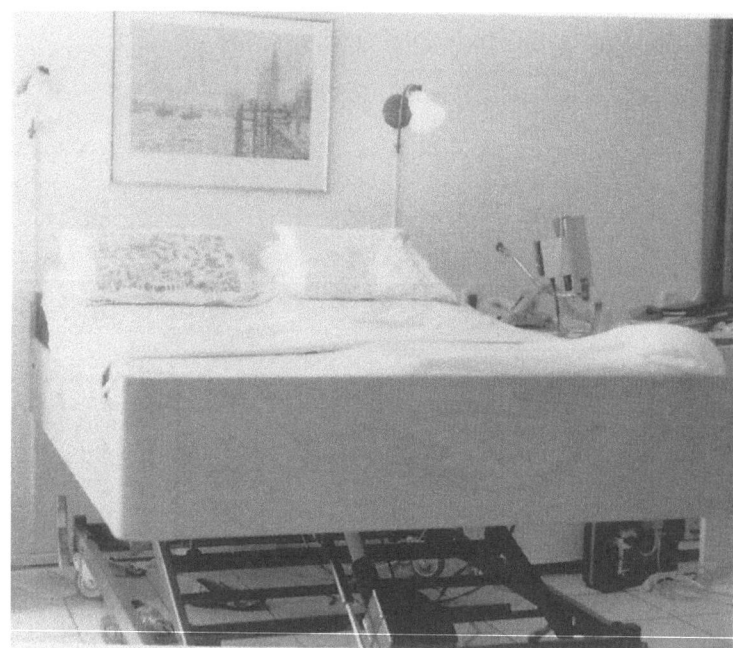

Abb. 133. Ein elektrisch in der Höhe verstellbares Doppelbett

Hilfsmitteleinsatz zu Hause 137

Abb. 134 a, b. Der Transfer vom Rollstuhl ins Bett wird durch die oberhalb des Bettes befestigten Stangen einfacher.
a Hochziehen an der Stange

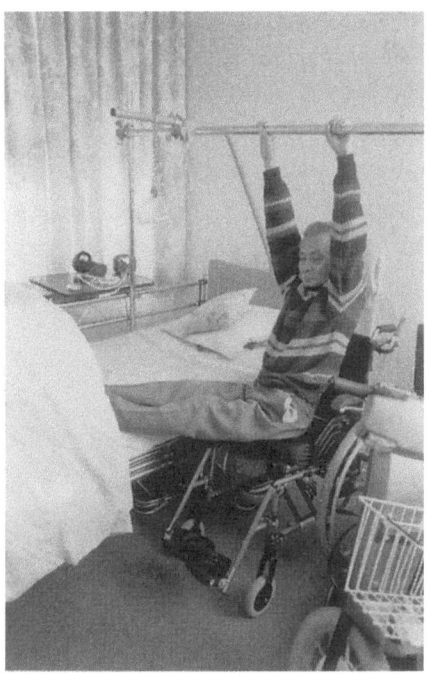

b Transfer im Bett

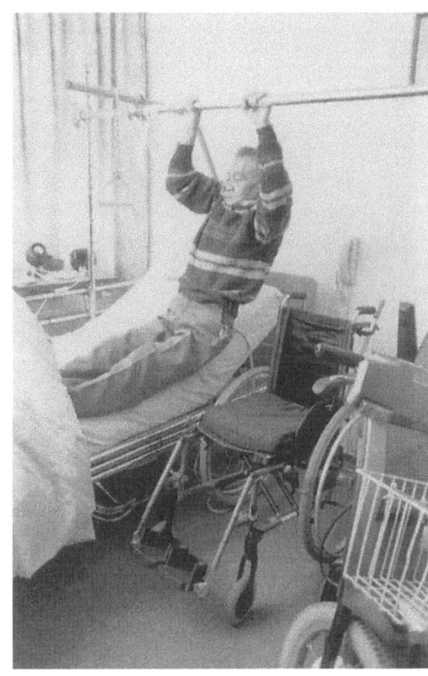

Rollstuhl

Die Wahl des Rollstuhls hängt in erster Linie von der Läsionshöhe, dem Alter, dem Gewicht, der Größe und der Breite des Benutzers ab. Neben der optimalen körperlichen Rollstuhlanpassung kann durch die in den letzten Jahren erfolgten Neuentwicklungen im Bereich der Formgebung und der Outfitgestaltung ein individuell passender Rollstuhl gefertigt werden.

Rollstuhleinteilung

Handbetriebene Rollstühle

- ADL-Rollstuhl: Dies ist der traditionelle Rollstuhl, der vorwiegend von der älteren Generation genutzt wird.
- Aktivrollstuhl: Dies ist ein moderner Rollstuhl (Abb. 135 und 136), der leicht zusammenklappbar ist und weniger als 15 kg wiegt. Die Vorder- und Hinterräder können individuell eingestellt werden. Die Einstellung der Hinterräder nach vorne bzw. nach hinten kann z. B. den Rollstuhlwiderstand verringern oder erhöhen, während die Höheneinstellung die Sitzposition verbessern kann.
- Sportrollstühle: Sie haben in der Regel einen starren Rahmen. Die Hinterräder können durch ein Quick-release-System mit der Steck- bzw. Schnellspannachse leicht abmontiert werden. Darüber hinaus können die Hinterräder in alle Richtungen (hoch-runter, vor-zurück und schräg) eingestellt werden.

Elektrische Rollstühle

In diesem Bereich gibt es Rollstühle, die nur für drinnen oder nur für draußen geeignet sind, und auch Rollstühle, die sowohl für drinnen als auch für draußen gleichzeitig geeignet sind.

Die Steuerung bzw. die Bedienung eines elektrischen Rollstuhls kann durch Handbedienung (Knopf oder Joystick), durch Hinterkopf- oder Zungensteuerung, durch Blas- oder Saugsteuerung oder durch Kinnsteuerung erfolgen, je nachdem, welche Möglichkeiten vorhanden sind.

Plateaurollstühle (Rollstühle für draußen) sind relativ leicht zerlegbar und daher auch zum Mitnehmen im Auto gut geeignet (Abb. 137).

Abb. 135. Kennzeichen eines modernen Rollstuhls: leichtes Gewicht, niedriger Schwerpunkt, demontierbare Hinterräder und einklappbare Rückenlehne. Der Transfer vom bzw. zum Boden ist damit kein Problem

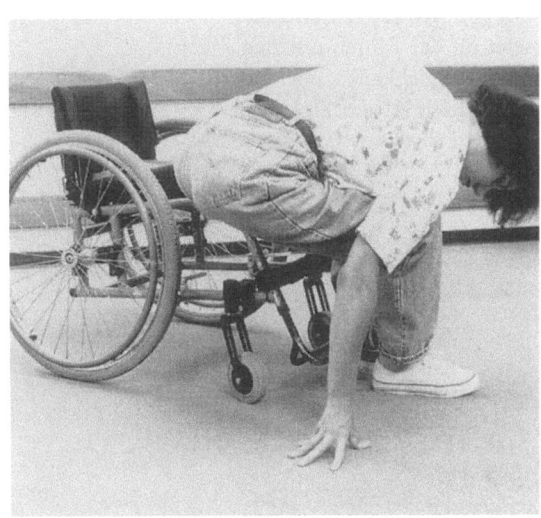

Abb. 136. Manchmal läuft alles auf Rädern

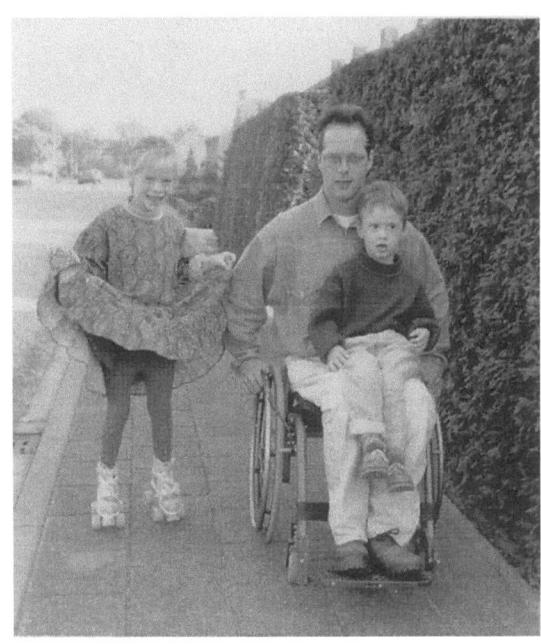

Abb. 137. Der Plateaurollstuhl bietet für das Fahren draußen ideale Möglichkeiten, ein Korb erleichtert das Einkaufen

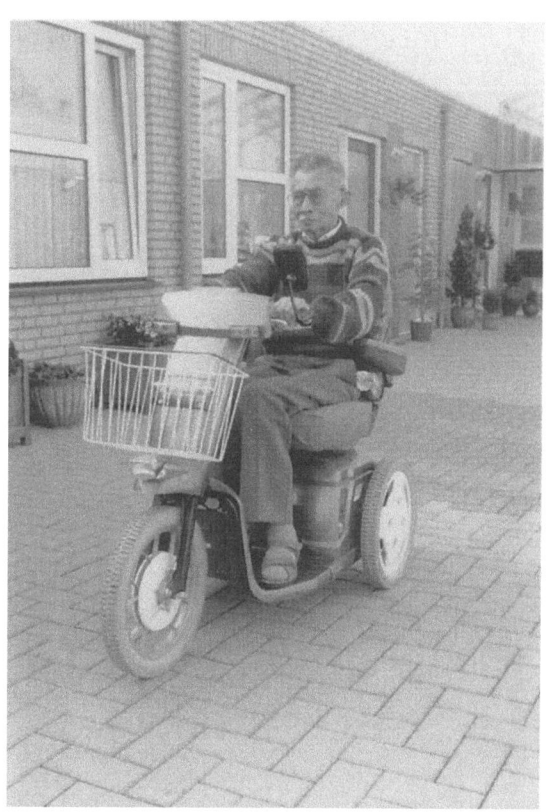

4 Komplikationen verhindern – fit sein und fit bleiben

Mobilität und Knochenneubildung (P.A.O.)

Gelenke und Muskeln neigen bei wenig Bewegung zu Versteifungen und/oder zu Verkürzungen. Aufgrund des durch die Querschnittlähmung bedingten Bewegungsmangels besteht daher für die Betroffenen ein erhöhtes Risiko, Gelenkversteifungen und/oder Kontrakturzustände zu entwickeln. Aber nicht nur der Bewegungsmangel, sondern auch die erhöhte Muskelspannung (Spastizität) und/oder die Kalkablagerungen rund um ein oder mehrere Gelenke (P.A.O.) können für die Gelenkversteifungen und/oder die Muskelverkürzungen verantwortlich sein bzw. sie mitverursachen.

Während der Rehabilitation werden täglich alle Gelenke und alle Muskeln unterhalb der Beschädigungsstelle durch einen Therapeuten mobilisiert (durchbewegt) und die dazugehörenden Muskeln aufgedehnt.

Betroffene mit einer guten Handfunktion sind in der Regel selbst in der Lage, die Gelenke und die Muskeln durchzubewegen und sie so beweglich zu halten (Abb. 138). Ist dagegen die Handfunktion stark eingeschränkt, sollte das tägliche Durchbewegungsprogramm von einem Physiotherapeuten ausgeführt werden. Allerdings sollte auch der Partner oder eine andere begleitende Person mit den Techniken des Durchbewegens vertraut sein, um die regelmäßige Fortführung des Durchbewegungsprogramms an den Wochenenden oder wenn der Therapeut nicht zur Verfügung stehen kann zu sichern.

Neben dem angestrebten Hauptziel, die Beweglichkeit und die Geschmeidigkeit der Gelenke und Muskeln zu erhalten, wirkt das Durchbewegen auch anregend auf den Blutkreislauf und hemmend auf die Spastik.

Da danach die Ausführung der täglichen Aktivitäten einfacher ist, bewegen sich die meisten Betroffenen bereits morgens im Bett noch vor dem Aufstehen und der Selbstversorgung erst einmal durch (Abb. 139).

142 Komplikationen verhindern – fit sein und fit bleiben

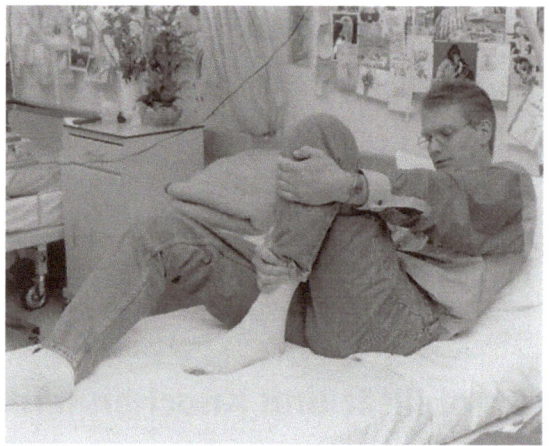

Abb. 138. Bei vollständig vorhandener Handfunktion ist das selbständige Durchbewegen der Beine kein Problem

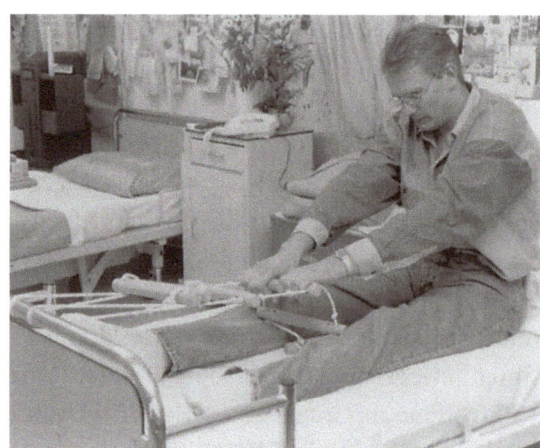

Abb. 139. Wenn die Spastik morgens früh zu stark ist oder die Hüften durch Kalkablagerungen zu steif sind, kann eine Strickleiter den Langsitz ermöglichen

Beim Durchbewegen sollten einige Punkte beachtet werden:
- Durch nicht korrekt ausgeführte Mobilisationstechniken können im bzw. am Gelenk Schäden entstehen. Um dies zu verhindern, sollte das Durchbewegungsprogramm gemeinsam mit dem begleitenden Physiotherapeuten erarbeitet werden.
- Jede Bewegung sollte mindestens 10mal wiederholt werden. Die Bewegungen müssen langsam ausgeführt und am Ende der Bewegung mindestens 10 s gehalten werden, um einen guten Dehn- und Entspannungseffekt zu erreichen.
- Die Bewegungen werden immer bis zur Bewegungsgrenze ausgeführt. Während des Durchbewegens sollten diese Grenzen ohne große Kraftanstrengung und ohne das Hervorrufen von Schmerzen stetig erweitert werden.

- Am Ende der Bewegungen sollte nicht gefedert werden, da dies die Gelenke belastet und die gewünschte Muskelentspannung nicht aufkommen kann. Besser ist es, am Ende der Bewegung die erreichte Stellung für mindestens 10 s zu halten. Dies verringert auch die Spastizität.

Selbsttätiges Durchbewegen von Rumpf und Beinen

Das Durchbewegen der Beine und des Rumpfes wird am besten morgens im Bett durchgeführt. Die elektrisch verstellbare Rückenlehne des Bettes kann sowohl bei verminderter Sitzbalance als auch bei einigen Übungen als Stütze genutzt werden.

Dehnen der Rücken- und hinteren Oberschenkelmuskulatur (Abb. 140)

Im Langsitz beugt man sich langsam nach vorne und versucht, mit den Händen die Unterschenkel-Knöchel-Linie zu erreichen; bei eingeschränkter Greiffunktion rutscht man mit den Händen neben den Beinen auf dem Bettlaken Richtung Füße. Hierbei können die Knie mit den Ellbogen in der Streckung gehalten werden. Anschließend beugt man sich noch weiter nach vorne und versucht, mit den Händen die Füße zu erreichen. Die Bewegung sollte langsam durchgeführt werden, so daß die Muskulatur genügend Zeit hat zur Entspannung hat.

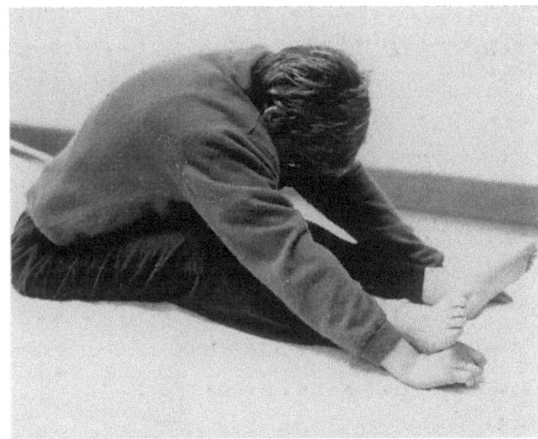

Abb. 140. Dehnen der Rücken- und hinteren Oberschenkelmuskulatur

Anbeugen von Knie und Hüfte (Abb. 141)

In halb oder ganz liegender Position werden die Beine einzeln Richtung Nase gezogen. Dabei kommt es zu einer maximalen Knie- und Hüftbeugung. Die Übung kann auch in der Seitenlage (für die jeweils oben liegende Seite) ausgeführt werden.

Abb. 141. Beugen von Knie und Hüfte

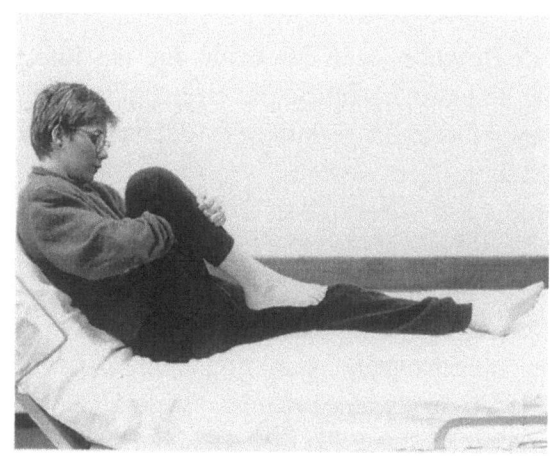

Innenrotation der Hüfte (Abb 142)

Im Sitzen, unterstützt durch die Rückenlehne des Bettes, zieht man ein Bein in die Beugung und drückt es dann (nicht zu fest) vom Knie aus über den Oberschenkel des gestreckt liegenden Beins hinweg nach innen.

Abb. 142. Innenrotation der Hüfte

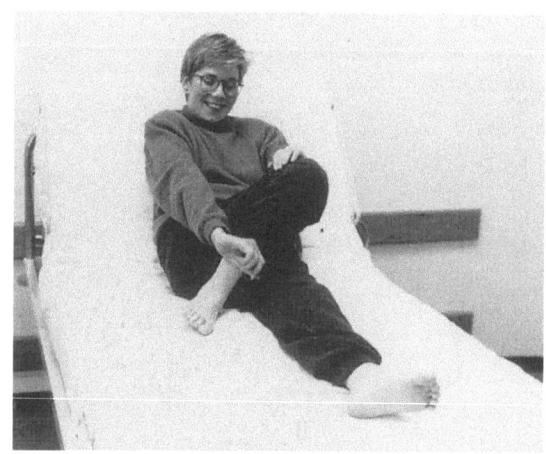

Außenrotation der Hüfte (Abb. 143)

Die Ausgangsposition entspricht der vorherigen. Das angebeugte Bein wird nun leicht vom Knie aus nach außen unten gedrückt.

Abb. 143. Außenrotation der Hüfte

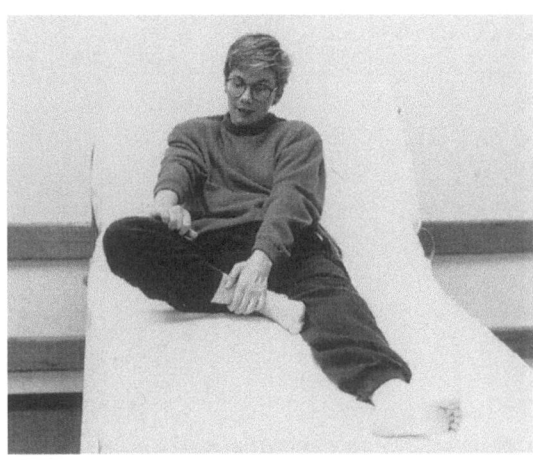

Spreizen der Beine im Langsitz (Abb. 144)

Im Sitzen werden beide Beine, soweit es geht, gespreizt. Wenn die Muskelspannung an der Oberschenkelinnenseite zu hoch ist und dadurch das Spreizen sehr mühsam wird, legt man ein Bein zum Fixieren über den Bettrand, wodurch das andere Bein einfacher abgespreizt werden kann. Je nachdem, wie beweglich die Wirbelsäule ist, können auch die Ellbogen zum Auseinanderspreizen der Oberschenkel eingesetzt werden. In dieser Position kann man auch den Rumpf gerade nach vorne oder abwechselnd zum linken oder rechten Bein maximal nach vorne beugen.

Abb. 144. Spreizen der Beine im Langsitz

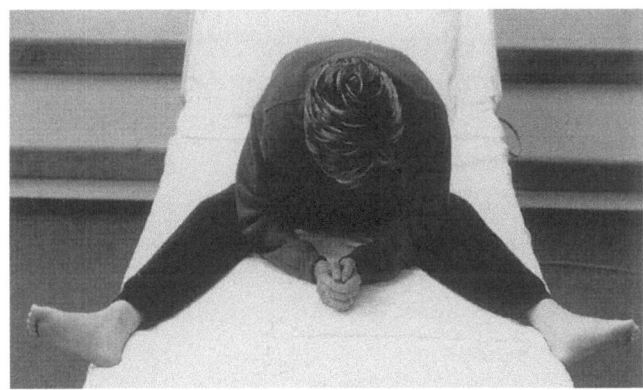

Abb. 145. Durchbewegen der Füße im Langsitz; wenn die Fingermuskulatur nicht stark genug ist, kann man die Handgelenkmuskeln einsetzen

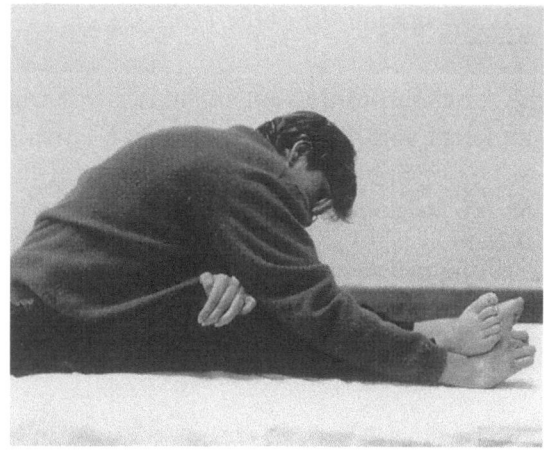

Durchbewegen der Füße im Langsitz (Abb. 145)

Die Füße werden einfach in alle Richtungen bewegt; dies kann auch im Kurzsitz erfolgen.

Bei dieser Übung ist die Aufdehnung der Wadenmuskulatur am wichtigsten. Hierfür wird der Vorderfuß in Richtung Nasenspitze gezogen. Die Wadenmuskulatur steht meist unter einer starken Spannung; dies begünstigt die Entwicklung bzw. die Erhaltung eines bereits bestehenden Spitzfußes. Diese Entwicklung kann durch das tägliche Steh- und/oder Gehtraining verhindert werden.

Strecken der Hüften (Abb. 146)

Die Hüftbeugemuskulatur neigt vermehrt zu Verkürzungen. Um dieser Entwicklung entgegenzuwirken, sollte entweder mindestens 1 h/Tag oder noch besser die ganze Nacht über in der Bauchlage verbracht werden. Darüber hinaus ist die Bauchlage die ideale Lage, um Dekubitusentwicklung im Gesäßbereich zu verhindern.

Das Dehnen der Hüftbeuger kann aber auch aktiv erfolgen. Hierzu werden in der Bauchlage beide Hände ungefähr in Halshöhe auf dem Bett plaziert und anschließend die Arme gestreckt, so daß das Becken und der Bauch durchhängen können. Dies dehnt nicht nur die Hüftbeuger, sondern auch die Bauchmuskulatur.

Abb. 146. Dehnen der Bauchmuskeln und der Hüftbeuger

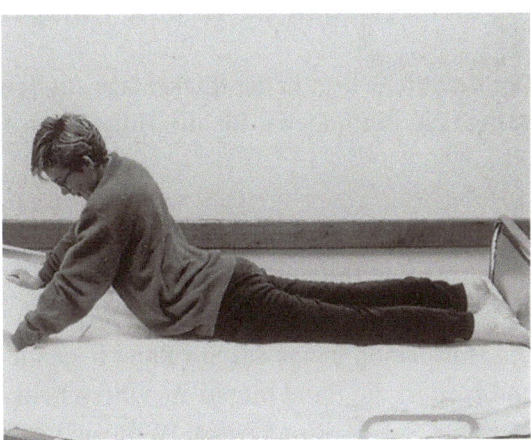

Rumpfdrehen im Langsitz

Im Langsitz wird der Rumpf sowohl links als auch rechts herum gedreht. Die Bewegung wird mit dem Kopfdrehen eingeleitet und vom Rumpf weiter fortgeführt; zuerst schaut man z. B. über die linke Schulter, dreht dann den Rumpf mit und versucht zum Schluß, die Drehung mit Hilfe der Arme zu erweitern. Hierfür werden die Hände neben dem (linken) Oberschenkel plaziert.

> ❗ Das tägliche Stehen und/oder Gehen ist ebenso wichtig wie das tägliche Durchbewegen. Die Lagerungswechsel im Bett vermindern bzw. verhindern darüber hinaus die Entstehung von Muskelverkürzungen.
> Ist das selbständige Durchbewegen nicht oder nur teilweise alleine möglich, können entweder Teile oder das ganze Durchbewegungsprogramm von einer Hilfsperson übernommen werden.

148 Komplikationen verhindern – fit sein und fit bleiben

Durchbewegen durch eine Hilfsperson

Der Betroffene liegt in der Rückenlage am Bettrand eines höhenverstellbaren Bettes. Die Betthöhe ist für die Hilfsperson richtig eingestellt.

Beugen der Hüften (Abb. 147)

Die Hilfsperson beugt das am Rand liegende Bein an, greift unter das Knie und plaziert die Hand hinten am Oberschenkel. Anschließend wird das Knie Richtung Nasenspitze bewegt. Wenn sich dabei das andere Bein in dieselbe Richtung mitbewegt, muß dieses zusätzlich fixiert werden.

Dehnen der hinteren Oberschenkelmuskulatur (Abb. 148)

Das am Rand liegende Bein wird von der Hilfsperson gestreckt hochgehoben. Wenn sich das andere Bein mitbewegt, muß es auch hier fixiert werden.

Spreizen und Überkreuzen der Beine (Abb. 149)

Die Hilfsperson legt sich das gestreckte Bein so auf den Unterarm, daß die Hand am Oberschenkel liegt, und fixiert mit der anderen Hand (auch am Oberschenkel) das andere gestreckt liegende Bein. Anschließend spreizt sie das auf dem Unterarm liegende Bein ab und bewegt es dann wieder zurück über das andere Bein hinweg.

Mobilität und Knochenneubildung (P.A.O.) 149

Abb. 147. Beugen der Hüfte

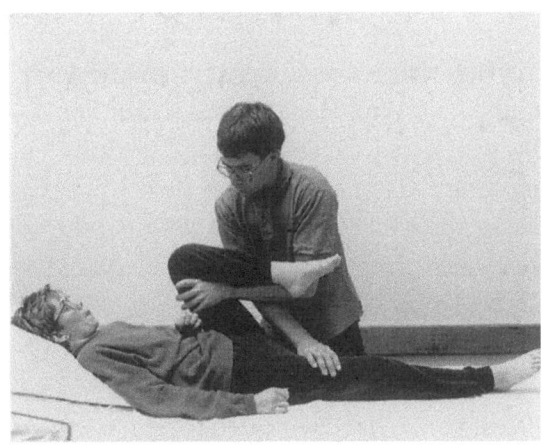

Abb. 148. Dehnen der hinteren Oberschenkelmuskulatur

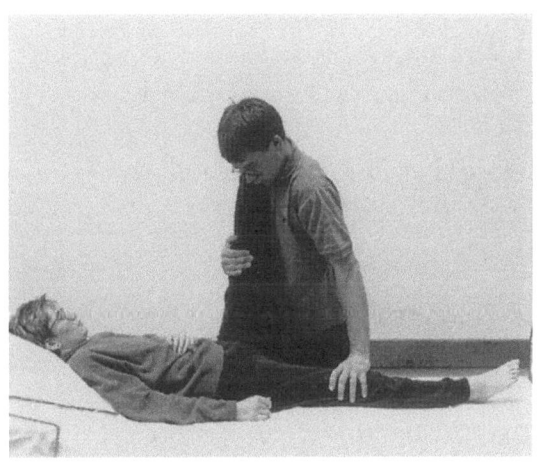

Abb. 149. Spreizen der Beine

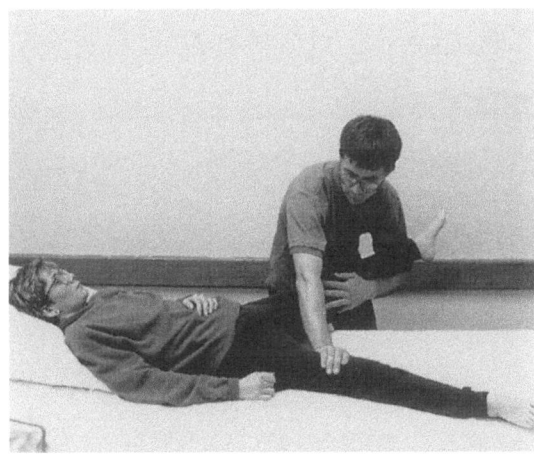

Drehbewegungen der Hüfte (Abb. 150)

Die Hilfsperson beugt das am Rand liegende Bein in Hüfte und Knie rechtwinklig an. Eine Hand befindet sich vorne am Oberschenkel in der Nähe des Knies, und die andere Hand umfaßt den Oberschenkel von hinten, wodurch der Unterschenkel auf dem Unterarm der Hilfsperson liegen kann. Der auf dem Unterarm liegende Unterschenkel wird dann abwechselnd nach innen und nach außen bewegt; hierdurch kommt es zu den gewünschten Drehbewegungen in der Hüfte. Die andere Hand begleitet und unterstützt die Bewegung.

Die Bewegung nach außen ist oft eingeschränkter als die nach innen.

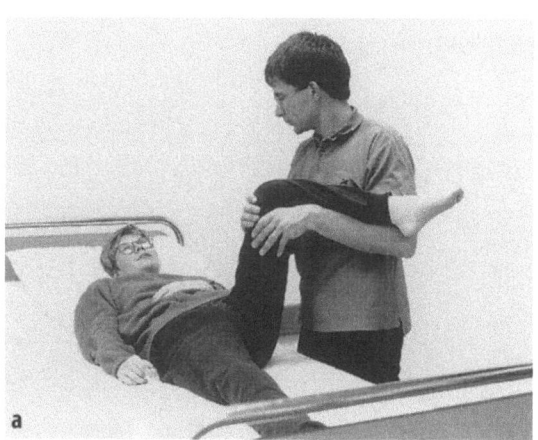

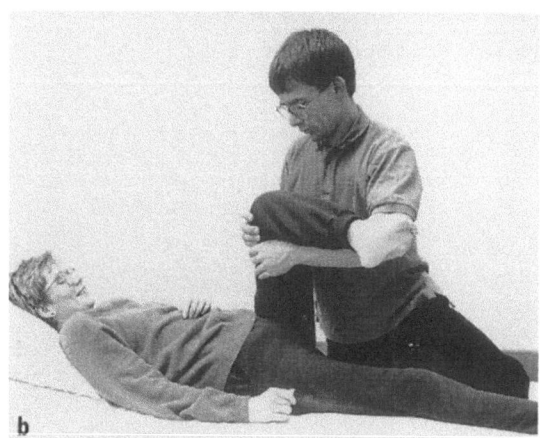

Abb. 150 a, b. Drehbewegungen der Hüfte **a** nach innen, **b** nach außen

Beugen und Strecken der Knie (Abb. 151)

Eine Hand der Hilfsperson befindet sich am Fuß und die andere oberhalb des Knies. Das Bein wird dann abwechselnd in die Beugung und in die Streckung bewegt.

Abb. 151. a Beugen und **b** Strecken des Knies

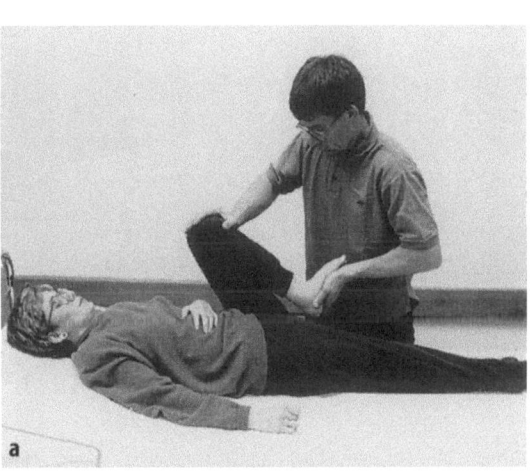

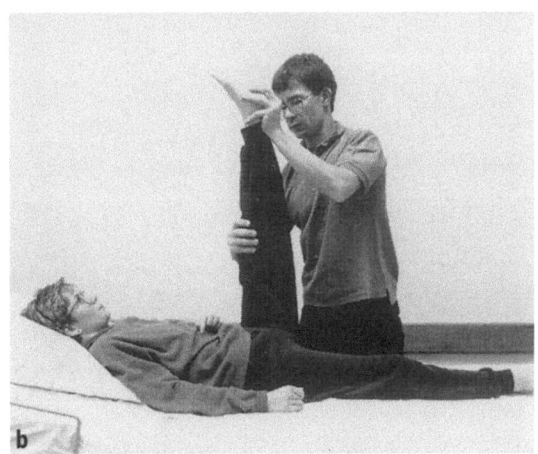

152 Komplikationen verhindern – fit sein und fit bleiben

Durchbewegen des Fußes (Abb. 152)

Abbildung 152 zeigt die wichtigsten Handgriffe, mit denen die Sprunggelenke, der Fuß und die Zehen mobilisiert werden. Auch hier muß die Wadendehnung aufgrund der meist stärker vorherrschenden Spannung in der Muskulatur und/oder aufgrund der Streckspastik besonders intensiv ausgeführt werden.

Abb. 152 a, b. Durchbewegen des Fußes. **a** Dehnen der Fuß- und Zehenbeuger, **b** Dehnen der Zehen in alle Richtungen

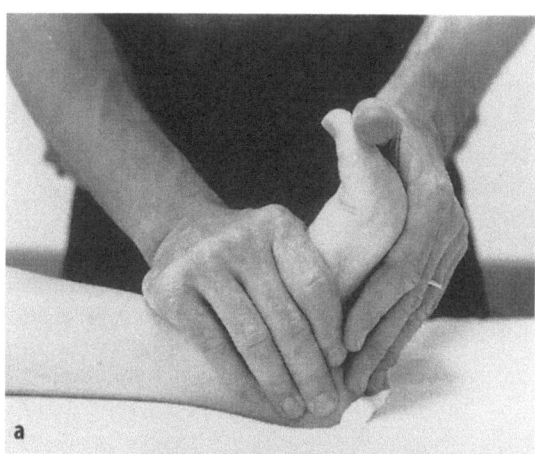

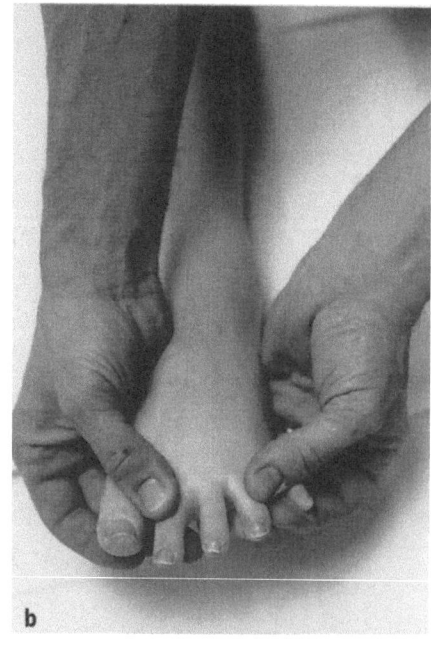

Dehnen der Hüftbeuger (Abb. 153)

Hierfür muß der Betroffene in der Bauchlage liegen. Die Hilfsperson hebt dann ein Bein gestreckt hoch. Dabei ruht der Unterschenkel wieder auf dem Unterarm, und die Hand befindet sich zur Unterstützung in Oberschenkel-Knie-Nähe. Die andere Hand wird zum Fixieren auf derselben Gesäßhälfte plaziert.

Abb. 153. Dehnen der Hüftbeuger in Bauchlage

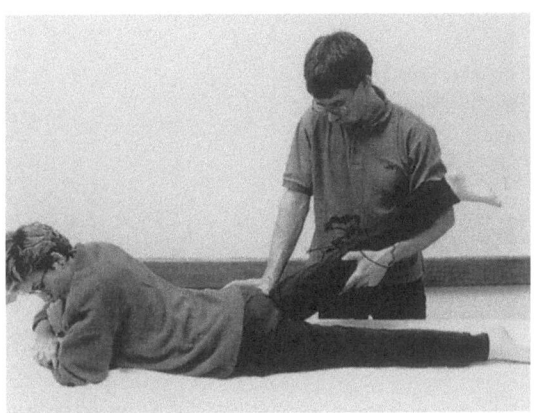

Dehnen der Rückenmuskulatur (Abb. 154)

Das Dehnen der Rückenmuskulatur ist vor allem wichtig, wenn der Betroffene über morgendliche Steifigkeit und Spastik klagt, wodurch das Einnehmen des für viele Aktivitäten notwendigen Langsitzes stark behindert bzw. fast unmöglich wird. Die Hilfsperson begibt sich hinter den sitzenden Betroffenen und drückt diesen vorsichtig vom Rücken her langsam nach vorne. Die Knie sollten – so gut es geht – gestreckt bleiben, da hierdurch gleichzeitig die Kniebeugemuskulatur gut gedehnt wird.

Abb. 154. Dehnen der Rückenmuskulatur im Langsitz

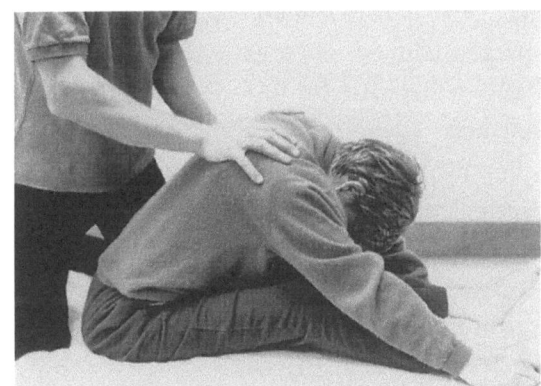

154 Komplikationen verhindern – fit sein und fit bleiben

Rumpfdrehen im Langsitz (Abb. 155)

In dieser Position kann der Rumpf von der Hilfsperson zu beiden Seiten gut gedreht werden. Die Hände werden dafür an den Schultern plaziert und der Betroffene aufgefordert, den Kopf in die Drehrichtung mitzudrehen. Hierdurch wird der Rumpf beweglicher und die Spastik im Rumpf verringert sich.

Abb. 155. Durchbewegen des Rumpfes aus der Rückenlage

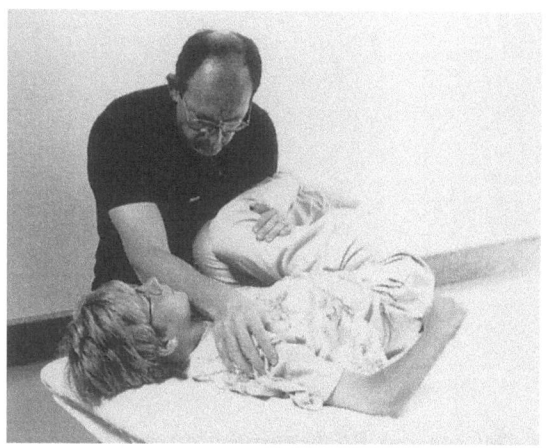

Durchbewegen der Arme

Wenn sich die Arme aufgrund von Steifigkeit und/oder Muskelschwäche nicht über den gesamten, normalerweise möglichen, Bewegungsweg selbst bewegen können, so ist es wichtig, daß die Arme täglich vorsichtig mobilisiert werden. Hierfür liegt der Betroffene am besten in der Rückenlage auf dem Bett.

Bei unkorrekter Ausführung der Mobilisation können Schäden am Schultergelenk entstehen, durch die dann u. U. Schmerzen ausgelöst werden. Die Mobilisationstechniken für die Arme sollten daher mit einem Physiotherapeuten erlernt bzw. zusammen erarbeitet werden und erst wenn die Hilfsperson in der Ausführung der Griffe sicher ist, dürfen die Techniken alleine angewandt werden.

Abb. 156. Mobilisieren des Schulterblattes und der Schulter

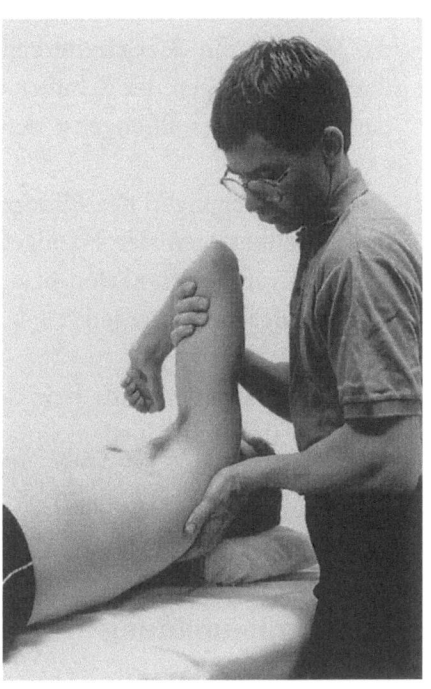

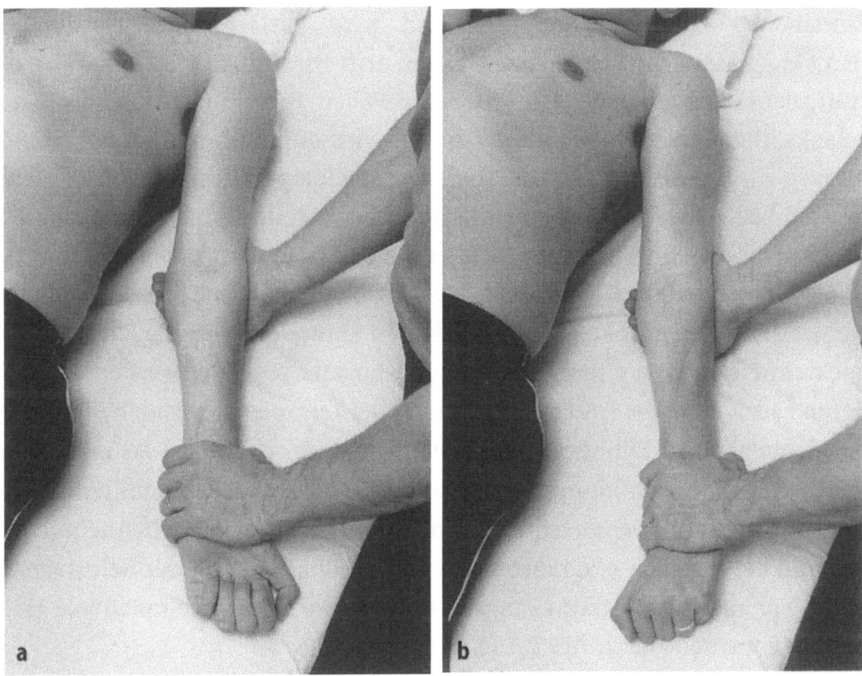

Abb. 157 a, b. Strecken des Ellbogens. Drehung mit der Handinnenfläche **a** nach oben und **b** nach unten

Die wichtigsten zu beachtenden Punkte beim Mobilisieren der Arme sind:
- das Mobilisieren des Schulterblattes (Abb. 156),
- das Durchbewegen der Schulter oberhalb der Schulter-Nacken-Linie,
- das Strecken des Ellbogens; der Ellbogenbeuger neigt zur Verkürzung (Abb. 157),
- die Drehbewegungen des Ellbogens,
- das Durchbewegen der Handgelenke. Die Fingerbeuger dürfen nie bei einer aktiven Greiffunktion bzw. Funktionshand durch das Strecken der Finger aufgedehnt werden.

Der begleitende, anlernende bzw. durchführende Physiotherapeut wird, abhängig von der individuellen Situation, Schwerpunkte in der Mobilisation setzen.

Knochenneubildung

Manchmal bildet sich in der Muskulatur, die um ein Gelenk liegt, aus unbekannten Gründen neue Knochenmasse. Diese Art der Knochenneubildung entwickelt sich in den ersten Wochen bzw. in den ersten 4 Monaten nach Eintritt der Querschnittlähmung und wird periartikuläre Ossifikation (P.A.O.) genannt. In den meisten Fällen tritt diese P.A.O. in der Nähe des Hüftgelenks auf (Abb. 158); in selteneren Fällen auch in der Nähe des Kniegelenks. Der Knochenneubildungsprozeß wird oft von Entzündungserscheinungen wie Schwellung, Rötung und lokalem Temperaturanstieg im Gelenkbereich begleitet. Im Hüftbereich kann die Schwellung meist sehr deutlich im Leistenbereich wahrgenommen werden. Die Haut ist hier meist wärmer und gerötet; nicht selten sind auch typische blaulilafarbene Streifen zu sehen. Neben diesen mehr lokalen Auffälligkeiten kann der Prozeß auch noch von leichtem Fieber und einer Erhöhung der Spastik begleitet werden. In selteneren Fällen kann die P.A.O.-Entwicklung bei Tetraplegikern auch im Bereich der Schulter- und Ellbogengelenke stattfinden. In der Regel ist man, wenn dieser Knochenneubildungsprozeß auftritt, noch in der Rehabilitation. Bei ungefähr 30 % aller Querschnittbetroffenen tritt diese Knochenneubildung auf und bei lediglich 5 % führt sie zu Einschränkungen in der Selbstversorgung. Vor allem das Sitzen (Langsitz und Kurzsitz) und die maximale Hüftbeugung werden durch die P.A.O. beeinträchtigt.

Dadurch wird das Erreichen der Füße mit den Händen sowie das Waschen und Abtrocknen der Füße und der Unterschenkel, das An- und Ausziehen

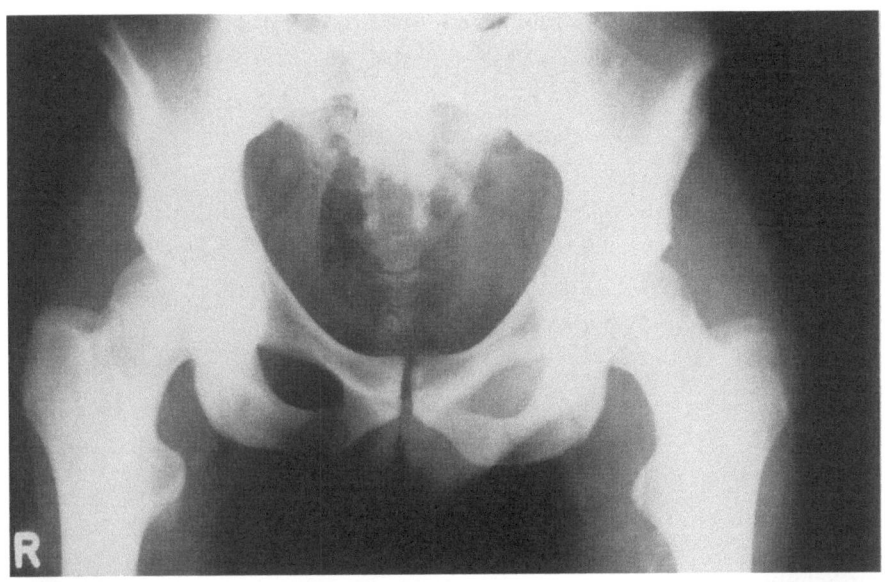
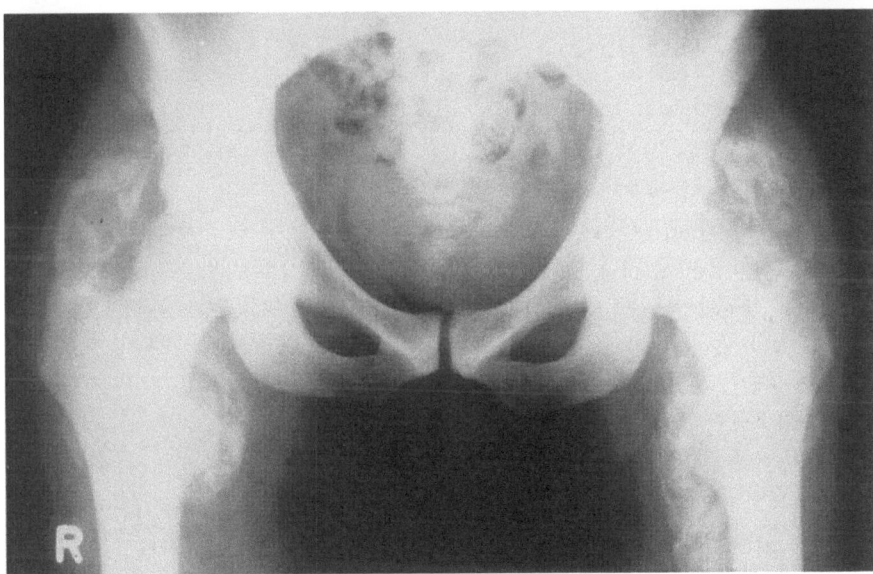

Abb. 158 a, b. Kalkablagerungen entwickeln sich meist in der Nähe des Hüftgelenks.
a Auf einem Röntgenbild sieht man die beginnende Kalkbildung (links mehr als rechts).
b 3 Monate später: beidseitig deutlich wahrzunehmende Kalkablagerung

Abb. 159. Bei P.A.O.-bedingter Einschränkung der Hüftbeugung ist der Einsatz einer Schlinge sehr hilfreich, um z. B. die Beine auf das Bett zu legen

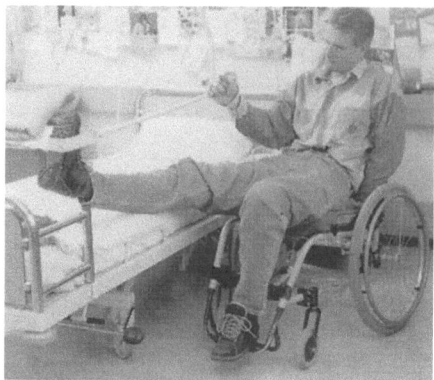

der Schuhe, Socken und Hosen sowie die Transferausführung erheblich erschwert und ohne Hilfsmittel unmöglich. Hier kann z. B. eine Schlinge helfen, die Beine zu versetzen (Abb. 159) und/oder eine „helping hand" kann beim Waschen und Kleiden der Beine behilflich sein. Wenn die Gelenkversteifung stark voranschreitet, sollten Hüfte und Knie schwerpunktmäßig mobilisiert werden. Eine deutliche Einschränkung der Hüftbewegung führt zu einem abweichenden bzw. schiefen Beckenstand und zu einer schlechten Sitzhaltung (Abb. 160 und 161). Hierdurch verringert sich die Sitzbalance und die einseitige Belastung der Sitzfläche nimmt zu. Dies führt auf Dauer zu kleinen Überbelastungsstellen, aus denen dann etwas später Dekubituswunden werden (können). Nach 1-2 Jahren kommt der Knochenneubildungsprozeß in der Regel zum Stillstand bzw. verringert sich deutlich. Dies ist dann der Zeitpunkt, an dem besonders hinderliche Knochen- bzw. Kalkstücke chirurgisch entfernt werden können. Läßt man diesen Eingriff zu früh vornehmen, ist das Risiko einer erneuten und verstärkten Knochenneubildung sehr hoch. Daher sollte der Prozeß erst einmal mit geeigneten Untersuchungen wie regelmäßigem Röntgen und Blutbildbestimmungen beobachtet und beurteilt werden, bevor die Entscheidung für einen Eingriff getroffen wird.

Mobilität und Knochenneubildung (P.A.O.) 159

Abb. 160. Durch eine einseitige Kalkablagerung in der Hüfte entsteht eine einseitige Bewegungseinschränkung und dadurch eine Wirbelsäulenverkrümmung

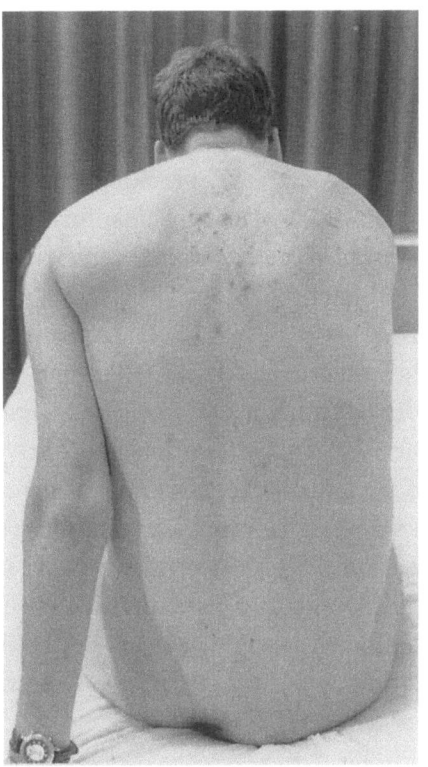

Abb. 161. Die Kalkablagerungen rund um die Hüftgelenke erschwert den Langsitz

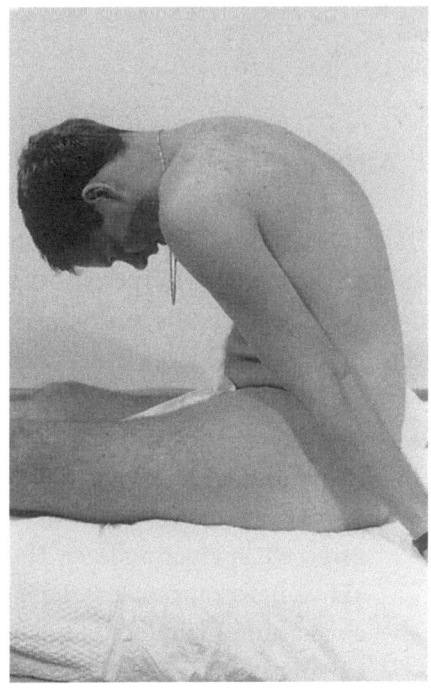

Spastizität

Im allgemeinen versteht man unter Spastizität bzw. Spastik:
- erhöhte Muskelspannung und
- unwillkürliche bzw. unkontrollierte Muskelbewegungen, die plötzlich sowohl ohne nachweisbaren Grund als auch nach einer Reizung auftreten können.

Die Wörter Spastizität und Spastik sind für viele Menschen grundlos negativ behaftet. In der Regel fallen den meisten nur die störenden Eigenschaften der Spastik ein. Die wenigsten wissen, daß die vorhandene Spastik auch bei der Ausübung funktioneller Aktivitäten sinnvoll eingesetzt werden kann oder, unter ästhetischen Gesichtspunkten betrachtet, die Abnahme des Muskelumfangs (Atrophie) verhindern kann. Die Stärke der nur unterhalb der Läsionshöhe auftretenden Spastik kann von gering bis sehr stark variieren. Die Spastik tritt nicht nur bei Betroffenen mit einer kompletten Querschnittlähmung, sondern auch bei Betroffenen mit einer inkompletten Querschnittlähmung auf und ist morgens nach dem Erwachen am stärksten.

! Da die Spastik durch das Durchbewegen positiv beeinflußt werden kann, ist das selbständige bzw. von einer Hilfsperson übernommene Durchbewegen vor Beginn der täglich zu verrichtenden Aktivitäten sehr sinnvoll und effektiv.

Ausmaß der Spastik

Das Ausmaß der Spastik kann durch verschiedene Reize, die sowohl von außen als auch vom Körper selbst kommen können, schnell verändert werden. Daher sollten alle auslösenden Reize so gut es geht verhindert bzw. vermindert werden, was leider nicht immer möglich ist.

- *Reize von außen* sind beispielsweise:
  - Dekubitusstellen an den Knien, den Fersen, dem Kreuzbein usw.,
  - passive Bewegungs- und/oder Haltungsänderungen, nachdem man längere Zeit in einer anderen Haltung verharrt hat,
  - aktive Bewegungen, z. B. Drehen oder Transfers,
  - einengende Kleidung und Schuhe,
  - ein eingewachsener Nagel.

- *Reize von innen* sind beispielsweise:
  - Muskel- und/oder Gelenkkontrakturen (Bewegungseinschränkungen),
  - Blasen- und Darmstörungen,
  - Fieber, Grippe- und Erkältungserscheinungen, Husten und allgemeines Unwohlsein,
  - Knochenneubildungsprozesse in Gelenknähe,
  - Fisteln und/oder Hämorrhoiden,
  - Schmerzen,
  - Emotionen.

Behandlung der Spastik

Nur wenn die Spastik für den Betroffenen selbst (in Form von Schmerzen und/oder funktionellen Einschränkungen) oder für die Begleitpersonen nachweisbar störend ist, sollte die Spastizität behandelt werden.

Folgende Behandlungsmöglichkeiten stehen dafür zur Verfügung:
- *Bewegungstherapie:* aktive (selbsttätige) und auch passive (mit einer Hilfsperson) Bewegungsausführung (Abb. 162).
- *Muskeldehnungstechniken*: oftmals wird die Spastik z. B. beim Plazieren der Füße auf den Fußstützen ausgelöst. Dies geschieht vor allem bei Betroffenen deren Wadenmuskulatur verkürzt ist (Spitzfußstellung). Die verkürzte Wadenmuskulatur wird beim Plazieren der Füße zu schnell auf Dehnspannung gebracht und reagiert dann ihrerseits auf diesen Reiz mit einer verstärkten Kontraktion. Um diese Reizung zu verhindern, sollten alle Muskeln optimal gedehnt sein. Dies kann z. B. durch häufiges Stehen, Durchbewegen bzw. Stretching und mit Hilfe der richtigen Liegepositionen geschehen.
- *Kälte- und Wärmetherapie*: kalte und warme Applikationen können die Spastik günstig beeinflussen, wenn auch nur für einen individuell unterschiedlich langen Zeitraum. Mit beiden thermischen Reizen muß jedoch sehr vorsichtig umgegangen werden, da bei unsachgemäßer Anwendung die Gefahr von Verbrennungen besteht.
- *Schienen*: zum Dehnen der Muskulatur oder zur Erhaltung bzw. Erarbeitung einer bestimmten Gelenkstellung können sog. Lagerungsschienen, die über eine längere Zeit getragen werden müssen, gefertigt und angelegt werden. Beim Anfertigen und beim Tragen sollte aufgrund der Gefühlseinschränkungen darauf geachtet werden, daß keine Druckstellen entstehen.

Abb. 162. Das Durchbewegen der Beine und des Rumpfes ist ein gutes Mittel, die Spastik zu vermindern

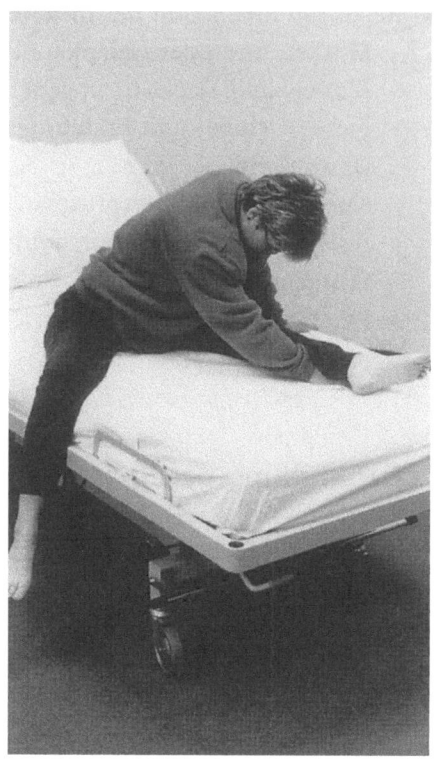

Abb. 163. Der elektrische Fahrradtrainer ist ein elektrisches Gerät, der die Beine in der Radfahrbewegung bewegt; dies vermindert ebenfalls die Spastik

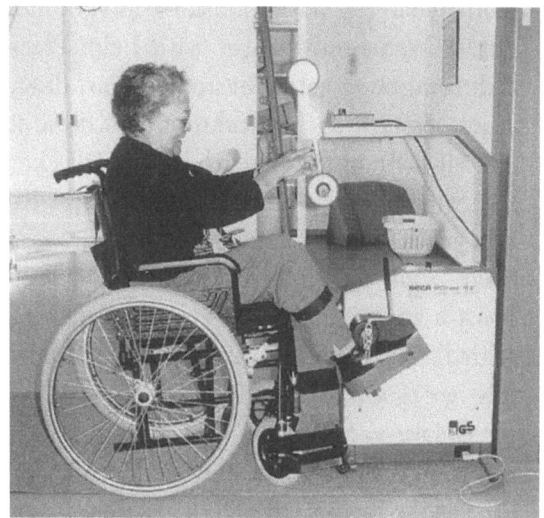

- *Elektrischer Fahrradtrainer*: mit diesem Gerät können vom Rollstuhl aus Radfahrbewegungen ausgeführt werden (Abb. 163).
- *Wasser- und Schwimmtherapie sowie Saunabesuche*: das Angebot wird von vielen Betroffenen im Rahmen der Spasmusbehandlung angenommen.
- *Hippotherapie (Reiten)*: die Hippotherapie, die nur unter fachlicher Begleitung stattfinden sollte, hat einen günstigen Einfluß auf die Spastik und ist darüber hinaus auch eine schöne Freizeitbeschäftigung.
- *Medikamentöse Therapie*: es gibt verschiedene Medikamente, die die Spastik positiv beeinflussen können. Allerdings werden die meisten dieser Medikamente nur in Kombination mit einer der oben genannten bewegungstherapeutischen Maßnahmen verabreicht. Die Dosierung hängt von dem individuellen Ausmaß der Beschwerden (Schmerzen, eingeschränktes Funktionsniveau, usw.) ab.
- *Phenolblockade*: Hierfür wird ein Phenol-Wasser-Gemisch direkt in die spastische Muskulatur und/oder um den Nerv gespritzt. Der Effekt kann sowohl hinsichtlich der anhaltenden Wirkungsdauer als auch hinsichtlich des Ausmaßes der Spastizitätsverminderung variieren. Die langjährige und regelmäßige Anwendung dieser Behandlungsform, vor allem bei störender Spastikentwicklung im Arm- und Beinbereich, belegt den guten Erfolg dieser Methode (Abb. 164).
- *Operative Behandlungsverfahren*: in extremen Fällen wird eine operative Durchtrennung der Muskeln und/oder der Nerven vorgenommen. Eine weitere recht neue Entwicklung der medikamentösen Behandlungstherapie ist die direkte Medikamentenverabreichung im Rückenmarkkanal. Bei dem hierfür notwendigen operativen Eingriff wird direkt unter der Bauchhaut eine Baclofenpumpe eingesetzt, von der aus ein dünner Schlauch zum Rückenmark führt. Über diesen Schlauch wird ein Medikament, das die Spastik verringert direkt in den Rückenmarkkanal gepumpt. Der Vorteil dieser Methode liegt in den genaueren bzw. gezielteren Dosierungsmöglichkeiten. Das Medikament kann einerseits in kleineren Mengen verarbeicht werden, da es direkt an seinen Bestimmungsort gelangt, und andererseits auch in unterschiedlichen Mengen, d. h. in Abhängigkeit von den im Tagesverlauf benötigten Dosierungsmengen, ausgeschüttet werden. Hierdurch verringert bzw. vermindert sich das Auftreten von Nebenwirkungen erheblich. Dagegen sind das regelmäßige Nachfüllen, das nach 4-5 Jahren notwendige Erneuern der Pumpe und die evtl. auftretenden technischen Probleme eher nachteilig zu bewerten. Zusammenfassend betrachtet, sind die bisherigen Erfahrungen mit der Baclofenpumpe jedoch sehr gut.

Abb. 164. Arzt und Therapeut suchen zusammen im Unterschenkelbereich den für die Wade zuständigen Nerv, um in diesen zur Spastikminderung ein Phenol-Wasser-Gemisch zu injizieren

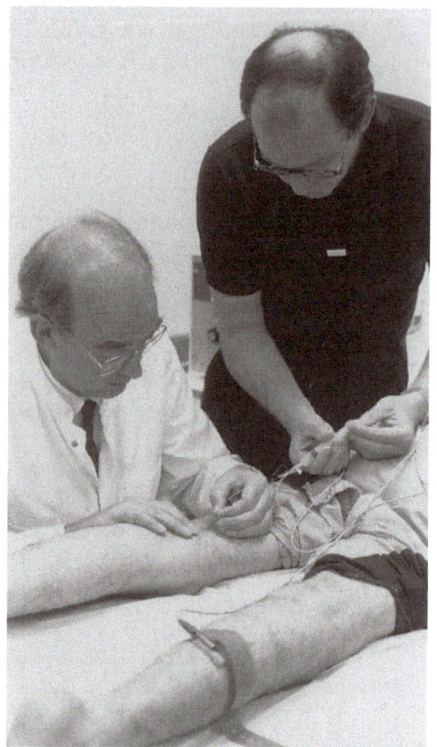

In der Rehabilitation erhält man manchmal zu schnell Medikamente, die die Spastik verringern. Dadurch lernt man nicht, inwieweit man die Spastik positiv nutzen kann. Das Aufkommen der Spastik ist ein angenehmes Gefühl – es geschieht etwas in Deinem Körper, wogegen man sich widersetzen kann – wogegen man angehen kann.

Kontrolle von Blase und Nieren

Zwei Zustände sollten, so gut es geht, verhindert werden:
- Blasenentzündungen und
- zu hohe Druckanstiege in der Blase.

Zum einen können die Nieren hierdurch geschädigt werden und zum anderen führen Blasenentzündungen zu Steinbildungen in der Blase, die die Entzündungen nicht abklingen lassen. Darüber hinaus können durch die Entzündungen in der Nähe liegende Organe (Prostata, Nebenhoden / Eileiter, Eierstock usw.) ebenfalls von Entzündungen betroffen werden.

Daher ist die regelmäßige medizinische Kontrolle durch den Hausarzt und den Urologen sehr wichtig. Der Hausarzt kann die regelmäßigen Urinuntersuchungen durchführen und, wenn nötig, Antibiotika zur Behandlung der Blasenentzündung verabreichen.

Die erste urologische Untersuchung von Blase und Nieren findet im Reha-Zentrum statt. Diese erste Untersuchung bestimmt u. a., welche Untersuchungen später weiter fortgeführt und wie oft diese Kontrollen vorgenommen werden müssen.

Präventiv kann man selbst viel tun, um die Blase sauber und den Druck in der Blase niedrig zu halten:

- viel trinken, d. h. ± 3 l/Tag (im Sommer kann es auch mehr sein), dadurch wird die Blase gut gespült. Die Ausscheidungsmenge sollte ungefähr bei 1,5 l/Tag liegen.
- Sorgfältig entleeren, ohne Restharn zu hinterlassen. Bakterien, die schon im Urin nachweisbar sind, werden so bei der nächsten guten Entleerung fast vollständig mitausgeschwemmt.
- Regelmäßig entleeren; hierdurch bleibt der Druck nicht zu lange zu hoch.
- Ansäuerung des Urins (mit Getränken oder Tabletten); dies vermindert das Infektionsrisiko und die Steinbildung in der Blase.

Man müßte schon in der Rehabilitation darüber informiert werden, daß sich hinsichtlich der Blasen- und Darmfunktion durchaus noch viel ändern kann, nachdem man zu Hause seine eigene Routine gefunden hat.

Stuhlinkontinenz bedeutet, daß man nicht mal einfach so eine Nacht lang wegbleiben kann. Man muß immer mit der Inkontinenz rechnen und zur Vorbeugung ein Microlax in der Tasche haben sowie schon vorher eine geeignete Toilette ausfindig gemacht haben. Das Spontane von früher ist vorbei.

Das Abführen wird einem in der Rehabilitation gut beigebracht. Zu Hause hat man dann mal keine Lust, den ganzen Aufwand zu betreiben, und möchte einfach nur „normal" leben. Man kommt jedoch sehr schnell dahinter, daß man wohl so leben muß, wie man es in der Rehabilitation gelernt hat.

Gefühlsverlust

Von einem Querschnittbetroffenen wird der *Verlust der Sensibilität* oft eher und bewußter bemerkt als das Nicht-mehr-bewegen-Können.

Die Sensibilität spielt bei der Ausführung von Bewegungen und beim Halten von Positionen, bei der Prophylaxe von Druckstellen, Brandwunden oder ähnlichen Hautbeschädigungen sowie bei der Sexualität eine große Rolle. Darüber hinaus hat die Sensibilität auch einen großen Einfluß auf die menschliche Psyche. Das Nicht-mehr-fühlen-Können, wie man sitzt oder liegt, wie die Füße auf den Fußstützen stehen, wie man mit Messer und Gabel hantiert, ob es kalt oder warm ist oder wie sich die Berührungen vom Partner anfühlen, ist für jeden ein großer Verlust.

In der akuten Phase beeinflußt dieser Gefühlsverlust das psychische Empfinden erheblich. Man fühlt nicht mehr, daß man gewaschen wird, daß der Therapeut die Beine durchbewegt, daß man falsch im Bett liegt, daß man inkontinent ist usw. Wenn man dann zum ersten Mal sitzt, fühlt man dies meist nicht richtig, man hat das Gefühl, als ob man auf einem weichen, schwammigen Ballon sitzt. Der Körper gewöhnt sich nach einiger Zeit an die zunächst neuartigen Gefühlsempfindungen; im Lauf der Zeit merkt man dann selber, ob man richtig liegt oder sitzt usw., und wenn nicht, welche Korrekturen vorgenommen werden müssen.

Folgen des Gefühlsverlustes

Die größte Gefahr, die der Gefühlsverlust in sich birgt, ist die *unbemerkte Hautbeschädigung*.

Folgende Maßnahmen verhindern bzw. vermindern das Verletzungsrisiko sowie die daraus resultierenden Komplikationen:
- Dekubitusprävention
  - Einnahme der richtigen Liegepositionen im Bett mit Polsterung der hervorstehenden Knochen und der druckempfindlichen Körperregionen.
  - Mindestens einmal in der Nacht die Liegeposition ändern.
  - Schlafen auf einer guten Matratze.
  - Regelmäßiges Entlasten der Gesäßfläche im Rollstuhl.
  - Bei den Transfers das Gesäß nicht über die Bremsen oder Räder usw. hinweg schieben, sondern heben.

- Schienen und Korsetts können ebenso wie zu enge Schuhe Druckstellen verursachen. Dasselbe gilt für eine evtl. Gipsversorgung; Rundumgips sollte eigentlich nie in gefühllosen Gebieten angelegt werden.
- Wenn eine Operation vorgenommen werden muß, müssen alle Vorsorgemaßnahmen zur Verhinderung von Druckstellen usw. getroffen werden, dazu gehört auch die Polsterung der empfindlichen Körperteile auf dem OP-Tisch.
• Weitere Vorsorgemaßnahmen
  - Die Beine sollten nie, auch wenn einem sehr kalt ist, an den warmen bzw. heißen Heizkörper gelehnt werden (Abb. 165). Statt dessen sollte man lieber einen warmen Pullover anziehen. Vielen Tetraplegikern ist oftmals kalt, obwohl die Umgebungstemperatur angenehm warm ist.
  - Die Knie sollten nicht mit den Siphons des Waschbeckens und der Spüle in Berührung kommen.
  - Wenn das Gefühl in den Händen (vor allem an der Kleinfingerseite) vermindert ist, sollten mit heißen Getränken gefüllte Trinkgefäße, wenn überhaupt, sehr vorsichtig gehalten werden (Abb. 166).
  - Eis- und/oder Wärmeapplikationen sollten vorsichtig erfolgen. Regelmäßige Hautkontrollen verhindern die Beschädigungsgefahr.
  - Vor dem Duschen und Waschen sollte die Wassertemperatur kontrolliert werden.

Es ist nur schwer zu verstehen, daß zwar Schmerzen, die durch äußerliche Beschädigungen normalerweise hervorgerufen werden, nicht wahrgenommen werden, aber trotzdem Schmerzen in den gefühllosen Körperregionen auftreten bzw. empfunden werden können. Über diese oft als brennend und sehr störend empfundenen, wirklich vorhandenen *Phantomschmerzen* sollte man mit seinem begleitenden Arzt sprechen und mit ihm nach möglichen Linderungsmaßnahmen suchen (Abb. 167).

Neben diesen Phantomschmerzen können auch *Übergangs- bzw. Grenzschmerzen* auftreten. Diese Art der Schmerzen unterscheidet sich von dem Phantomschmerz und kommt eigentlich nur im Übergangsgebiet (kurz ober- und unterhalb des beschädigten Rückenmarksniveaus) vor.

Die Gefühlsveränderung und der Gefühlsverlust bergen Gefahren und Veränderungen in sich, auf die man sich selbst zum eigenen Schutz einstellen muß. Aber auch die betreuenden und begleitenden Personen müssen über die Gefühlsveränderungen und ihre Folgen sowie über die Vorsichtsmaßnahmen informiert werden, da jeder zwar den Bewegungsverlust, aber nicht den Gefühlsverlust bewußt wahrnehmen kann.

Abb. 165. Heizkörper können Brandwunden hervorrufen

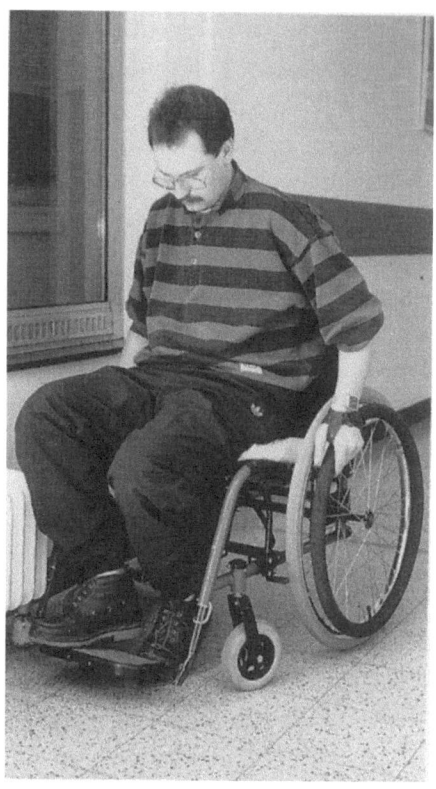

Abb. 166. Bei eingeschränktem Gefühlsempfinden sollte man beim Anfassen von warmen Trinkgefäßen vorsichtig sein

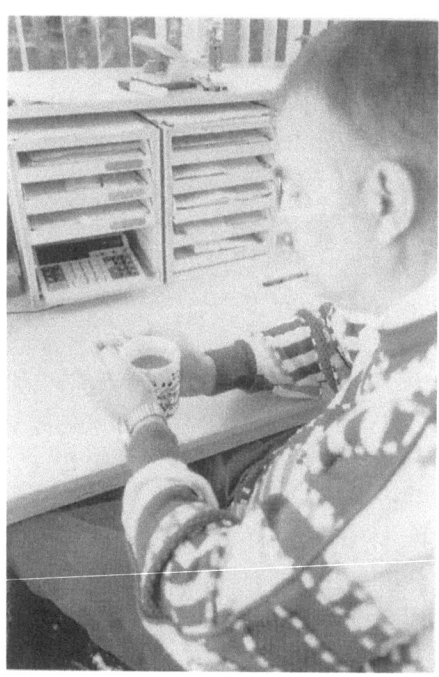

Abb. 167. Spitzfüße und Krallenzehen kommen häufig vor; die Zehen sind durch den Gefühlsverlust sehr verletzlich

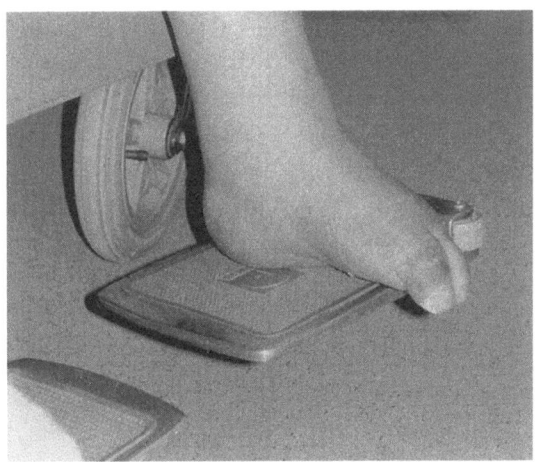

Schmerzen werden schnell mit dem Satz „das gehört dazu" abgetan.

Schmerzen werden oft als „psychisch" abgestempelt. Nach einiger Zeit lernt man, mit diesem Urteil zu leben.

Atmung

Die Atmungseinschränkung, die durch die Querschnittlähmung entstehen kann, hängt von der Läsionshöhe ab. Darüber hinaus kann die Atmung aber auch zusätzlich von den schon vor der Querschnittlähmung bestandenen Einschränkungen und/oder Erkrankungen der Atemwege belastet bzw. beeinflußt werden.

Betroffene mit einem *Läsionsniveau unterhalb Th 12* haben aufgrund des Querschnitts keine Atemprobleme zu erwarten. Betroffene, deren *Läsionsniveau zwischen Th 12 und Th 6* liegt, nehmen bei der Verrichtung ihrer täglichen Aktivitäten keine bzw. nur eine sehr geringe Einschränkung der Atmung wahr. Nur das Husten fällt aufgrund der etwas verminderten Hustkraft schwerer.

Liegt die *Läsionshöhe zwischen Th 6 und C 7*, werden die Einschränkungen deutlicher spürbar. Schwere körperliche Anstrengungen (Sport) werden eher durch die Einschränkung der Atmung als durch die verminderte Muskelkraft erschwert.

Ab der Läsionshöhe C 6–C 5 verringert sich die Atemkapazität und somit auch die körperliche Belastbarkeit. Das bedeutet jedoch nicht, daß körperliche Arbeit und/oder Sport nicht mehr möglich sind. Die Hustkraft ist *ab dem Niveau Th 6* gegenüber den Niveaus unterhalb Th 6 deutlich vermindert.

Bei Betroffenen, deren *Läsion oberhalb von C 5* liegt, ist die Atmung erheblich eingeschränkt, und Betroffene mit einem Läsionsniveau oberhalb von C 4 sind in der Regel auf eine Beatmungsmaschine angewiesen.

> ! Je höher das Läsionsniveau liegt, desto schwieriger wird es für den Betroffenen, das Husten und Auswerfen von Sputum (Schleim) alleine zu schaffen.

Betroffene, die entweder ganz oder teilweise auf eine Beatmungsmaschine angewiesen sind, benötigen darüber hinaus (täglich) Hilfe beim Schleimabsaugen (Abb. 168) und beim Husten sowie eine Begleitung bei der Ausübung einer speziellen Atemtherapie. Außerdem ist es für diese Betroffenen sehr wichtig, daß alle Begleitpersonen lernen, wie sie das Husten richtig unterstützen können (Abb. 169) und wie der Schleim abgesaugt werden muß.

Betroffene, deren Läsion etwas tiefer liegt, können das Abhusten meist selbständig unterstützen, indem sie einen oder beide Arme unterhalb des Rippenbogens auf den Bauch legen und mit ihren Armen beim Ausatmen Druck auf den Bauch ausüben. Manchmal muß das Husten, z. B. wegen einer durch Erkältung und/oder Grippe bedingten allgemeinen Schwäche, von an-

Abb. 168. Der Partner hilft beim Absaugen des Schleims aus der Kanüle

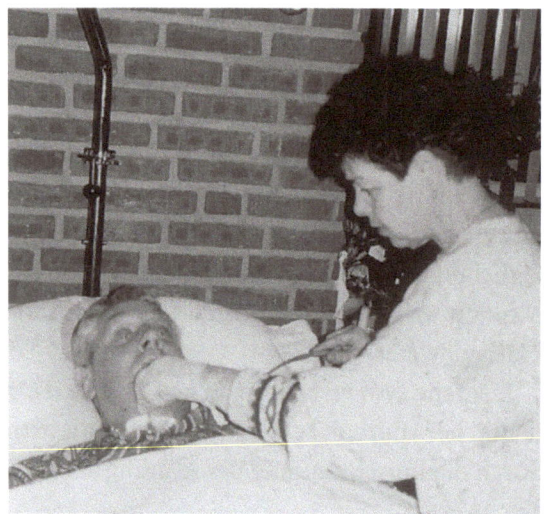

Abb. 169. Unterstützung beim Husten im Rollstuhl

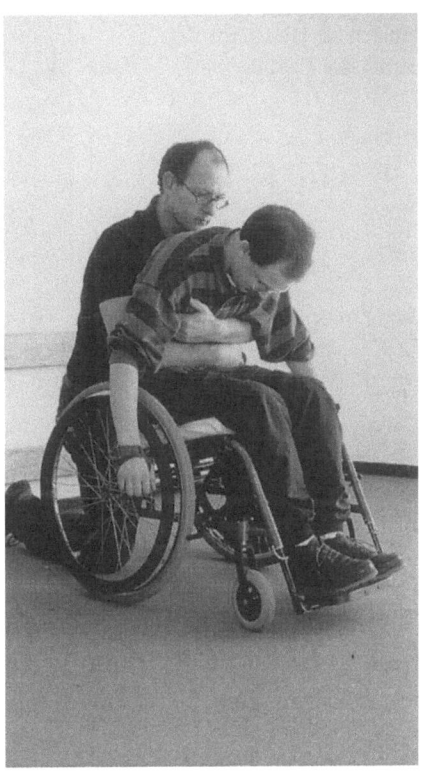

deren (am besten 2 Hilfspersonen) unterstützt werden (Abb. 170). Die 2 Hilfspersonen stellen sich dann am besten jeweils links und rechts an das Bett und legen ihre Arme – beginnend in Höhe des unteren Rippenbogens (oberhalb des Bauchnabels) – abwechselnd auf den Bauch-Brustkorb-Bereich. Dann atmet der Betroffene so tief wie möglich ein, und in dem Moment, in dem er ausatmet und evtl. hustet, drücken beide Hilfspersonen den Bauch-Brustkorb-Bereich zusammen, danach atmet der Betroffene einige Male ganz normal weiter. Wenn nötig, wird die oben beschriebene Vorgehensweise nach einer kurzen Pause wiederholt. Auf dieselbe Weise kann das Husten, wenn auch etwas weniger effektiv, durch nur eine Hilfsperson unterstützt werden.

Bei der Hustenunterstützung im Rollstuhl stellt sich die Hilfsperson hinter den Rollstuhl, legt die Arme von hinten um den Bauch-Brustkorb-Bereich und übt in dem Moment des Ausatmens einen kräftigen Druck auf diesen Bereich aus.

Der Betroffene kann den Effekt zusätzlich durch gleichzeitiges Nach-vorne-Beugen unterstützen.

Abb. 170. Unterstützung beim Husten zu Hause im Bett durch die Familie

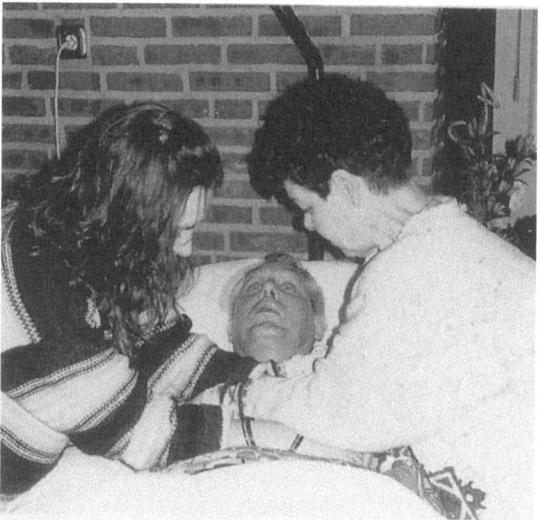

Wenn in dem Moment des Hustens niemand helfen kann, legt der Betroffene (wenn möglich) seinen Unterarm auf den Bauch und beugt sich im Rollstuhl ganz nach vorne über, während er versucht, gleichzeitig zu husten.

Haut

Dekubitalulzera (Druckgeschwüre) sind die am häufigsten vorkommenden Komplikationen nach dem Eintreten der Querschnittlähmung. Daher müssen alle Risikofaktoren bekannt sein und Vorsorgemaßnahmen getroffen werden, um die Entstehung von Druckgeschwüre zu verhindern. Abbildung 171 zeigt, an welchen Stellen sich Druckgeschwüre besonders schnell entwickeln.
- Die direkten Konsequenzen eines größeren Druckgeschwürs sind:
  - langandauernde Bettruhe mit allen dazugehörigen Konsequenzen,
  - Zunahme der Spastik,
  - Verlängerung der Verbleibezeit bzw. Neueinweisung ins Krankenhaus,
  - eingeschränkte Haut- sowie Rollstuhlbelastbarkeit in der Zukunft,
  - Abnahme der allgemeinen körperlichen Belastbarkeit und der Ausdauer,
  - Zunahme der Kontrakturentwicklung.

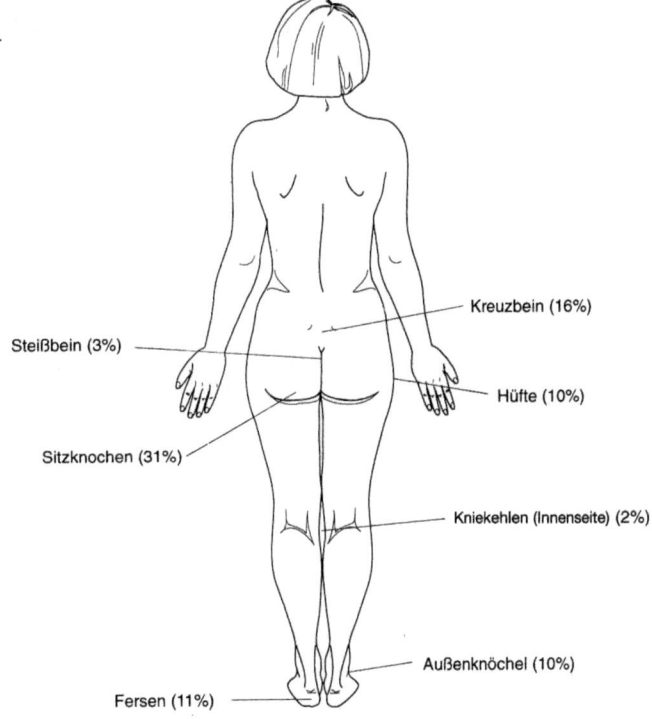

Abb. 171. Die am häufigsten von Dekubituswunden betroffenen Stellen

- Kreuzbein (16%)
- Steißbein (3%)
- Hüfte (10%)
- Sitzknochen (31%)
- Kniekehlen (Innenseite) (2%)
- Außenknöchel (10%)
- Fersen (11%)

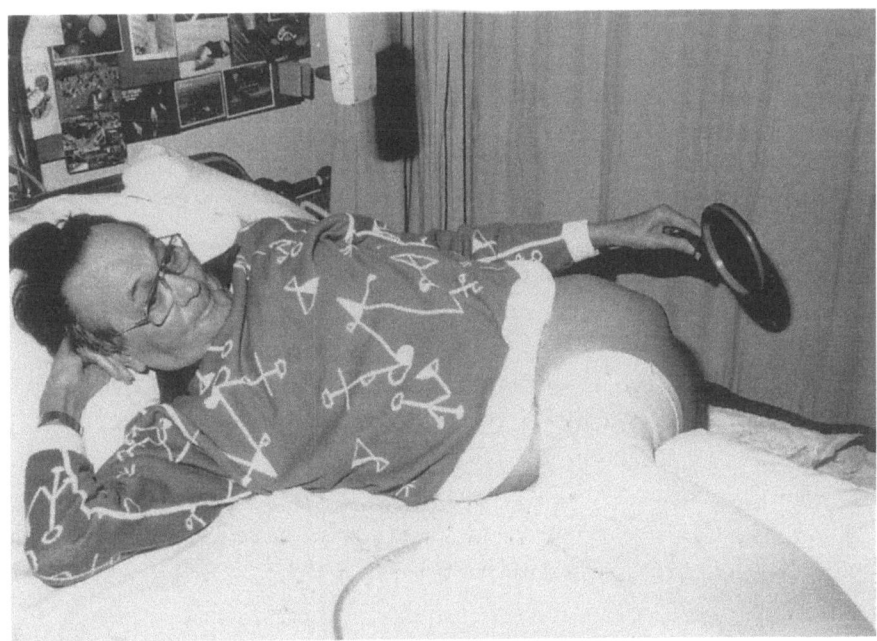

Abb. 172. Tägliche Hautkontrolle im Gesäßbereich ist wichtig

Die oben genannten Konsequenzen unterstreichen die Wichtigkeit des vorsichtigen Umgangs mit der Haut. Die Einhaltung der dafür notwendigen Selbstdisziplin ist hier besonders wichtig, da „Verhindern besser ist als Heilen".

- Maßnahmen zur Verhinderung von Dekubitusstellen:
  - Regelmäßige Lagerungswechsel im Bett, in der akuten Phase alle 3–4 h. Nach der Rehabilitation sollte, abhängig vom Hautzustand, mindestens einmal in der Nacht die Position geändert werden.
  - Regelmäßige Hautkontrolle. Mit Hilfe eines Spiegels kann die Haut überall (täglich) kontrolliert werden. Rote Stellen, die nach 15 min noch nicht verschwunden sind, müssen weiter beobachtet und zunächst ganz entlastet werden (Abb. 172).
  - Das Bettlaken sollte stets richtig glattgezogen sein (keine Falten!), und die Matraze sowie das Rollstuhlkissen müssen eine gute Druckverteilung gewährleisten. Darüber hinaus ist auch die Einhaltung der richtigen Sitzposition im Rollstuhl sehr wichtig.
  - Das Wundwerden der Haut im Leisten- und Gesäßfaltenbereich sollte durch eine gute hygienische Versorgung verhindert werden.
  - Die Erhaltung der körperlichen Kondition sowie eine ausgewogene Ernährung sind in diesem Zusammenhang ebenfalls sehr wichtig.
  - Regelmäßiges Entlasten der Gesäßfläche im Rollstuhl; im Abstand von 15 min sollte das Gesäß für 15–20 s hochgedrückt oder der Körper durch eine Hilfsperson angehoben werden (Abb. 173 und 174).

Besonders vorsichtig sollte man auch bei bestimmten medizinischen Behandlungen sein, z. B. bei der Gipsimmobilisation und bei langandauerndem Verharren in Untersuchungs- und/oder OP-Positionen, da diese auch Dekubituswunden verursachen können.

> **!** Die Entstehung von Dekubitusstellen kann durch die Einhaltung der richtigen Sitzposition im Rollstuhl, durch das regelmäßige Entlasten der Gesäßfläche, durch das Ausüben des täglichen Steh- und/oder Gehtrainings sowie durch die richtige Transferausführung verhindert werden.
> In diesem Zusammenhang ist auch der Einsatz eines guten Antidekubitussitzkissens wichtig. Dies sind Sitzkissen, die zur Hälfte (vorderer Teil) aus einem stabilen Schaumstoffmaterial und zur anderen Hälfte aus Rohomaterial gefertigt sind. Diese Kissen erfüllen sowohl die Antidekubitus- als auch die stabilen Transferanforderungen.

Abb. 173. Liften ist das beste Mittel, um Dekubituswunden im Gesäßbereich zu verhindern

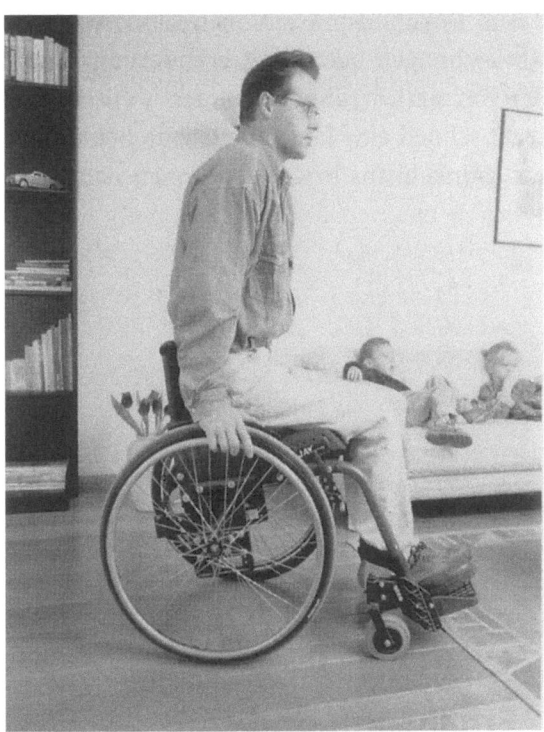

Abb. 174. Das von einer Hilfsperson unterstützte Entlasten der Gesäßfläche im Rollstuhl. Der Betroffene kann sich auch mit dem Bauch nach vorne auf die Knie legen und dann das Gesäß anheben lassen

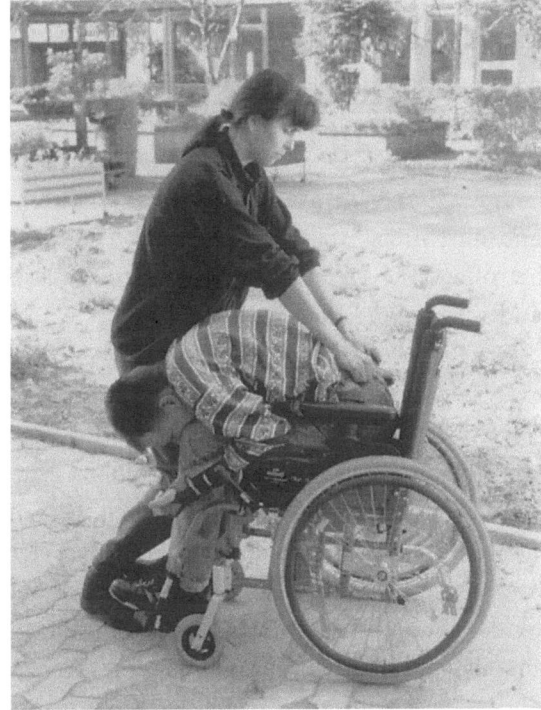

Die Dekubitusprävention beginnt bei einem selbst; wenn irgendwelche Abweichungen oder Hautveränderungen auftreten, sollte schnellstmöglich der Hausarzt darüber informiert werden, da nicht verhinderte Hautdefekte recht schnell eine langandauernde Behandlung oder sogar eine Einweisung ins Krankenhaus bzw. Operationen nach sich ziehen können.

> Die Rehabilitation war eine harte Schule, aber jetzt im nachhinein war es doch ganz prima. Gesäß entlasten und auf dem Bauch schlafen: ich wollte es jetzt gar nicht mehr anders.
>
> Die Aufklärung über die gesamte Dekubitusproblematik war sehr gut. Dadurch ist man über alles, was damit zusammenhängt, gut informiert und kann sich dementsprechend auch danach richten.
> Dies tut man allerdings schon ganz von alleine, wenn man sich an die Dekubitusstellen einiger anderer Rehabilitanden erinnert.
>
> Dekubitus: Auch wenn ich noch nie etwas damit zu tun hatte – die Gefahr besteht immer!

Ernährung und Diät

Nach dem Eintreten der Querschnittlähmung verliert der Betroffene oft erheblich an Gewicht. Der Körper zehrt in der akuten Phase an seinen Reserven, in der der Energiebedarf u. a. aufgrund der Heilungsanstrengungen des Körpers deutlich erhöht ist. In der Rehabilitation stabilisiert sich dann allmählich das Körpergewicht. Einige Zeit nach der Entlassung beginnt dann langsam die Gewichtszunahme, bedingt durch zu wenig körperliche Aktivität und durch das Sitzen im Rollstuhl. Übergewicht ist für viele Querschnittbetroffene, die schon länger wieder zu Hause sind, ein häufig vorkommendes und schwerwiegendes Problem.

Die Gewichtszunahme beginnt in der Regel langsam und ist, wenn einmal eingesetzt, nur sehr schwer zu stoppen. Die Zunahme führt oft zu Problemen; sowohl die Selbständigkeit als auch die Versorgung können erheblich beeinträchtigt werden, und darüber hinaus erhöht sich das Risiko von Druckgeschwüren im Gesäßbereich deutlich. Daher ist es besonders wichtig, sein Gewicht regelmäßig zu kontrollieren und sich ausgewogen und nicht übermäßig zu ernähren. Während der oftmals sehr intensiven und energiezehrenden Trainingsphase in der Rehabilitation ist es wichtig, sich gut und ausreichend zu ernähren. Später, wenn keine schweren körperlichen Arbeiten und/oder Sportarten ausgeübt werden und ein sitzendes Leben im Rollstuhl

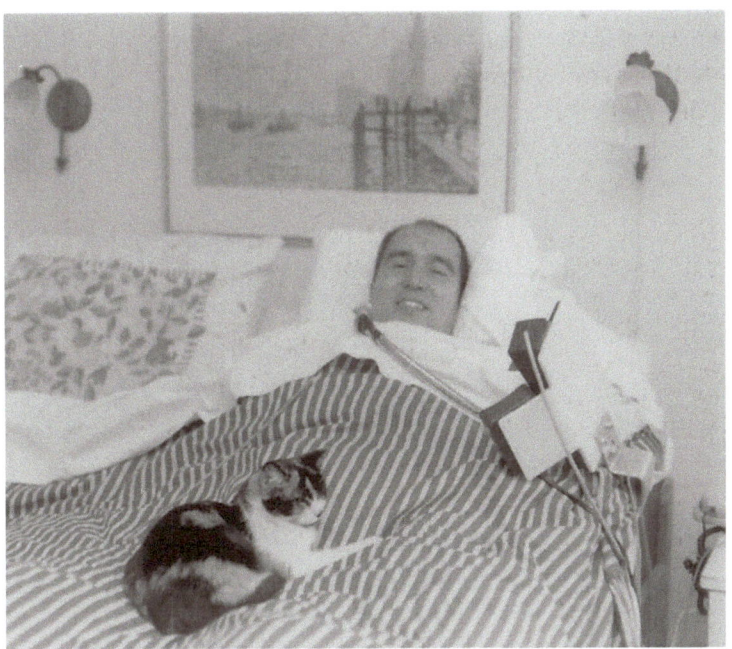

Abb. 175. Wenn man körperlich nicht mehr so aktiv sein kann, sollte man verstärkt auf kalorienarme Nahrung achten

geführt wird, ist es besonders wichtig, sowohl über vitamin- und ballaststoffreiche Nahrungsmittel als auch über die Kalorienmenge der einzelnen Lebensmittelgruppen gut informiert zu sein (Abb. 176).

Eine gesunde und ausgewogene Ernährung setzt sich aus den folgenden 4 Nahrungsbestandteilen zusammen:
- Eiweiße,
- Kohlenhydrate,
- Fette,
- Vitamine, Mineralien und Spurenelementen.

Neben der richtigen Nahrungszusammensetzung sind auch der Ballaststoffgehalt und die aufgenommene Flüssigkeitsmenge für Querschnittbetroffene sehr wichtig.

Die Obstipation (Verstopfung, harter Stuhlgang) ist ein häufig vorkommendes Problem. Faserreiche Nahrung stimuliert in Zusammenwirkung mit einer vermehrten Flüssigkeitszufuhr die Darmfunktion und den Stuhlgang.

In frischem Obst und Gemüse sowie in allen Vollkornprodukten sind die benötigten Faser- und Ballaststoffe reichlich enthalten.

Die reichliche Flüssigkeitszufuhr (3 l/Tag) ist nicht nur für die Darmfunktion wichtig, sondern auch für eine gute Blasen- und Nierenfunktion.

178 Komplikationen verhindern – fit sein und fit bleiben

Abb. 176. Abwechslungsreiches und gesundes Essen verhindert u. a. die Entstehung von Übergewicht

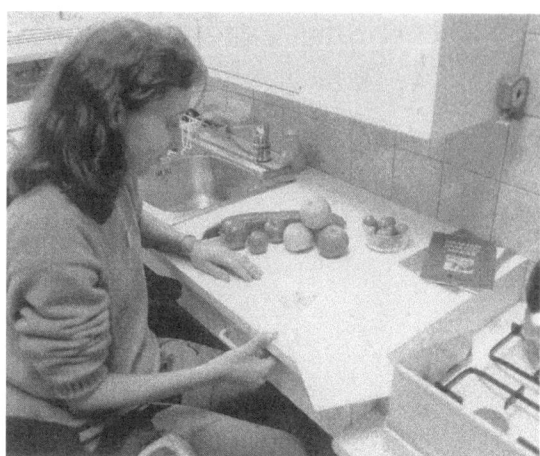

Man muß mehr Informationen über die Ernährung und das Abführen erhalten. Es müßten mehr Informationsveranstaltungen zum Thema „Ernährung" stattfinden, über was man essen darf und was man nicht essen darf bzw. sollte.

Die Mahlzeiten in der Rehabilitation sollten schon so ausgewogen und gesund zubereitet sein, wie es in der Zukunft von einem erwartet wird und wie man es fortführen soll. Das Ernährungsbewußtsein muß stärker geweckt werden

5 Freizeitgestaltung, Umschulung, Weiterbildung und Arbeit

Hobbys

Es gibt eine Vielzahl von Hobbys die auch im bzw. vom Rollstuhl aus noch möglich sind. Während der Reha können in der Regel viele verschiedene handwerkliche Tätigkeiten ausprobiert werden. Daraus entwickelt sich meist das eine oder andere Hobby, das dann zu Hause entweder alleine oder im Verein usw. fortgeführt werden kann. Zu den Hobbymöglichkeiten zählen z. B. Holzschnitzarbeiten, Modellbau, Zeichnen und/oder Malen (Abb. 177), Seidenmalerei, Kalligraphie oder ähnliches.

Darüber hinaus können auch verschiedene Kurse bei der Volkshochschule oder anderen (Tages)-Einrichtungsstätten belegt werden. In den Veranstaltungsprogrammen werden oft Computer- und Fremdsprachenkurse angeboten, mit denen man sich weiterbilden bzw. -qualifizieren kann. In verschiedenen Tagesstätten werden zusätzlich auch Zeiten für Gesellschaftsspiele und andere Aktivitäten eingeplant, an denen jeder teilnehmen kann.

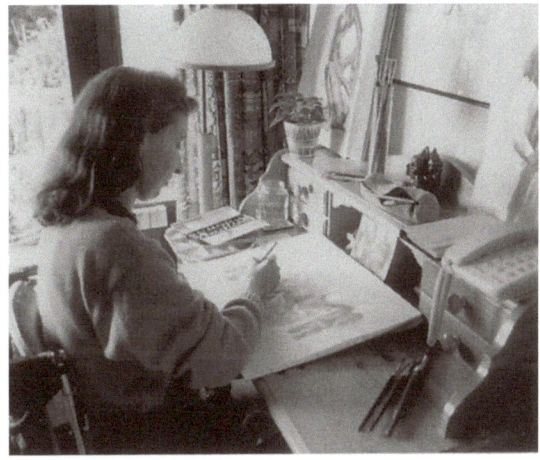

Abb. 177. Wenn die Kinder in der Schule sind, hat man etwas Zeit für seine eigenen Interessen

Abb. 178. In einem Freizeitzentrum kann man u. a. Mal- und Zeichenkurse belegen; auch Mundmalerei- oder Seidenmalkurse

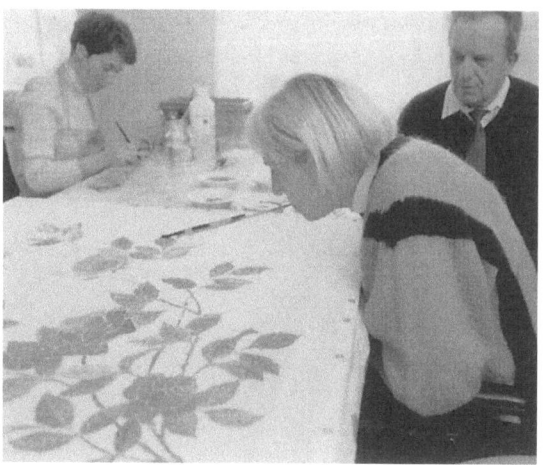

Abb. 179. Ein eigener Hobby- und Werkraum ist für alle Heimhandwerker ideal

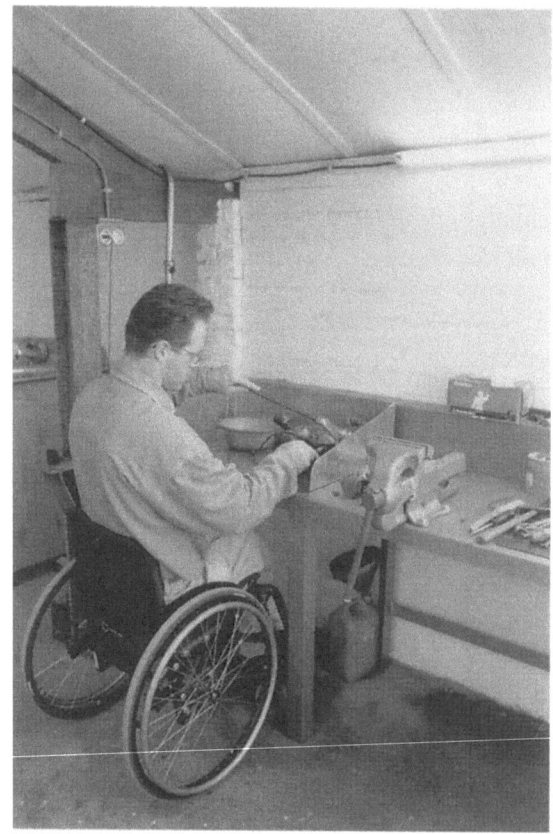

Ebenso nehmen die Möglichkeiten immer mehr zu, verschiedene, auch erholsame Sportarten auszuüben.

Auch bei minimaler Handfunktion besteht immer noch die Möglichkeit, kreativ zu sein, z. B. mit Hilfe des Computers oder durch das Zeichnen und Malen mit dem Mund (abb. 178).

Viele der männlichen Querschnittbetroffenen streben nach der Rehabilitation eine Art Rollentausch an; sie übernehmen dann so gut es geht den Haushalt, das Kochen und die Gartenarbeiten. Darüber hinaus widmen sie sich meist intensiver als früher der Kinderbetreuung. Um die Aufgaben in Haus und Garten mit dem Rollstuhl erfüllen zu können, sind einige Anpassungen nötig (Abb. 179). Der Garten sollte mit breiten und gut befestigten Wegen ausgestattet sein (Abb. 180). An diesen Wegen können dann verschieden hohe Pflanzbehälter stehen, die vom Rollstuhl aus gut bearbeitet (pflanzen, ernten, zurückschneiden usw.) werden können. Die ideale Höhe für die Pflanzbehälter liegt bei 83 cm. Es gibt sowohl kompakte als auch unterfahrbare Pflanzbehälter (Abb. 181); die unterfahrbaren Pflanzbehälter eignen sich,

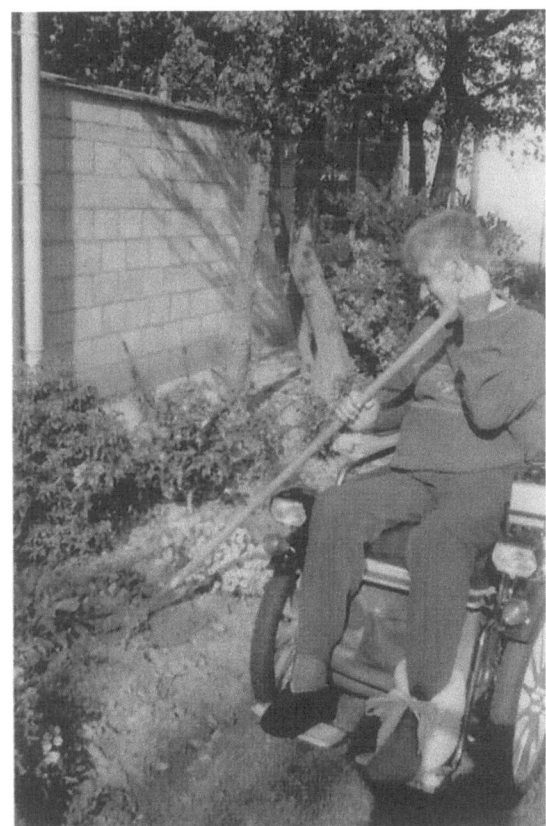

Abb. 180. Einige Gartenarbeiten werden vom Rollstuhl aus durch den Einsatz eines verlängerten Stiels deutlich einfacher

182 Freizeitgestaltung, Umschulung, Weiterbildung und Arbeit

Abb. 181. Die Pflanzbehälter sollten am besten unterfahrbar sein

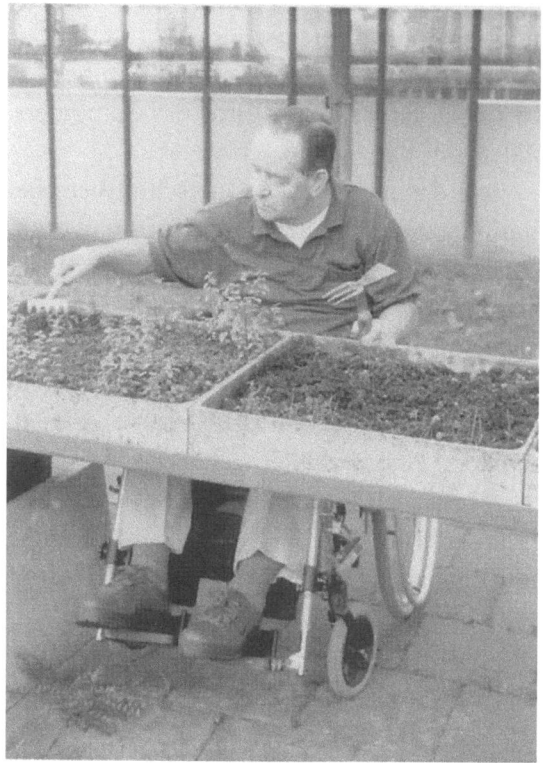

für Rollstuhlfahrer eher wegen des besseren und wirbelsäulengerechteren Arbeitens. Die nötigen Gartengeräte wie Harken und Schaufeln usw. müssen ebenfalls an einem Ort aufbewahrt werden, der gut mit dem Rollstuhl zu erreichen ist.

Vom Rollstuhl aus sind auch blumen- und/oder gemüsebehangene Pergolen relativ einfach zu bearbeiten. Sie lassen sich darüber hinaus mit anderen einfachen Materialien wie imprägnierten Holzpfählen und Drähten ohne große Mühe kombinieren und neu gestalten (Abb. 182).

Ebenso ist das Bewirtschaften eines Gewächshauses möglich. Die Zufahr- und Durchfahrwege im Gewächshaus müssen breit genug (mindestens 90 cm) und einfach zu erreichen sein.

Bei allen Gartenaktivitäten sollte die Einhaltung einer idealen und angenehmen Arbeitshaltung möglich sein. Im Reha-Zentrum „Hoensbroeck" (NL) werden hierzu Ratschläge sowie alle möglichen Materialien und Arbeitsgeräte zum Anschauen angeboten z. B. Aufhebezangen (eine „helfende Hand") mit verlängertem Stiel, Kantenschneider für den Rasen, verschieden angepaßte Handgriffe für Schneide-, Schaufel-, Stech- und Harkgeräte (s. Abb. 180 und Abb. 183).

Abb. 182. Pergolen können so konstruiert werden, daß man vom Rollstuhl aus die daranhängenden Blumen und Früchte einfach und leicht bearbeiten kann

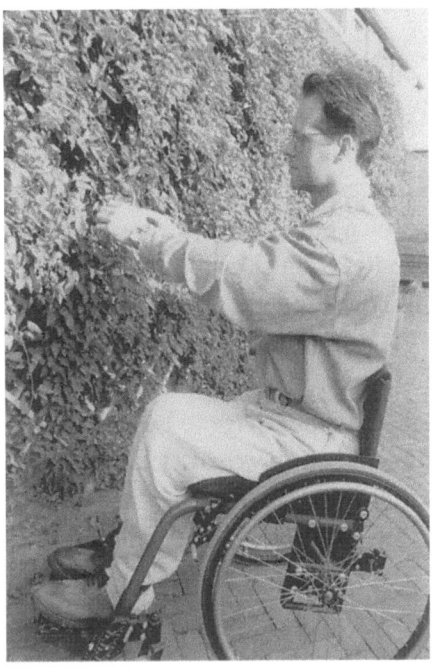

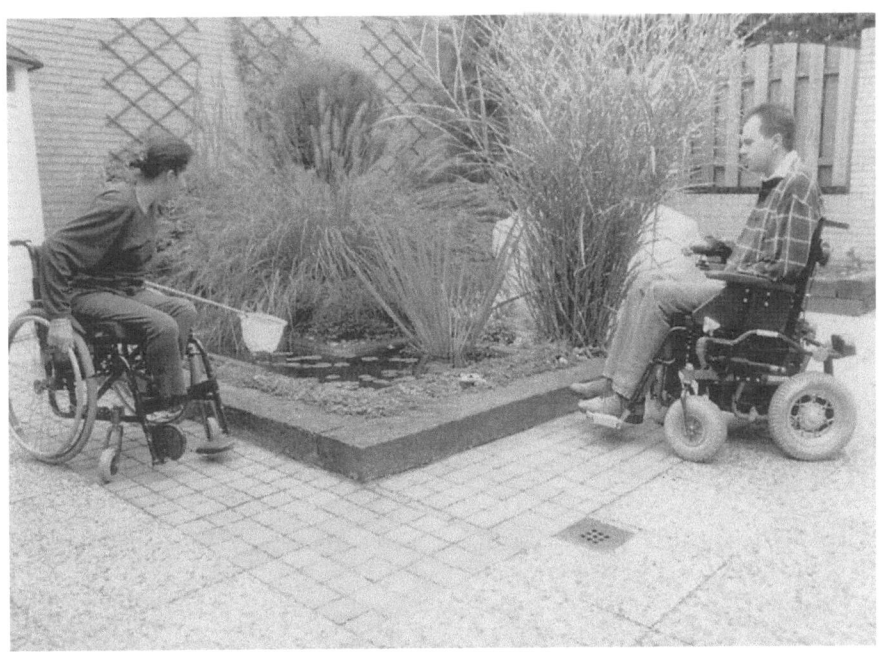

Abb. 183. Ein kleiner Teich verleiht dem Garten etwas Beruhigendes

184 Freizeitgestaltung, Umschulung, Weiterbildung und Arbeit

Sport und Erholung

Während der Rehabilitation können meist mehrere Sportarten ausprobiert werden. Am häufigsten werden Basketball (Abb. 184), Rollstuhltraining, Tischtennis, Bogenschießen und Schwimmen angeboten. Diese Sportarten können aufgrund ihrer weiten Verbreitung auch nach der Rehabilitation in der Regel ohne große Probleme in der näheren Wohnortumgebung fortgeführt werden.

Die Sportausübung hat neben ihrem therapeutischen, auch einen entspannenden und psychosozialen Effekt. Durch den Sport werden alle Möglichkeiten, die der eigene Körper noch hat, selbst entdeckt und eingesetzt. Darüber hinaus ergeben sich durch den Sport viele soziale Kontakte und letztendlich macht Sport einfach Spaß; Spaß und Freude am Bewegen.

Beispielsweise *Tischtennis spielen* ist im Lauf der Jahre immer beliebter geworden, da diese Sportart, ebenso wie einige andere, z. B. das Bogenschießen,

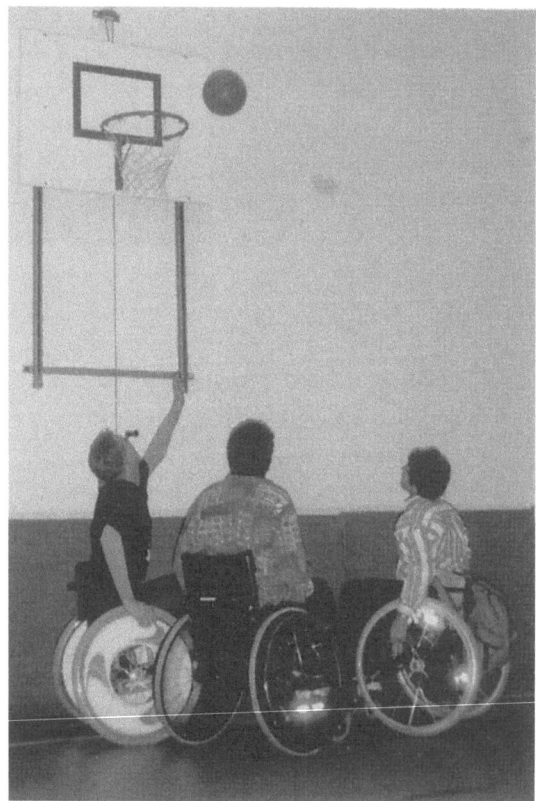

Abb. 184. Basketball ist immer noch der beliebteste Rollstuhlsport

Abb. 185. Beim „Quad-Rugby"
können sich Tetraplegiker
richtig verausgaben

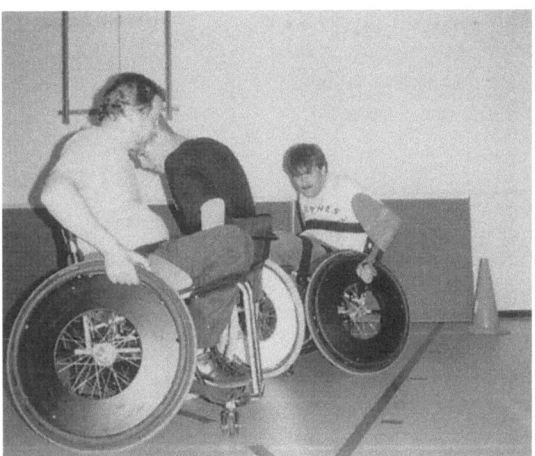

sowohl Fußgängern als auch Rollstuhlfahrern sehr gute Integrationsmöglichkeiten bietet.

Schwimmen und/oder Wassergymnastik bzw. -spiele werden von vielen Querschnittbetroffenen aufgrund des freieren Körpergefühls und der Möglichkeit, sich ohne Hilfsmittel bewegen zu können, als sehr angenehm empfunden. Querschnittbetroffene mit höheren Läsionsniveaus sollten auf das Vorhandensein eines Badelifts und auf eine angenehm warme Wassertemperatur (28–32°C) achten.

Unter den jüngeren Querschnittbetroffenen ist *Rollstuhlbasketball* eine sehr beliebte Sportart, da neben der vollständigen Beherrschung des Rollstuhls auch Zusammenarbeit und Teamgeist intensiv gefördert werden. Die Sportart „Quad-Rugby" (Abb. 185), bei der sich auch Tetraplegiker vollständig verausgaben können, ist in Deutschland noch relativ unbekannt (findet aber großes Interesse) und daher auch noch nicht so stark verbreitet.

Dagegen verbreiten sich die Möglichkeiten immer mehr, *Rollstuhltennis* zu erlernen und zu spielen (Abb. 186) sowie *Ski zu fahren* (z. B. Monoski). Das Rollstuhlracen oder Wheelrennen ist für alle energiegeladenen und („fanatischen") Rollstuhlfahrer die ideale Sportart.

Außer den hier kurz angesprochenen Sportarten gibt es noch viele andere Möglichkeiten, Behindertensport auszuüben; denn die Integrations- und die Umsetzungsideen nehmen, bei gleichzeitig steigender Nachfrage, stetig zu.

186　Freizeitgestaltung, Umschulung, Weiterbildung und Arbeit

Abb. 186. Rollstuhltennis ist möglich; es erfordert eine gute und aktive Beherrschung des Rollstuhls

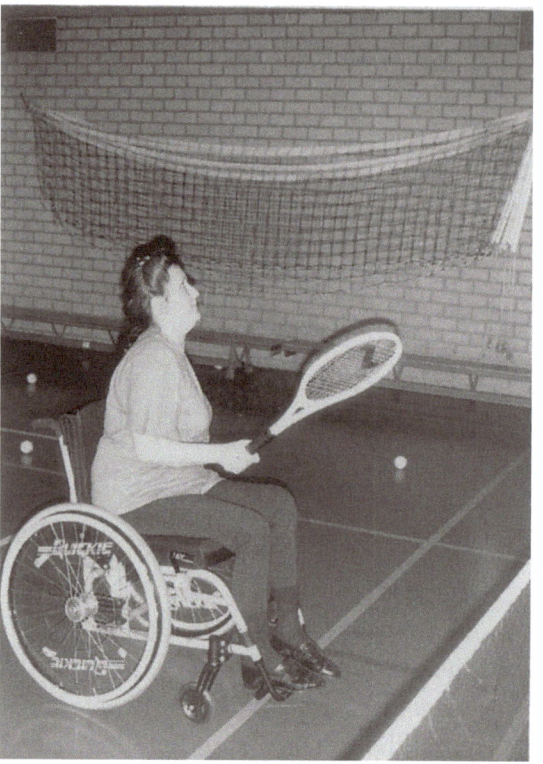

! Informationen und Adressen zu geeigneten Sportarten können beim „Deutschen Behindertensportbund" und bei vielen engagierten Vereinen erfragt sowie aus den Zeitschriften der Patientenvereinigungen entnommen werden (s. auch Kap. 6, wichtige Adressen).
Darüber hinaus gibt es in auf Behindertensport spezialisierten Sportfachgeschäften neben dem nötigen Zubehör (Schläger usw.) und der Sportkleidung auch Beratungsgespräche über Sportrollstühle und Rollstuhlsportarten sowie Vereine.

Während der Rehabilitation müßte mehr Sport angeboten werden. Nicht nur wegen des Sports an sich, sondern vielmehr für die Kondition und das Selbstwertgefühl. Es müßten viele verschiedene Sportarten angeboten werden; die Wahl, welche man dann weiter ausüben will, entscheidet sich später.

Reisen

Informationen über behindertengerechte Urlaubsreisen und die dafür günstigste Reisemöglichkeit (Bahn, Bus, Auto, Flugzeug usw.) können in vielen Reisbüros erfragt werden. Darüber hinaus haben sich einige Behinderteneinrichtungen auf Reiseplanungen usw. spezialisiert und geben halb- bzw. ganzjährlich Informationsblätter heraus, auf denen u. a. Kontaktadressen, auserwählte Urlaubsorte und erreichbare Sehenswürdigkeiten, geeignete Hotels und Unterkünfte, Restaurants usw. aufgelistet sind.

> In die Ferien fahren war bisher nie ein großer Erfolg. Nichts ist angepaßt, man muß sich stets behelfen. Wir bleiben daher lieber zu Hause und unternehmen von da aus Tagestouren. Allerdings fahre ich jedes Jahr für 2 Wochen in eine Art Ferienhaus, um meinem Mann Ruhe zu geben.
>
> Urlaub ist kein Problem: Wir haben ein Wohnmobil umgebaut und sind so von niemandem und von nichts abhängig.
>
> Mein Partner fährt einmal im Jahr in den Urlaub. Zu mir kommt dann jemand vom Pflegedienst, dadurch werden unsere Kinder nicht damit belastet.
>
> Ich nehme einige Brettchen usw. und Werkzeug mit in den Urlaub. Hierdurch kann ich mir, wenn nötig, vieles passend machen.
>
> Wir campen noch immer.
>
> Urlaub und Freizeit: Wenn es irgendwie geht, sollte man den eigenen Duschstuhl mitnehmen, damit rettet man sich überall.
>
> Wenn meine Frau einmal im Jahr Urlaub macht, kommt jemand vom Pflegedienst zu mir. Den Haushalt, das Kochen und die Einkäufe übernehmen dann meine Kinder. Ich habe immer Antibiotika auf Vorrat bei mir, insbesondere wenn ich in den Urlaub fahre.

Umschulung und Weiterbildung

Nach der Querschnittlähmung verändert sich nicht nur körperlich etwas, sondern auch im schulischen bzw. hochschulischen und/oder beruflichen Bereich.

Die Fortsetzung der schulischen bzw. universitären Ausbildung hängt sowohl von den möglichen (u. a. baulichen) Anpassungen und der Mitarbeit des Ausbildungszentrums als auch von den späteren beruflichen Möglichkeiten und Anforderungen ab. Manchmal ist es daher besser, z. B. direkt die Studienrichtung zu wechseln, als nachher ohne Job dazustehen.

188　Freizeitgestaltung, Umschulung, Weiterbildung und Arbeit

Die Fortsetzung der beruflichen Tätigkeit ist dagegen oftmals schwieriger zu verwirklichen. Hier müssen Umschulungsmaßnahmen oder andere Ersatzmöglichkeiten gefunden und angeboten werden.

Für die Klärung der Fragen in diesem Bereich ist der betreuende Sozialarbeiter zuständig. Die Berufswahl wird oft mit Hilfe eines psychologischen Tests untersucht und unterstützt. In einigen Reha-Zentren gibt es Abteilungen bzw. Institute, die sich nur mit diesen Umschulungs- und/oder Arbeitsmöglichkeiten beschäftigen (Abb. 187 und 188).

> Einer beruflichen Tätigkeit nachzugehen ist sehr wichtig, auch für das Selbstwertgefühl.
>
> Jemand mit einem Handikap muß sich in dieser Gesellschaft immer und überall erst einmal beweisen. „Du wirst als Gehandikapter ja doch nichts können, Du weichst ja von der „Norm" ab, also laß erst einmal sehen, was Du überhaupt kannst".
>
> Bei dem Berufswahltest wird sehr schnell von einer im Rollstuhl möglichen Tätigkeit ausgegangen; das heißt im Klartext: Schreibtischjob; ob man will oder nicht. Oft gibt es aber noch andere Möglichkeiten, man muß nur etwas erfinderischer und flexibler sein.

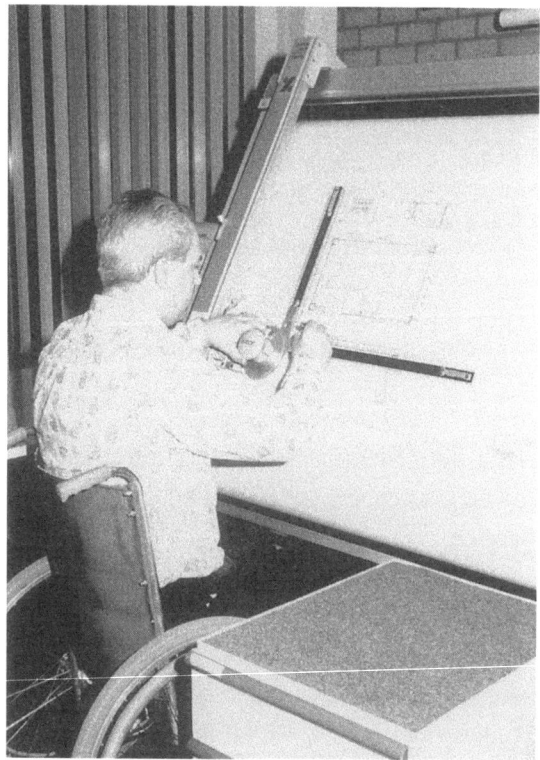

Abb. 187. Technisches Zeichnen ist eine berufliche Tätigkeit, die vom Rollstuhl aus an einem angepaßten Zeichentisch möglich ist

Abb. 188. Die Ausübung einer administrativen Tätigkeit ist vom Rollstuhl aus auch bei geringer Handfunktion gut möglich

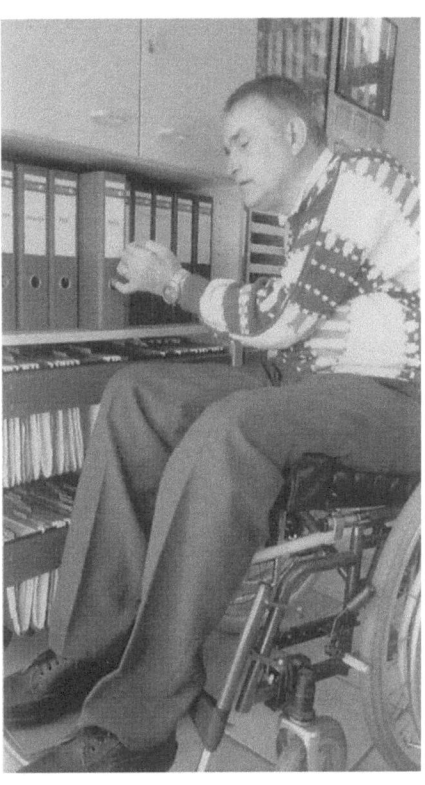

6 Allgemeine Informationen und wichtige Adressen

Querschnittzentren

Die Rehabilitation von Querschnittgelähmten sollte in darauf spezialisierten Zentren stattfinden. Die nachfolgend aufgelisteten Zentren sind auf die Behandlung von Patienten mit Rückenmarkschädigungen spezialisiert. Informationen und Informationsmaterial können hier in der Regel jederzeit erfragt werden.

Die einzelnen Zentren arbeiten auch untereinander eng zusammen; die neusten Behandlungsmethoden und/oder Techniken sowie deren Ergebnisse werden auf den jährlich stattfindenden Tagungen ausgetauscht und bewertet.

- **Deutschland:**

Klinische Sonderstation
für Querschnittgelähmte
Paulinenstr. 132
75323 Bad Wildbad

Werner-Wicker-Klinik
Im Kreuzfeld 4
34537 Bad Wildungen-Reinhardsh.

Krankenhaus Hohe Warte
Hohe Warte 8
95445 Bayreuth

Krankenhaus Zehlendorf
Gimpelsteig 3–5
14165 Berlin

Krankenhaus Buch – Klinik
für Querschnittgelähmte
Zepernickerstr. 6
13122 Berlin

BG-Unfallklinik
Großenbaumer Allee 250
47249 Duisburg

BG-Unfallklinik
Friedberger Landstr. 430
60331 Frankfurt

Reha-Zentrum Gyhum
Dammersmoorweg 17
27404 Gyhum

BG-Unfallklinik
Bergedorferstr. 10
21033 Hamburg

Orthopädische Uniklinik
Reha-Zentrum f. Querschnittgelähmte
Schlierbacher Landstr. 200a
69118 Heidelberg

Gemeinschaftskrankenhaus
Beckweg 4
58313 Herdecke

Rehabilitationskrankenhaus
Guttmannstr. 1
76307 Karlsbad

BG-Unfallklinik
Ludwig-Guttmannstr. 13
67071 Ludwigshafen

Klinik Markgröningen
Kurt-Lindemann-Weg 10
71706 Markgröningen

BG-Unfallklinik Murnau
Abt. Querschnitt
Prof. Küntscherstr. 8
82418 Murnau

BG-Unfallklinik
Schnarrenbergerstr. 95
72076 Tübingen

Rehabilitationskrankenhaus Ulm
Oberer Eselsberg 45
89081 Ulm

Reha-Zentrum des
Bergmannsheil-Krankenhaus
Bürkle-De-La-Camp-Platz 1
44789 Bochum

Bavaria Klinik
An der Wolfsschlucht 1-2
01731 Kreischa

SANAMED
Klinik Betriebs-GmbH Sülzhayn
Am Steierberg
99755 Sülzhayn
Orthopädische Klinik
Am Mühlenberg
37234 Hessisch Lichtenau

Krankenhaus Ev. Stift St. Martin
Johannes Müllerstr. 7
56068 Koblenz

- **Schweiz:**

Schweizer Paraplegiker Zentrum
Im Burgfelderhof 40
4055 Basel

Schweizer Paraplegiker Zentrum
Nottwil
6207 Nottwil / Luzern

Schweizer Paraplegiker Zentrum
Balgrist
Forchstr. 340
8008 Zürich

- **Österreich:**

Rehabilitationszentrum Häring
Schönau 150
6323 Bad Häring

Reha-Zentrum Weißer Hof
Postfach 36
3400 Klosterneuburg

Rehabilitationszentrum Tobelbad
Dr. Georg Neubauerstr. 6
8144 Tobelbad /Graz

- **Niederlande (grenznah):**

Revalidatiecentrum "Het Roessingh"
Roessinghsbleekweg 33
7522 AH Enschede

Revalidatiecentrum Hoensbroeck
Zanderbergsweg 111
6432 CC Hoensbroek

St. Maartenskliniek
Hengstdal 3
6522 JV Nijmegen

Selbsthilfegruppen und Fördergemeinschaften

Die in den einzelnen Ländern bestehenden *Patientenvereinigungen* können dem Betroffenen in der Regel sehr viele Fragen zu materiellen und anderen Problemen, die sich aufgrund der Querschnittlähmung stellen, beantworten.

Die dort (meist ehrenamtlich) arbeitenden Personen sind entweder selbst betroffen oder Angehörige von Betroffenen und haben daher sehr viel Erfahrung und ein fundiertes Wissen über das Leben mit einer Querschnittlähmung.

Darüber hinaus haben diese Vereinigungen durch ihre langjährige Arbeit viele, in unterschiedlichen Bereichen tätige Ansprechpartner, die einem beim Umgang mit Behörden etc. behilflich sein können.

Patientenvereinigungen tragen sich in der Regel (u. a. finanziell) selbst; um jedoch Veränderungen und Interessenbelange durchsetzen zu können, muß die Vereinigung in sich sehr stark sein und viele ebenso denkende Mitglieder hinter sich wissen. Wenn man seine eigenen Interessen und die der anderen besser vertreten möchte bzw. besser vertreten wissen möchte, kann man selbst als Betroffener und auch als Nichtbetroffener Mitglied einer Patientenvereinigung werden. Die neusten Entwicklungen sowohl im medizinisch-therapeutischen als auch im gesellschaftlichen Bereich werden in einer periodisch erscheinenden Zeitschrift zusammengefaßt und vorgestellt.

- **Deutschland:**
  Fördergemeinschaft der Querschnittgelähmten in Deutschland e.V.
  Silcherstraße 15
  67591 Mölsheim
  Zeitschrift: Paraplegiker

- **Schweiz:**
  Schweizerische Paraplegiker Vereinigung
  Zentralsekretariat
  Langsägestraße
  CH - 6010 Kriens
  Zeitschrift: Para contact

- **Österreich:**
Verband der Querschnittgelähmten
Schultastraße 3/9/R 10
A - 1100 Wien
Zeitschrift: Rollstuhl aktiv

Sportvereine

Informationen über Behindertensportmöglichkeiten können bei folgenden Verbänden erfragt werden:

- **Deutschland:**
In jedem Bundesland besteht ein eigener Behindertensportverband, der Auskünfte und Vereinsadressen vermittelt.

  Behindertensportverband Nordrhein-Westfalen e.V.
  Friedrich Alfredstr. 10
  47055 Duisburg

- **Österreich:**
Österreichischer Behindertensportverband
Brigittenauer Lände 42
A - 1200 Wien

- **Schweiz:**
In der Schweiz existieren ungefähr 20 Behindertensportvereine. Die Adressen werden von der Zeitschrift „Para contact" herausgegeben.

  Redaktion:
  Schweizerische Paraplegiker-Vereinigung
  Zentralsekretariat
  Langsägestraße 2
  CH - 6010 Kriens

7 Glossar

- *A.D.L.* („Activities of Daily Living" = Aktivitäten des täglichen Lebens). Dies sind Fähigkeiten und Fertigkeiten, die zur Ausführung der im täglichen Leben anfallenden Aktivitäten benötigt werden z. B. beim Essen, Anziehen, Waschen, den Rollstuhltransfers aufs Bett oder ins Auto (S. 47-48, 69).
- *A.F.O.* („ankle foot orthosis" = Fußheberschiene). Eine Unterschenkelfußschiene, die bei gelähmter Fußhebemuskulatur eingesetzt wird, um das Schleifen der Fußspitze über den Boden und das daraus resultierende Stolpern zu verhindern. Die Schiene wird normalerweise im Schuh getragen (S. 90).
- *Areflexie.* Die Abwesenheit der Reflexe. Dies sieht man häufig bei schlaffen Lähmungen (S. 8).
- *Autonome Blase.* Eine gelähmte, schlaffe und reflexlose Blase (S. 10).
- *Autonome Dysreflexie.* Eine Reizung löst eine oder mehrere Körperreaktionen aus, z. B. schlagartig ansteigender Blutdruck, übermäßiges Schwitzen, Gänsehaut und Kopfschmerzen. Die autonome Dysreflexie tritt vor allem bei Querschnittgelähmten mit einem Läsionsniveau Th 6 und höher auf (S. 24).
- *Baclofen.* Ein Medikament, das Spastik und Muskelkrampf verringert (S. 163).
- *Baclofenpumpe.* Diese – unter der Bauchdecke befestigte – Pumpe enthält einen mit dem Medikament Baclofen gefüllten Speicher. Das Medikament wird über einen dünnen Schlauch direkt im Wirbelkanal bzw. am Rückenmark ausgeschüttet (S. 163).
- *Blase.* Dieses aus glatter Muskulatur bestehende Organ sammelt und scheidet den Urin aus (S. 10).
- *Blasentraining.* Von außen her durchgeführte Stimulierung der Reflexblase (S. 14).

- *Blasenstimulation.* Hierunter versteht man die elektrische Stimulation der Blase, mit Hilfe von speziell eingebrachten Elektroden. Die Blase muß jedoch vorher operativ in einen schlaffen Zustand gebracht werden (S. 74).
- *Blutzirkulation.* Blutkreislauf (S. 22).
- „*Central cord lesion*" („central cord syndrom"). Eine inkomplette Querschnittlähmung in Höhe der Halswirbelsäule, bei der die Arme weitaus mehr betroffen sind als die Beine (S. 27).
- *Darmregulation.* Methode, mit der der Darm zur regelmäßigen Entleerung erzogen wird (S. 15).
- *Dekubitus.* Sich durchliegen, Druckgeschwür; Haut- und Gewebeschädigungen durch stark erhöhten Druck, beginnend in der Tiefe des Gewebes, bricht nach außen auf (S. 9, 32, 172).
- *Dekubitusprävention.* Verhinderung der Druckstellenentstehung (S. 132, 166, 172-176).
- *Depressionen.* Traurige Stimmung, die einen nach einem schweren Unfall ebenso wie nach einer schlimmen Erfahrung überkommen kann (S. 29).
- *Dermatom.* Bestimmtes Hautgebiet, das von dem dazugehörigen Nerv versorgt wird (S. 7-9).
- *Diaphragma.* Das Zwerchfell liegt zwischen Brustraum und Bauchraum und ist der wichtigste Atemmuskel. Er wird von den Rückenmarksegmenten (C 2) C 3-C 5 versorgt und ist für alle Querschnittgelähmten ein sehr wichtiger Muskel (S. 169).
- *Durchbewegen.* Hierunter versteht man das Mobilisieren von Muskeln und Gelenken zur Erhaltung der Beweglichkeit (S. 143).
- *Ejakulation.* Samenerguß.
- *Erektion.* Aufrichten und Versteifen des männlichen Glieds (S. 17, 127).
- *E.M.G.* (Elektromyographie). Die bei normaler Versorgung auftretenden elektrischen Ströme werden mittels Elektroden, die in die Muskulatur eingestochen werden, registriert (S. 164).
- *Elektrodenstimulation.* Das elektrische Reizen von Muskeln und Nerven.
- *Funktionelle Elektrostimulation.* (F.E.S.). Das elektrische Reizen von Muskeln und/oder Nerven mit dem Ziel, funktionelle (brauchbare) Bewegungen auszulösen.
- *Flexionskontrakturen.* Verkürzung der Beugemuskulatur (S. 141).
- *Funktionshandschuh.* Eine Art Handschuh, der von hoch Querschnittgelähmten (C 5-7) getragen werden sollte, um die Greiffunktion der Hand zu verbessern (S. 70).
- *Fistel.* Röhrenförmiger Kanal (Geschwür), der ein Organ mit der Körperoberfläche verbindet (S. 172).
- *Genitalien.* Geschlechtsorgane (S. 16).

- *Hypertension.* Hypertonie (hoher Blutdruck) (S. 24).
- *Hypotension.* Hypotonie (niedriger Blutdruck) (S. 22).
- *Hyperthermie.* Zu hohe Körpertemperatur (S. 25).
- *Hypertonus.* Erhöhte Muskelspannung, ein Merkmal der Spastik (S. 160).
- *Hypotonus.* Erniedrigte Muskelspannung (S. 160).
- *Immobilisation.* Vollständige Bewegungsverhinderung bzw. -einschränkung (S. 32).
- *Inkontinenz.* Unkontrollierter Urin- und/oder Stuhlaustritt (S. 14).
- *Intermittierendes Katheterisieren.* Entleeren der Blase mit Hilfe eines Katheters zu regelmäßigen bzw. zu festgelegten Zeiten (S. 11, 72).
- *Intrathekal.* Innerhalb des Flüssigkeitsraums rund um das Rückenmark (S. 5).
- *Innervation.* Nervenversorgung von Muskeln, Haut und Organen (S. 5).
- *I.V.P.* (intravenöses Pyelogramm). Urogramm, bei dem die Nieren, die Harnleiter und die Blase mit Hilfe von Kontrastmittel gut sichtbar gemacht werden (S. 15).
- *Katheter.* Dies ist ein steriler dünner Kunststoffschlauch der zur Blasenentleerung in die Harnröhre eingeführt wird (S. 11-14).
- *Dauerkatheter.* Ein Dauerkatheter wird in der Regel einmal eingebracht und verbleibt dann für einen längeren Zeitraum (durchaus für mehrere Wochen) im Körper. Der Urin wird über den Dauerkatheter konstant abgeführt. Der Dauerkatheter kann sowohl über die Harnröhre (transurethraler Katheter) als auch über die Bauchdecke (suprapubischer Katheter) eingebracht werden. Der suprapubische Katheter wird direkt oberhalb des Schambeins durch die Bauchdecke in die Blase eingeführt (S. 11-14).
- *Katheterisieren.* Blasenentleerung mit Hilfe eines Katheters (S. 14).
- *Komplette Querschnittlähmung.* Vollständige Rückenmarksbeschädigung, die zu einem vollständigen Kraft- und Gefühlsausfall unterhalb der Beschädigungsstelle führt (S. 26).
- *Kontrakturen.* Muskelverkürzungen, die zu Gelenkeinschränkungen führen; die normale Gelenkbeweglichkeit geht verloren (S. 143, 161).
- *Kommunikation.* Alle Formen der verbalen und nonverbalen Verständigung (S. 103).
- *Kondomurinal.* Dies ist ein Kondom, den der männliche Querschnittgelähmte über seinen Penis streift und an den ein Kondomkatheter befestigt wird, so daß der Urin in den Auffangbeutel abfließen kann (S. 72, 86).
- *Lagerungswechsel.* Das regelmäßige Wechseln der Liegepositionen zur Verhinderung von Dekubitusstellen (S. 59, 174).
- *Laminektomie.* Entfernung des hinteren Wirbelteils (Wirbelbogen), hierdurch wird das Rückenmark an dieser Stelle freigelegt.

- *Lange Beinorthesen.* Dies sind Beinschienen, mit denen Paraplegiker eine Art Gehen erlernen können (S. 90).
- „*Lower Motor Neuron Lesion*" (LMN-Läsion). Eine Lähmung, bei der neben dem Verlust willkürlich zu bewegen auch die Reflexe und die Muskelspannung fehlen (S. 8).
- *Lumbale Wirbel.* Die 5 Lendenwirbel L 1-L 5 (S. 3).
- *Lumbale Läsion.* Eine Beschädigung des lumbalen Rückenmarks (S. 26).
- *Lungenembolie.* Verstopfung eines Gefäßes in der Lunge durch ein mit dem Blutstrom verschlepptes Blutgerinnsel (S. 169).
- *Mobilisieren.* Das Durchbewegen der Muskeln und Gelenke (S. 143).
- *Mobilität.* Beweglichkeit (S. 143).
- *Mundstab.* Kleiner z. B. hölzerner Stab, der in den Mund bzw. zwischen die Lippen genommen wird. Mit diesem Hilfsmittel können Tetraplegiker, die eine sehr stark eingeschränkte Handfunktion haben, alle möglichen Geräte (Computer, Fernbedienungen usw.) bedienen (S. 103).
- *Myelum.* Rückenmark (S. 3).
- *Myelographie.* Kontrastmittelabhängiges Darstellungsverfahren des Rückenmarks und des Spinal-/Wirbelkanals (S. 3).
- *Neurologisch.* Das Nervensystem betreffend (S. 3).
- *Neuron.* Eine Nervenzelle, die für die Weiterleitung der Nervemimpulse sorgt (S. 3).
- *Osteoporose.* Knochenentkalkung; wird u. a. durch mangelnde Knochenbelastung und durch kalziumarme Ernährung verursacht (S. 90).
- *Orthostatische Hypotension.* Sinken des Blutdrucks beim Aufsetzen oder Aufstehen. Aufgrund der Querschnittlähmung benötigen die Blutgefäße des Betroffenen mehr Anpassungszeit; betrifft vor allem Querschnittgelähmte mit hohem Läsionsniveau (S. 22).
- *P.A.O.* (periartikuläre Ossifikation). Knochenneubildung in Gelenknähe (S. 141, 156).
- *Paraplegie.* Ein Teil des Rumpfes sowie beide Beine sind durch die Rückenmarksbeschädigung mehr oder weniger betroffen (S. 26).
- *Pelvis.* Becken.
- *Phantomschmerz.* Schmerzempfinden in aufgrund der Querschnittlähmung gefühllosen Körperregionen (S. 167).
- *Phenol.* Ein Spastik verminderndes Medikament, das lediglich lokal wirksam ist (Teilbereiche der Arme und Beine) (S. 163).
- *Phenolisieren.* Das Einspritzen eines Phenol-Wasser-Gemisches in den Nerv oder in die vermehrt spastische Muskulatur (S. 163).
- „*Posterior cord syndrome*". Bei dieser Lähmung ist vorwiegend der hintere Bereich des Rückenmarks beschädigt. Bei diesen Beschädigungen über-

wiegt der Gefühlsverlust gegenüber dem Bewegungsverlust deutlich (S. 26).
- *Querschnittlähmung.* Beschädigung des Rückenmarks und/oder im Wirbelkanal verlaufender Nervenstränge (S. 7).
- *Radikulär.* Die Nervenwurzeln betreffend, die vom Rückenmark abzweigen (S. 1, 27).
- *Reflex.* Eine automatische Organ- und/oder Muskelreaktion auf einen bestimmten Reiz (S. 7, 8).
- *Reflexblase.* Eine Blase, deren Entleerung auf der eigenen, nicht bewußt steuerbaren Reflexaktivität beruht (S. 11, 12).
- *Reflux.* Rückfluß, z. B. das Zurückfließen des Urins aus der Blase in die Nieren (S. 12).
- *Residue/Restharn.* Die Restmenge des Urins, die nach dem Entleeren noch in der Blase zurückbleibt (S. 14).
- *Rigidität.* Eine Steifigkeitsform, die von einem anhaltend hohen Widerstand gekennzeichnet ist. Wird besonders deutlich beim passiven Durchbewegen (S. 160).
- *Rückenmark.* Lange strangförmige Nervenverbindung zwischen Gehirn und peripheren Nerven (S. 3).
- *Rückenmarkstimulation.* Dem Rückenmark werden zur Spastik- und Schmerzbestreitung elektrische Reize zugeführt (S. 163).
- *Rutschbrett.* Ein Gleitbrett, das den Transfer erleichtert (S. 78, 131).
- *Sakrum.* Das Kreuzbein; es befindet sich unterhalb der Lendenwirbelsäule und stellt die Verbindung zwischen der mobilen Wirbelsäule und dem Becken dar (S. 3, 173).
- *Sensibilität.* Das Gefühl, Oberflächen- und Tiefensensibilität wahrnehmen zu können (S. 9).
- *Sensibilitätsausfall.* Gefühlsverlust (S. 9).
- *Skoliose.* Seitwärts gerichtete Wirbelsäulenverkrümmung (S. 3).
- *Spastik.* Erhöhung der Muskelspannung; unkontrollierter Muskelkrampf (S. 8, 160).
- *Spastizität.* Erhöhte Muskelspannung in einigen Muskeln und/oder in ganzen Muskelgruppen. Diese tritt meist als Reaktion auf bestimmte Reize auf (S. 160).
- *Sphinkermuskeln.* Ringförmig angelegte Schließmuskeln, die die Körperöffnungen an Po und Harnröhre verschließen (S. 12).
- *Spinal.* Die Wirbelsäule bzw. das Rückenmark betreffend.
- *„Spinal cord injury"* (S.C.I.). Englischer Terminus für Rückenmarkbeschädigungen (S. 5).

- *Spinaler Schock.* Direkt nach der Beschädigung des Rückenmarks fallen alle Rückenmarksreflexe (für einige Stunden bis zu einigen (6) Wochen) aus (S. 11).
- *Spitzfuß.* Durch die Wadenmuskelverkürzung (Kontraktur) entwickelt sich eine Spitzfußstellung (S. 146).
- *Spondylodese.* Das operative Fixieren von 2 oder mehreren Wirbeln (S. 32).
- *Stehgerät.* Ein mechanisch oder elektrisch zu bedienendes Gerät, an dem man stehen kann bzw. das einen in die Stehposition hochzieht (S. 90, 132).
- *Stehbett.* Ein Bett, das elektrisch sowohl waagrecht hoch und runter als auch in die senkrechte Stellung gebracht werden kann (S. 133).
- *TENS* (transkutane elektrische Nervenstimulation). Ein kleiner Apparat. der z. B. zur Schmerzdämpfung elektrische Impulse aussendet (S. 166).
- *Tetraplegie.* Sowohl die Beine als auch der Rumpf und die Arme/Hände sind durch die Rückenmarksbeschädigung mehr oder weniger betroffen (S. 26).
- *Thorakal.* Zum Thorax (Brustkorb) gehörend (S. 27).
- *Thorakale Wirbel.* Brustwirbel (S. 3).
- *Thrombose.* Verschluß eines Blutgefäßes durch ein Blutgerinnsel (S. 22).
- *Thrombophlebitis.* Blutgefäßentzündung (S. 22).
- *Transfer.* Das Versetzen von einer Stelle an eine andere Stelle; z. B. vom Rollstuhl auf das Bett, vom Rollstuhl auf die Toilette oder vom Auto in den Rollstuhl (S. 78).
- *Umweltkontrollgerät.* Ein Gerät, ähnlich einer Fernbedienung, mit dem man viele Dinge im Wohnumfeld bedienen kann (S. 103, 121, 127).
- „*Upper Motor Neuron Lesion*" (UMN-Lesion). Eine Lähmung, bei der die Reflexe und die Muskelspannung stark erhöht sind (S. 8).
- *Ureter.* Harnleiter; verbindet Blase und Niere (S. 11).
- *Urethra.* Harnröhre; verbindet die Blase mit der Außenwelt (S. 11).
- *Urodynamische Untersuchung.* Mit dieser Untersuchung wird die Aktivität von Blase und Harnröhre erfaßt (S. 14).
- *Vertikalisieren.* Aufrichten; z. B. vom Bett in den Rollstuhl oder vom Sitzen zum Stehen (S. 22, 90).
- *Vitale Kapazität.* Die Menge Luft, die man nach einer tiefen Einatmung ausblasen kann (S. 169).
- *Wurzelschmerz.* Schmerzen, die im Gebiet eines Nervenwurzelsegments auftreten; häufig in Höhe der Beschädigungstelle (S. 166).
- *Zervikale Läsion.* Dies ist eine Beschädigung des Halsrückenmarks (S. 27).
- *Zystoskopie.* Blasenuntersuchung, bei der ein biegsames Instrument in die Blase eingeführt wird.

Abb. 189. Der Weg im Rollstuhl verläuft nicht immer glatt, aber mit etwas eigenem Einsatz und einer "Rückenstütze" hinter sich kommt man immer wieder ein Stück weiter

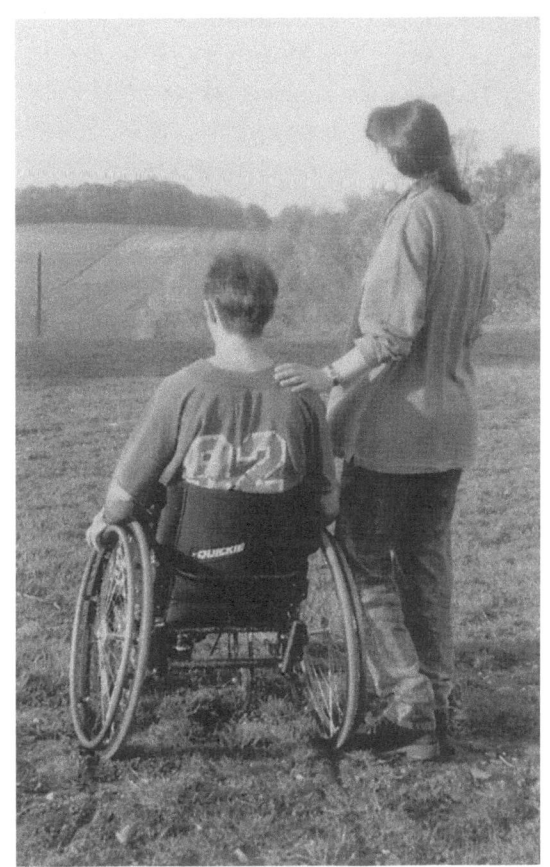

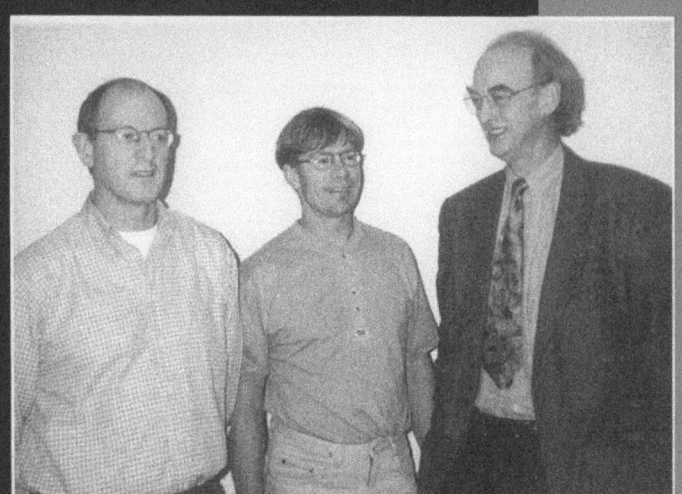

Math Buck und Dominiek Beckers sind Physiotherapeuten und Dr. Cees Pons ist Facharzt für Rehabilitationsmedizin am Rehabilitationszentrum Hoensbroek (Niederlande). Die Autoren haben ihre langjährigen Erfahrungen in der Arbeit mit querschnittgelähmten Betroffenen auch in einem Leitfaden für Therapeuten, „Rehabilitation bei Querschnittlähmung" (Rehabilitation und Prävention 26) zusammengefaßt.

If you have any concerns about our products,
you can contact us on
ProductSafety@springernature.com

In case Publisher is established outside the EU,
the EU authorized representative is:
**Springer Nature Customer Service Center GmbH
Europaplatz 3, 69115 Heidelberg, Germany**

Printed by Libri Plureos GmbH
in Hamburg, Germany